Operationsberichte

Reihenherausgeber
Holger Siekmann, Universitätsklinikum für Unfallchirurgie,
Universitätsklinikum Halle (Saale), Halle (Saale), Deutschland

Die Bände der Reihe wenden sich vor allem an Ärzte in der Weiterbildung, die ihre ersten Operationsberichte verfassen. In jedem Band sind zahlreiche Operationsberichte zu den wichtigsten und häufigsten Operationen eines Faches als instruktive Beispiele zusammengefasst. Sie illustrieren den formal korrekten Aufbau des Berichts und die inhaltlich und rechtlich einwandfreie Formulierung. Einführende Kapitel fassen die Vorgaben zum Aufbau eines Operationsberichts und die rechtlichen Hintergründe zusammen. Dem jungen Arzt können die detaillierten Berichte auch bei der Schritt-für-Schritt-Vorbereitung einer bevorstehenden Operation eine Hilfe sein.

Weitere Bände in der Reihe ▶ http://www.springer.com/series/13781

Gero Teichmann
(Hrsg.)

Operationsberichte Gynäkologie und Geburtshilfe

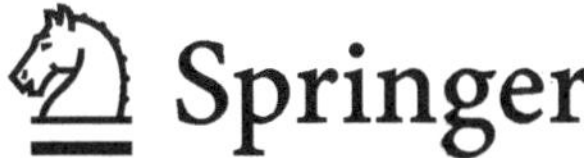 Springer

Hrsg.
Gero Teichmann
Frauenheilkunde und Geburtshilfe
Heinrich Braun Klinikum Zwickau
Zwickau, Deutschland

ISSN 2364-2246   ISSN 2364-2254   (electronic)
Operationsberichte
ISBN 978-3-662-61426-6   ISBN 978-3-662-61427-3   (eBook)
https://doi.org/10.1007/978-3-662-61427-3

Die Deutsche Nationalbibliothek verzeichnet diese Publikation in der Deutschen Nationalbibliografie; detaillierte bibliografische Daten sind im Internet über ▶ http://dnb.d-nb.de abrufbar.

Fotonachweis Umschlag: © s_l/stock.adobe.com
Umschlaggestaltung: deblik Berlin

Planung/Lektorat: Fritz Kraemer
Springer ist ein Imprint der eingetragenen Gesellschaft Springer-Verlag GmbH, DE und ist ein Teil von Springer Nature.
Die Anschrift der Gesellschaft ist: Heidelberger Platz 3, 14197 Berlin, Germany

Vorwort des Reihenherausgebers

Aufgrund des überaus hohen Interesses an den Büchern der Reihe „Operationsberichte", die aktuell Operationsberichte zur Orthopädie, zur Unfallchirurgie wie auch zur Allgemein-, Viszeral-, Gefäß- und Thoraxchirurgie vorhält und zudem in diesen Bereichen schon 2016 und 2018 in 2. Auflage erschienen ist, bestand meinerseits ein hohes Interesse, auch wichtige Operationen des gynäkologischen Alltags erstellen zu lassen. Hier meinerseits angesteckt, konnte ich meinen Freund, Gero Teichmann, dazu gewinnen, eine solche im genannten Fachbereich mit seinen Subspezialisierungen zusammenzustellen.

Da gerade jungen Kollegen bei der Erstellung ihrer Operationsberichte ausführliche bzw. orientierende Vorlagen fehlen, gibt dieses Buch mit seinen Berichten nun gern entsprechende Hilfestellungen. Die zügig fortschreitende Entwicklung auf dem Gebiet der Gynäkologie, sowohl in Bezug auf onkologische Operationen, aber auch den Einsatz der minimalinvasiven Operationsmethoden erlaubt hierbei jeweils nur eine aktuelle Momentaufnahme der eingesetzten Techniken, die zudem von Haus zu Haus, je nach Weiterbildungsschule, variieren können. Um einen möglichst breiten Überblick zu erhalten, wurde zudem darauf Wert gelegt, durch Hinzuziehung weiterer Fachkollegen (plastische Chirurgie) einen möglichst breiten Einblick auch in diesen Bereichen zu gewähren.

Das im Februar 2013 in Kraft getretene Patientinrechtegesetz demonstriert die Wichtigkeit einer adäquaten und fundierten Dokumentation ärztlicher Handlungen, die wir durch dieses Buch auf medizinischer Seite unterstützen möchten. Auch wenn in diesem Gesetz vor allem der präoperativen Aufklärung besondere Bedeutung beigemessen wird, ist vorauszusehen, dass im Rahmen einer Stärkung der Patientinrechte auch der umfassenden, zunehmend dezidierteren und zeitnahen Dokumentation der am Patientin durchgeführten Behandlungen größere Aufmerksamkeit geschenkt wird. Hier ist auf eine vollständige Dokumentation

- der vorhandenen bzw. auch nachgeforderten präoperativen Informationslage,
- der Diagnose,
- des operativen Vorgehens und
- der gewünschten Nachbehandlung

im Operationsbericht zu achten. Anhand dieses Dokumentes müssen Diagnose, OP-Indikation, operatives Vorgehen als auch Nachbehandlung den mitbehandelnden Kollegen, evtl. Nachbehandlern oder auch Gutachtern nachvollziehbar sein.

Das vorliegende Buch soll dazu beitragen, jungen Kollegen die Erstellung von Operationsberichten auf dem Gebiet der Gynäkologie und seiner Grenzgebiete zu vereinfachen und zugleich Dokumentationen zu erstellen, die das eigentliche operative Vorgehen schriftlich absichern und nachvollziehbar erklären. Unabhängig davon bleibt jedoch die jeweilige Notwendigkeit der individuellen Niederschrift jedes einzelnen Berichtes. Somit bietet dieses Buch eine Orientierungshilfe für den operativen chirurgischen Alltag.

H.Siekmann
Halle
im Januar 2020

Vorwort des Bandherausgebers

Das Buch „Operationsberichte Gynäkologie und Geburtshilfe" ist nach einer Phase der beruflichen Veränderung entstanden. Auf Basis einer langjährigen universitären Tätigkeit als operativer Oberarzt erfolgte die Übernahme einer strukturoptimierten und auf Effizienz orientierten privatwirtschaftlichen Einrichtung. Nach mehreren Jahren einer unter diesen Bedingungen hochinteressanten und lehrreichen Kliniksleitung folgte der Wechsel zu einem großen Schwerpunktversorger in gemeinnütziger Trägerschaft. Trotz aller Unterschiede hatten die Kliniken eine große Gemeinsamkeit. Im Mittelpunkt der Tätigkeit standen die Arbeit im Operationssaal, im Kreißsaal oder am Patientenbett sowie die vollständige und breite Facharztausbildung oder Subspezialisierung im Fach Gynäkologie und Geburtshilfe. Die Kenntnis der Situation angehender Fachärzte und junger Oberärzte im Einfluss von medizinischem Interesse, Patientenversorgung, fachlich und juristisch exakter Dokumentation und wirtschaftlichen Notwendigkeiten führte zur Suche nach Optimierungspotential im Kliniksalltag. Dazu gehört neben der Überprüfung von Routineabläufen oder der Etablierung von SOP's auch die Erleichterung des Dokumentationsaufwandes.

Unbestritten ist die Formulierung von Operationsberichten eine der zeitaufwendigsten Bestandteile der Dokumentation. Gerade jungen Kollegen fällt es schwer, dem hohen Anspruch an einen medizinisch strukturierten und juristisch nachvollziehbaren Operationsbericht kurzfristig zu entsprechen. Zusätzlich stellt die exakte Verschlüsselung unter dem Druck der Wirtschaftlichkeit eine große Herausforderung dar. In diesem Zusammenhang stieß das Angebot auf großes Interesse, einen weiteren Teil der bereits veröffentlichten Reihe „Operationsberichte" zu verantworten.

Das vorliegende Buch soll ein Leitfaden zur qualitativ hochwertigen Dokumentation invasiver Maßnahmen im Fach Gynäkologie und Geburtshilfe darstellen. Es erhebt keinen Anspruch auf Vollständigkeit oder klinikübergreifende Abbildung von systematisierten Prozeduren. Ausgehend von den Standardoperationen des Fachgebietes, der Implementierung der minimal invasiven Chirurgie und den komplexen Innovationen in Mechanik, Elektrik und Ultraschall im Operationsaal ist es schwierig, das gesamte operative Spektrum der Gynäkologie und Geburtshilfe abzubilden. Die permanent notwendige individuelle Weiterbildung hinsichtlich Dokumentation und Kodierung mit Fokusierung auf die jeweiligen Diagnose- und Prozedurenkataloge wird explizit betont. Nicht in allen Fällen kann auf die Erwähnung von eingesetzten Produkten verzichtet werden. Diese sind ausdrücklich nur als Beispiel und nicht als Empfehlung zu interpretieren. Trotzdem soll das Buch entsprechend der Zielstellung der Buchreihe eine Orientierungshilfe für den operativen Alltag in Gynäkologie und Geburtshilfe darstellen.

Hinweis zum Text
Im Sinne der Lesbarkeit wird darauf verzichtet, beide Geschlechterformen zu nennen. Selbstverständlich sind trotz der gewählten Form immer beide Geschlechter gemeint.

G. Teichmann
Zwickau
im Frühjahr 2020

Inhaltsverzeichnis

I Grundlagen

1 **Gliederung des Operationsberichtes** 3
Lutz Meyer und Gero Teichmann

2 **Operationsbericht aus juristischer Sicht** 21
Martin Greiff und Martin Kolben

3 **Besonderheiten gynäkologischer Operationsberichte** 31
Jens Einenkel und Gero Teichmann

4 **Besonderheiten geburtshilflicher Operationsberichte** 35
Anne Heihoff-Klose und Holger Stepan

5 **Negativbeispiele** 39
Jens Einenkel und Gero Teichmann

II Operationsberichte

6 **Gynäkologische Operationsberichte** 47
Sebastian Hentsch und Anne Stephan

7 **Urogynäkologische Operationen** 91
Gert Naumann und Gero Teichmann

8 **Gynäkologisch-onkologische Operationen** 137
Jens Einenkel und Gero Teichmann

9 **Senologische Operationsberichte** 167
Astrid Schlosser und James Henry Völpel

10 **Geburtshilfliche Operationsberichte** 207
A. Heihoff-Klose, S. Schrey-Petersen und H. Stepan

Serviceteil
Stichwortverzeichnis 247

Autorenverzeichnis

Dr. med. Jens Einenkel
Klinik für Frauenheilkunde und Geburtshilfe
Sana-Kliniken Leipziger Land
Borna
Deutschland

Dr. Martin Greiff, Mag. rer. publ.
Kanzlei Ratzel Rechtsanwälte
München
Deutschland

Dr. med. Anne Heihoff-Klose
Abteilung für Geburtsmedizin
Universitätsklinikum Leipzig
Leipzig
Deutschland

Dr. med. Sebastian Hentsch
Klinik für Frauenheilkunde
Städtisches Klinikum Solingen
Solingen
Deutschland

Prof. Dr. med. Martin Kolben
Praxis für Frauengesundheit
Gräfelfing
Deutschland

Dr. med. Lutz Meyer
Klinik für Allgemein-, Viszeral- und Thoraxchirurgie
HELIOS Vogtlandklinikum Plauen
Plauen
Deutschland

Priv. Doz. Dr. med. Gert Naumann
Klinik für Frauenheilkunde und Geburtshilfe
HELIOS Klinik Erfurt
Erfurt
Deutschland

Dr. med. Astrid Schlosser
Klinik für Gynäkologie und Geburtshilfe
Heinrich-Braun-Klinikum Zwickau
Zwickau
Deutschland

Dr. med. Susanne Schrey-Petersen
Abteilung für Geburtsmedizin
Universitätsklinikum Leipzig
Leipzig
Deutschland

Prof. Dr. med. habil. Holger Stepan
Abteilung für Geburtsmedizin
Universitätsklinikum Leipzig
Leipzig
Deutschland

Anne Stephan
Praxis für Frauenheilkunde und Geburtshilfe
Palliativmedizin, Gynäkologische Onkologie
Plauen
Deutschland

Dr. med. Gero Teichmann
Klinik für Frauenheilkunde und Geburtshilfe
Heinrich-Braun-Klinikum Zwickau
Zwickau
Deutschland

Dr. med. James Henry Völpel
Praxisklinik für Plastische und Ästhetische Chirurgie
Leipzig
Deutschland

Abkürzungsverzeichnis

A/Aa	Arteria/Arteriae
AIP	abnorm invasive Plazenta
AL	afterloading
AMK	Arzneimittelkommission
AP	Austreibungsphase
APGAR	Atmung, Puls, Grundtonus, Aussehen, Reflexe
ASS	Acetylsalicylsäure
BA	Beckenausgang
bds	beidseits
BEL	Beckenendlage
BET	brusterhaltende Therapie
BM	Beckenmitte
Ca	Carbohydrate Antigen
cc	kranio-kaudal
CEA	Carcinoembryonales Antigen
Ch	Charrière
CK	Zervikalkanal
CT	Computertomographie
CTG	Cardiotokogramm
cts	counts
DA	diamnial
DC	dichorial
DCIS	duktales Carcinoma in situ
DIEP	Deep Inferior Epigastric Perforator
DIMDI	Deutsches Institut für Medizinische Dokumentation und Information
DK	Dauerkatheter
DR	Dammriss
DRG	Diagnosis Related Groups
EAS	Musculus sphincter ani externus
EC	Epirubicin
EDV	elektronische Datenverarbeitung
EKN	Einzelknopfnaht
EU	Extrauteringravidität
EXIT	Ex-utero-intrapartum-treatment
FIGO	Fédération Internationale de Gynécologie et d'Obstétrique
FTTMV	früher totale Mutermundsverschluss
Hb	Hämoglobin
HIV	Humanes Immundefizienz-Virus
HPV	Humanes Papillomvirus
IAS	Musculus sphincter ani internus
ICD	International Statistical Classification of Diseases and Related Health Problems
IE	internationale Einheiten
IQM	Initiative Qualitätsmedizin
ITN	Intubationsnarkose
IVF	in vitro fertilisation
KL	Kreislauf
lt	laut
M/Mm	Musculus/Musculi
max	maximal
AIP	abnorm invasive Plazenta
MRT	Magnetresonanztomographie
N/Nn	Nervus/Nervi
NaCl	Natriumchlorid
NSA	Nabelschnurarterie
NST	nicht spezifischer Typ
PAP	Papanicolaou
DK	Periduralkatheter
PDS	Polydioxanone
PE	Probeentnahme
PFM	pfm Medical
PMMR	Peritoneale Mesometriale Resektion
VFR	Vulvafeldresektion
RA	Regelanamnese
RF	Raumforderung
Rh	Rhesusfaktor
SGAP	Superior Gluteal Artery Perforator
SH	Schleimhaut
SL	Sondenlänge
SLN	sentinel node
SN	sentinel node
SNB	sentinel node biopsy
SPA	Spinalanästhesie
SPK	suprapubischer Katheter
SSW	Schwangerschaftswoche
Tc	Technetium
TEP	Totoalendoprothese
TMMR	Totale Mesometriale Resektion
TRAM	transverse rectus abdominis myocutaneus
TVT	tension free vaginal tape
V. a.	Verdacht auf
V/Vv	Vena/Venae
VAIN	vaginale intraepitheliale Neoplasie
VE	Vakuumextraktion
vgl	vergleiche
VIN	vulväre intraepitheliale Neoplasie
z. B.	zum Beispiel
Z. n.	Zustand nach

Grundlagen

Inhaltsverzeichnis

Kapitel 1 Gliederung des Operationsberichtes – 3
Lutz Meyer und Gero Teichmann

Kapitel 2 Operationsbericht aus juristischer Sicht – 21
Martin Greiff und Martin Kolben

Kapitel 3 Besonderheiten gynäkologischer
Operationsberichte – 31
Jens Einenkel und Gero Teichmann

Kapitel 4 Besonderheiten geburtshilflicher
Operationsberichte – 35
Anne Heihoff-Klose und Holger Stepan

Kapitel 5 Negativbeispiele – 39
Jens Einenkel und Gero Teichmann

Gliederung des Operationsberichtes

Lutz Meyer und Gero Teichmann

Inhaltsverzeichnis

1.1   **Basisdaten – 4**

1.2   **Indikationsstellung – 6**

1.3   **Anamnese – 7**

1.4   **Symptome – 8**

1.5   **Befund – 9**

1.6   **Nebenerkrankungen und Medikamente – 10**

1.7   **Diagnose – 12**

1.8   **Prozeduren – 14**

1.9   **Dokumentation des operativen Ablaufes – 16**

1.10   **Qualitätssicherung – 18**

1.11   **Datum, Unterschrift und Fertigstellung – 19**

G. Teichmann (Hrsg.), *Operationsberichte Gynäkologie und Geburtshilfe*,
Operationsberichte, https://doi.org/10.1007/978-3-662-61427-3_1

1.1 Basisdaten

Unabhängig vom Dokumentationssystem beginnt ein Operationsbericht immer mit allgemeinen Angaben zum Fall. Ziel dieser Angaben ist die zweifelsfreie Zuordnung des Operationsberichtes zu einer spezifischen Patientin und einem spezifischen Zeitpunkt. Die Reihenfolge der Angaben wird durch das Dokumentationssystem vorgegeben.

Zu den allgemeinen Angaben gehören:
- das durchführende Klinikum mit Angabe des Fachbereiches
- die Station
- der vollständige Name der Patientin mit exakter Zuordnung von Familienname und Vornamen
- das Geburtsdatum
- das Operationsdatum
- die Fallnummer

Im nächsten Abschnitt werden die operationsbezogenen Angaben erfasst:
- die Namen der Operateure
- die Namen der Assistenten
- die instrumentierende Schwester
- die assistierende Schwester (unsteril)
- die Namen der Anästhesisten
- die Anästhesieschwester
- die Schnitt-Naht-Zeit

In Abhängigkeit vom verwendeten Dokumentationssystem können zusätzlich
- die Operationsnummer
- Name und Adresse des einweisenden Arztes
- das Kürzel des zuständigen Schreibdienstes erfasst werden.

Sind bei einem operativen Eingriff mehrere Operateure beteiligt, müssen diese in den operationsspezifischen Angaben vollständig namentlich genannt sein. Insbesondere bei interdisziplinären Eingriffen wie ausgedehnten onkologischen Operationen kann dieses Vorgehen notwendig sein.

In der Ausbildung zum Facharzt für Gynäkologie und Geburtshilfe ist der vollständige Operationskatalog eine wesentliche Voraussetzung für die Zulassung zur Prüfung. Sowohl die Durchführung einzelner Operationsabschnitte als auch die Übernahme des kompletten Eingriffes kann durch Erfassung der Assistenten als Operateur dokumentiert werden. Trotzdem trägt der anwesende Facharzt oder der im Rahmen einer Subspezialisierung erfahrenere Kollege die Verantwortung für den Eingriff.

Eine andere Möglichkeit, die persönliche Zuordnung einzelner Operationsschritte zu dokumentieren, ergibt sich durch namentliche Erwähnung im Operationsbericht. Diese Form der Dokumentation entzieht sich allerdings der in den meisten Systemen enthaltenen Statistikfunktion und ist somit weniger hilfreich.

Ein wichtiger Bestandteil des Operationsberichtes ist die Angabe der Schnitt-Naht-Zeit. Diese kann – wie in den meisten Fällen – durch Angabe der Uhrzeit des ersten Schnittes bis zur letzten Maßnahme vor Entfernung der sterilen Abdeckung des Operationsgebietes erfolgen. Eine unspezifische Alternative stellt die Angabe der Operationsdauer in Minuten dar. Da es sich hier aber um eine statistisch orientierte Größe handelt, die keine Rückkopplung auf den exakten Zeitpunkt erlaubt, ist die Nennung der Uhrzeit zu bevorzugen. Intraoperative Maßnahmen, die zu einer von der üblichen Norm abweichenden Operationsdauer führen, sollten im Operationsbericht explizit erwähnt werden. Dazu zählen zum Beispiel ausgedehnte Adhäsiolysen oder Unterbrechungen der Operation durch Umlagerung oder Schnellschnitte. Der Ausbildungsstand beeinflusst ebenfalls die Operationsdauer und sollte durch die Nennung von Assistenz-, Fach- oder Oberarzt nachvollziehbar sein. Die Schnitt-Naht-Zeit stellt gleichzeitig die Verbindung zum Operationsprotokoll dar. Die im Operationsprotokoll unter anderem enthaltenen Zeitangaben sind wesentlich umfangreicher und reichen weit über die für den Operationsbericht notwendigen Daten hinaus. Trotzdem sollten auch hier Abweichungen von der üblichen Norm, beispielsweise eine verlängerte Einleitung oder ein Narkoseüberhang im Operationsbericht erwähnt und ggf. begründet werden. Letztlich können mit Hilfe der im Protokoll erfassten Zeitangaben wie Saaleintritt, Freigabe durch die Anästhesie oder Saalaustritt Statistiken berechnet werden, die als Argumente in der Diskussion um die Verteilung knapper Operationskapazitäten Verwendung finden.

1.2 **Indikationsstellung**

Vor Beginn jedes operativen Eingriffes stehen eine eindeutige Indikationsstellung sowie die angepasste Aufklärung. Die Indikation zur Operation ergibt sich aus den aktuellen Befunden, dem Zustand der Patientin und der Dynamik der Erkrankung. Zusätzlich müssen Anamnese, Nebenerkrankungen und Medikation sowie die persönliche Zielstellung der Patientin berücksichtigt werden. Die wesentlichen Informationen sollten im einführenden Teil des Operationsberichtes enthalten sein, so dass sich aus dem Operationsbericht bereits ein Gesamtbild der zur Operation führenden Situation ableiten lässt. Weiterhin erleichtern diese Angaben unbeteiligten Personen (z.B. nachbehandelnde Kollegen), die Gesamtsituation besser einzuschätzen. Letztlich kann aus den Angaben geschlussfolgert werden, dass sich der Operateur in der präoperativen Planung ausführlich mit der spezifischen Situation der Patientin auseinandergesetzt hat.

1.3 **Anamnese**

Der einführende Teil des Operationsberichtes muss die für die geplante Operation wesentlichen anamnestischen Angaben enthalten. Dazu zählen das Alter und bei geburtshilflichen Eingriffen Parität und Schwangerschaftswoche. Voroperationen, die den geplanten Eingriff verkomplizieren können (z.B. ausgedehnte Adhäsionen in Folge von Sectiones, Cholzystektomie, Appendektomie oder Adnexeingriffen) sollten mit Angabe des Jahres der Durchführung erwähnt werden. Auch eine vom Standard abweichende Schnittführung kann durch beispielsweise bestehende Bauchdeckendefekte oder eine morbide Adipositas erklärt werden.

Patientinnen mit onkologischen Erkrankungen weisen oft eine lange Anamnese, systemische oder operative Vorbehandlungen und eine umfassende präoperative Diagnostik auf. Die Basis für die unmittelbar anstehende Operation ist das aktuelle Stadium der Tumorerkrankung, einzuschätzen an Hand der vorliegenden Befunde, welches an dieser Stelle des Operationsberichtes klar zu formulieren ist. Weiterhin sind das Jahr der Erstdiagnose, auffällige bildgebende Befunde, Voroperationen und das Ziel des aktuellen Eingriffes Bestandteile des Gesamtkonzeptes onkologischer Behandlungen und gehören somit ebenfalls in den einleitenden Teil des Operationsberichtes. Zusätzlich sollte bei diesen Patientinnen am Ende des Operationsberichtes eine Zusammenfassung des erreichten oder auch nicht erreichten Operationszieles zu finden sein (z.B. makroskopische Tumorfreiheit oder lokale R 1-Situation).

Weiterführende Angaben zu Allergien oder Unverträglichkeiten sind im seltenen Fall von anamnestischen Abstoßungsreaktionen in Bezug auf Nahtmaterialen oder Implantate sinnvoll.

1.4 Symptome

Elektive Eingriffe werden üblicherweise ambulant vorbereitet und die zur Operation führenden Beschwerden entsprechend dokumentiert. In diesen Fällen kann in den Operationsbericht eine kurze Zusammenfassung der Symptome, die zur Diagnose und Indikationsstellung führten, einbezogen werden.

Für Notfalleingriffe, die ungeplant und nach nur kurzer präoperativer Vorbereitung durchgeführt werden müssen, ist die oben erwähnte kurze zusammenfassende Schilderung nicht ausreichend. In diesen Fällen sollte eine exakte zeitliche Darstellung der aufgetretenen Symptome und ihrer Dynamik erfolgen. Wichtig sind auch schriftliche Erwähnungen der diskutierten Differentialdiagnosen, die insbesondere bei jungen Patientinnen mit akuten Unterbauchbeschwerden nicht immer exakt voneinander zu trennen sind. Damit kann auch eine symptombezogene Verdachtsdiagnose, die sich trotz präoperativer Anwendung aller zur Verfügung stehender Mittel intraoperativ als falsch herausstellt, begründet werden.

1.5 **Befund**

Die Darstellung der prä- und intraoperativen Befunde muss unabhängig von der Art des Eingriffes einen Rückschluss auf die geplante und letztlich durchgeführte Operation erlauben. Räumliche Ausdehnung, Seitenzuordnung und topografischer Bezug führen zur Festlegung des operativen Zuganges und zur Einschätzung der Wahrscheinlichkeit eventueller Komplikation. Bei Differenzen zwischen präoperativem und intraoperativem Befund kann eine exakte Beschreibung die Ursache der Abweichung erklären. Im Falle onkologischer Eingriffe ist die genaue Darstellung des intraoperativen Befundes wichtig. So lassen sich z.B. bei Patientinnen mit einem Ovarial-, Peritoneal- oder Tubenkarzinom aus der Beschreibung von Aszites und Peritonealkarzinose mit Nennung der betroffenen anatomischen Strukturen und Organe, dem Infiltrationsmuster und der Ausdehnung solider Tumoranteile Rückschlüsse auf das operative Vorgehen primärer oder sekundärer Explorationen ziehen. Ein weiteres Beispiel ist der klinische Lymphknotenstatus bei Eingriffen mit Sentinel-Verfahren.

1.6 Nebenerkrankungen und Medikamente

Ein angenehmer Aspekt in Gynäkologie und Geburtshilfe ist die Betreuung von Patientinnen jeden Lebensalters. Nur wenige andere klinische Fächer bieten ein altersbezogen ähnlich breites Spektrum in der ambulanten oder stationären sowie konservativen oder operativen Versorgung. Die weniger angenehmere Konsequenz ist die Konfrontation mit den verschiedensten Nebenerkrankungen. Gerade ältere Patientinnen weisen oft eine Kombination von Kreislauferkrankungen, Adipositas und Stoffwechselproblemen auf, die z.B. Einfluss auf die Narkosefähigkeit mit Auswahl des geeigneten Anästhesieverfahrens haben. Auch das Risiko von Wundheilungsstörungen steigt mit zunehmender Anzahl internistischer Begleiterkrankungen. Im Bereich der Beckenbodenchirurgie können aus Erkrankungen mit chronischer Druckerhöhung im Abdomen, z.B. chronischer Bronchitis, Obstipation oder starkem Übergewicht Einschränkungen des Operationserfolges oder der Ausschluss einzelner Operationsverfahren resultieren.

In der Geburtshilfe stellen die physiologischen Veränderungen durch die Schwangerschaft und das Schwangerschaftsalter eine Herausforderung insbesondere in der operativen Versorgung sowohl schwangerschaftsbedingter als auch nicht schwangerschaftsbedingter Erkrankungen dar. Hier gilt es, in der Therapieauswahl und explizit im Operationsbericht Stellung zum Zeitpunkt des Eingriffes in Bezug auf die Lebensfähigkeit des Kindes, das Risiko einer Frühgeburtlichkeit und die Schwere der mütterlichen Erkrankung zu beziehen.

Medikamente sollten im Operationsbericht erwähnt werden, wenn sie eine unmittelbare Konsequenz für die Operationsmethode, den Operationsverlauf oder die Auswahl des Anästhesieverfahrens haben. Hier sind insbesondere Einflüsse auf das Blutgerinnungssystem mit Darstellung von Therapiepausen, Bridging oder der Notwendigkeit eines operativen Eingriffes unter laufender Antikoagulation (z.B. bei vaskulären Stents und kardialen Implantaten) relevant. Die Unterbrechung oder Anpassung der Antikoagulation richtet sich nach der Einschätzung, ob es die geplante Operation mit einem hohen oder niedrigen Blutungsrisiko verbunden ist.

Die zunehmende Anwendung zielgerichteter Therapien ist für die Einschätzung von Wundheilungsstörungen wichtig (z.B. Sunitinib beim Nierenzellkarzinom) (◘ Tab. 1.1 und 1.2).

◼ **Tab. 1.1** Gerinnungsaktive Medikamente (aus: Richter O, Uhlmann D (2018) Operationsberichte Allgemein-, Viszeral-, Gefäß- und Thoraxchirurgie, 2. Aufl. Springer, Heidelberg)

Thrombozytenaggregationshemmer	
COX-Inhibitoren	ASS, Aloxiprin
Glykoprotein-IIb/IIIa-Inhibitoren	Abciximab, Eptifibatide, Tirofiban
ADP-Rezeptor-Inhibitoren	Clopidogrel, Ticlopidin, Prasugrel
Prostaglandinanaloga	Prostacyclin, Iloprost, Treprostinil
Sonstige	Ditazol, Dipyridamol, Cilostazol
Antikoagulanzien	
Vitamin-K-Antagonisten	Phenprocoumon, Warfarin u.a.
Heparine	unfraktioniertes Heparin, LMWH (Enoxaparin, Dalteparin, Certoparin, …), Heparinoide (Danaparoid, Sulodexide)
Faktor-Xa–Inhibitoren	Fondaparinux
Orale Faktor-Xa–Inhibitoren	Rivaroxaban, Apixaban
Thrombininhibitoren	Hirudin, Argatroban, Bivalirudin, Desirudin u. a.
Orale Thrombinhemmer	Dabigatran
Plasminogen-Aktivatoren	
tPA	Alteplase, Tenecteplase
uPA	Urokinase, Saruplase
Streptokinase	Streptase

◼ **Tab. 1.2** Eingriffe mit niedrigem und hohem Blutungsrisiko

Niedriges Blutungsrisiko	Hohes Blutungsrisiko
Fraktionierte Abrasio	Retroperitoneale Präparationen (pelvine oder paraaortale Lymphonodekomie)
Abortkürettage	Ausgedehnte abdominale Tumoroperationen (Multiviszeralresektionen)
Schlingenkonisation	Ausgedehnte Eingriffe mit Rekonstruktion beim Vulvakarzinom
Hysteroskopische Resektion	Ausgedehnte Rekonstruktionen beim Mammakarzinom
Diagnostische Laparoskopie	
Laparoskopischer Adnexeingriff	Geburt oder Sectio bei Atonieanamnese
Laparoskopische Hysterektomie	
Einfache abdominale Hysterektomie	
Vaginale Hysterektomie	
Vaginale Plastiken	

1.7 Diagnose

Nach den allgemeinen und operationsbezogenen Angaben folgen im Aufbau des Operationsberichtes die Verschlüsselung und Nennung der Hauptdiagnose sowie optional relevanter Nebendiagnosen.

Hauptdiagnose und Indikationsstellung bedingen einander und müssen logisch aufgebaut sein. Die Hauptdiagnose soll die zur Operation führenden Symptome bzw. die Erkrankung und deren Ausmaß und somit die Indikation des Eingriffes eindeutig zusammenfassen. Ergänzend werden insbesondere bei Tumoren die Lokalisation, die Seitenzuordnung sowie das klinische Tumorstadium erfasst. Da die exakte Tumortypisierung für die Operationsplanung entscheidend sein kann, muss auch diese – soweit durch eine Vordiagnostik bekannt – angegeben werden (z.B. Endometriumkarzinom Typ I oder Typ II).

Eventuelle Nebendiagnosen müssen im Operationsbericht verschlüsselt und genannt werden, wenn sie für die Auswahl des Anästhesie- und Operationsverfahrens oder den Operationsablauf entscheidend sind. In allen anderen Fällen kann die Erfassung der Nebendiagnosen auf den Arztbrief konzentriert werden.

Die Verschlüsselung der Diagnose erfolgt über die jeweils aktuelle Ausgabe der ICD-Kodierung. Bei stupider Anwendung der Kodierung ergeben sich jedoch meist unspezifische und aus- oder einschließende Wort- und Symptomkombinationen, die weder einen Rückschluss auf die zugrunde liegende Krankheit noch auf einen entsprechenden präoperativen Informationsstand des Operateurs schließen lassen. Es wird somit eindringlich empfohlen, diese Formulierungshülsen durch eine selbstverfasste eindeutig beschreibende Diagnose zu ersetzen.

Beispiele für die ICD-Kodierung anhand des Genitaldeszensus der Frau

N80-N98	Nichtentzündliche Krankheiten des weiblichen Genitaltraktes

N81.-   Genitalprolaps bei der Frau

Exkl.: Genitalprolaps als Komplikation bei Schwangerschaft, Wehen oder Entbindung (O34.5)
Prolaps des Scheidenstumpfes nach Hysterektomie (N99.3)
Prolaps oder Hernie des Ovars und der Tuba uterina (N83.4)

N81.0   Urethrozele bei der Frau

Exkl.: Urethrozele (mit): angeboren (Q64.7)
Urethrozele (mit): Uterusprolaps (N81.2-N81.4)
Urethrozele (mit): Zystozele (N81.1)

N81.1   Zystozele

Inkl.: Prolaps der (vorderen) Scheidenwand ohne nähere Angaben
Zystozele mit Urethrozele

Exkl.: Zystozele mit Uterusprolaps (N81.2-N81.4)

N81.2   Partialprolaps des Uterus und der Vagina

Inkl.: Prolaps der Cervix uteri o.n.A.
Uterusprolaps 1. und 2. Grades

N81.3   Totalprolaps des Uterus und der Vagina

Inkl.: Procidentia uteri o.n.A.
Uterusprolaps 3. und 4. Grades

N81.4   Uterovaginalprolaps, nicht näher bezeichnet

Inkl.: Uterusprolaps o.n.A.

N81.5   Vaginale Enterozele

Exkl.: Enterozele mit Uterusprolaps (N81.2-N81.4)

N81.6   Rektozele

Inkl.: Prolaps der hinteren Scheidenwand

Exkl.: Rektozele mit Uterusprolaps (N81.2-N81.4)
Rektumprolaps (K62.3)

N81.8   Sonstiger Genitalprolaps bei der Frau

Inkl.: Alte Verletzung der Beckenbodenmuskulatur
Insuffizienz des Perineums

N81.9   Genitalprolaps bei der Frau, nicht näher bezeichnet

1.8 Prozeduren

Neben der Diagnose ist die Zusammenfassung der erfolgten Operation sowie optional die Nennung einzelner Operationsschritte am Beginn der Dokumentation zu positionieren. Auch hier gilt es, kurze zusammenfassende Beschreibungen zu verwenden, die ohne Kenntnis des ausführlichen Operationsberichtes eine erste Einschätzung der erfolgten Maßnahmen erlauben. Die Kodierung der Prozeduren erfolgt über den jährlich durch den vom DIMDI aktualisierten OPS-Katalog. Dieser wiederum ist die Grundlage für die Leistungssteuerung, den Leistungsnachweis und die Leistungsvergütung. Über die Verschlüsselung der Diagnose, relevanter Nebendiagnosen und der Prozeduren erfolgt die Einschätzung der Fallschwere und letztlich die Eingruppierung in die entsprechenden DRG-Entgelte. Im Abrechnungsprozess auftretende Widersprüche oder MDK-Prüfungen lassen sich durch eine exakt definierte Diagnose und sinnvoll formulierte Prozeduren nicht immer vermeiden, vereinfachen aber den Beteiligten die mitunter langwierigen Stellungnahmen und Entscheidungsfindungen.

1

Gliederung des Operationsberichtes

Beispiele für die OPS -Kodierung anhand des Genitaldescensus der Frau

5-70 **Operationen an Vagina und Douglasraum**

5-704 **Vaginale Kolporrhaphie und Beckenbodenplastik**

Exkl Urethrokolposuspension (5-595.1ff.)
.: Transvaginale Suspensionsoperation bei Inkontinenz (5-593ff.)

Info Bei gleichzeitiger Vorder-und Hinterwandplastik sind beide gesondert
: zu kodieren
Eine ggf. durchgeführte Zervixamputation ist gesondert zu kodieren (5-673)
Die Durchführung einer spezifischen Scheidenstumpffixation im Rahmen
einer Vorder-und/oder Hinterwandplastik ist gesondert zu kodieren
(5-704.46 bis 5-704.4p)
Die Durchführung einer spezifischen Zervixstumpffixation im Rahmen
einer Vorder- und/oder Hinterwandplastik ist gesondert zu kodieren
(5-704.56 bis 5-704.5p)

5-704.0 **Vorderwandplastik (bei (Urethro-)Zystozele)**

5-704.00 Ohne alloplastisches Material

5-704.01 Mit alloplastischem Material

Exkl Obturatorplastik und TVT (5-593.2ff.)
.:

Info Die Art des verwendeten Materials für Gewebeersatz oder
: Gewebeverstärkung ist gesondert zu kodieren (5-932ff.)

5-704.1 **Hinterwandplastik (bei Rektozele)**

5-704.10 Ohne alloplastisches Material

5-704.11 Mit alloplastischem Material

Info Die Art des verwendeten Materials für Gewebeersatz oder
: Gewebeverstärkung ist gesondert zu kodieren (5-932ff.)

5-704.4 **Scheidenstumpffixation**

5-704.46 Offen chirurgisch (abdominal), ohne alloplastisches Material,
mit medianer Fixationam Promontoriumoder im Bereich des Os sacrum

5-704.47 Offen chirurgisch (abdominal), ohne alloplastisches Material, mit
lateraler Fixationan den Ligg. sacrouterina

5-704.48 Offen chirurgisch (abdominal), mit alloplastischem Material, mit
medianer Fixationam Promontorium oder im Bereich des Os sacrum

Info Die Art des verwendeten Materials für Gewebeersatz oder
: Gewebeverstärkung ist gesondert zu kodieren (5-932ff.)

5-704.49 Offen chirurgisch (abdominal), mit alloplastischem Material, mit lateraler
Fixation an den Ligg. sacrouterina

Info Die Art des verwendeten Materials für Gewebeersatz oder
: Gewebeverstärkung ist gesondert zu kodieren (5-932ff.)

5-704.4a Laparoskopisch, ohne alloplastisches Material, mit medianer Fixation
am Promontorium oder im Bereich des Os sacrum

5-704.4b Laparoskopisch, ohne alloplastisches Material, mit lateraler Fixation
an den Ligg. sacrouterina

5-704.4c Laparoskopisch, mit alloplastischem Material, mit medianer Fixation
am Promontorium oder im Bereich des Ossacrum

Info Die Art des verwendeten Materials für Gewebeersatz oder Gewebeverstärkung
: ist gesondert zu kodieren (5-932ff.)

1.9 Dokumentation des operativen Ablaufes

Nach der Ausarbeitung von Indikation und Diagnose sowie eventueller zusätzlicher Informationen beginnt der eigentliche Operationsbericht mit Erläuterungen zur Lagerung. Sind in der eigenen Klinik Lagerungsstandards schriftlich formuliert, kann kurz auf diese verwiesen werden. Schwerpunkt in Schadensersatzklagen sind Polsterung, Abstützung und Auslagerung der Extremitäten. Insbesondere unsachgemäße Auslagerungen oder intraoperative Veränderungen eines oder beider Arme können Plexusläsionen verursachen. Die resultierenden sensiblen und motorischen Beeinträchtigungen führen regelmäßig zur Bestellung von Gutachtern. Hüftendoprothesen oder Coxarthrosen mit eingeschränkter Beweglichkeit im Hüftgelenk müssen beachtet und dokumentiert werden. In solchen Fällen ist die Lagerung bei wacher Patientin zu empfehlen. Weiterhin ist es hilfreich, die fachliche Zuständigkeit für die perioperative Lagerung grundsätzlich zu klären. Diesbezüglich hat es sich bewährt, bei der Lagerungskontrolle des für die intravenösen Zugänge verwendeten Armes die Anästhesisten einzubeziehen. Zusammenfassend muss aus dem Operationsbericht hervorgehen, dass sich der verantwortliche Operateur präoperativ von der korrekten Lagerung überzeugt hat. Alternativ können sogenannte time-out-Protokolle verwendet werden, in denen die Korrektheit von Patientin, Seite, Lagerung und beispielsweise perioperativer Antibiose vermerkt sind. Firma und Modell der verwendeten Lagerungsmatten und Lagerungshilfen sollten bekannt sein. Oberflächendesinfektion, sterile Abdeckung und perioperative Antibiose sind in den meisten Kliniken standardisiert. Hier reicht die Erwähnung des Vorganges. Der weitere Aufbau des Operationsberichtes soll logisch, strukturiert und in den erfolgten Schritten nachvollziehbar sein. Anatomische Leitstrukturen sind in der gebräuchlichen exakten Formulierung zu nennen und Abkürzungen zu vermeiden. Größenbeschreibungen sollten nicht vergleichend, sondern in Zentimetern erfolgen. Beliebte Vergleiche wie Hühnereier oder Männerfäuste sind obsolet. Die genaue Beschreibung des intraoperativen Befundes, der Ausdehung und der topographischen Anatomie erleichtert die Planung eventueller Folgemaßnahmen. Bei Tumorerkrankungen sind Einzelherde mit Durchmesser und konfluierende Herde in der Gesamtausdehnung sowie die betroffenen Organstrukturen bildlich zu erläutern. Etablierte Scores können in der systematischen Beschreibung hilfreich sein. Die Dokumentation von durch Voroperationen bedingte Veränderungen der Anatomie sowie eventuelle Auswirkungen auf den operativen Verlauf sind ebenfalls notwendig. Nebenbefunde sind ebenso akkurat zu beschreiben, besonders natürlich dann, wenn sie im Zusammenhang mit der Grunderkrankung stehen oder den Ablauf der Operation beeinflussen. Aber auch davon unabhängige Zusatzbefunde können später Bedeutung erlangen und für klinische Entscheidungen wichtig sein (z.B. die makroskopische Beschreibung einer Divertikulose des Dünndarmes). In manchen Fällen ist sogar die Dokumentation des Normalbefundes wichtig, wie z.B. eines fehlenden Dünndarmbefalls bei intraabdomineller Tumorererkrankung.

Die Schilderung des zeitlichen Ablaufes der Operation sollte weitestgehend korrekt, aber an die Praxis angepasst sein. Es ist es durchaus üblich, die Operationsschritte je nach intraoperativem Situs und organisatorischen Erfordernissen zu variieren. Beispielsweise ist der Ablauf multiviszeraler Resektionen sowohl vom intraoperativen Situs als auch von der Verfügbarkeit der einzelnen Operateure abhängig. So kann es vorkommen, dass die Präparation im Becken unterbrochen und nach Maßnahmen im Oberbauch wieder aufgenommen wird. Auch Darmresektionen können zeitlich weit vor der Rekonstruktion liegen. Pelvine Lymphonodektomien können verlassen und nach z.B. erfolgter urologischer Rekonstruktion vervollständigt werden. Unter derartigen Voraussetzungen kann es hilfreich sein, den Operationsbericht in Blöcke zu teilen, um die Operationsschritte nicht zu frakturieren. Ein logischer Aufbau vereinfacht das spätere Studium des Operationsberichtes ohne Beeinträchtigung der Vollständigkeit.

Intraoperative Probleme oder unerwartete Befunde können in jeder Operation auftreten. Diese sind ausführlich zu beschreiben und die daraus resultierenden und eventuell nicht eingeplanten Operationsschritte zu erklären. Ein abstrahierender Textbaustein ohne individuell ergänzende Angaben ist ungeeignet, eine von der üblichen Norm abweichende Schnitt-Naht-Zeit oder postoperative Komplikationen zu begründen.

Am Ende des Operationsberichtes kann – insbesondere bei onkologischen Operationen – eine kurze Zusammenfassung eingefügt werden. Anordnungen zur postoperativen Antikoagulation, Antibiose, Analgesie sowie die Lokalisation von Drainagen oder Hinweise zu Kostaufbau und Mobilisation sind als Abschluss ebenfalls gut platziert.

1.10 Qualitätssicherung

Die medizinische Versorgung in Deutschland hat in den letzten Jahrzehnten flächendeckend eine sehr hohe Qualität erreicht. Auch die schnelle Erreichbarkeit gut ausgestatteter Krankenhäuser der höheren Versorgungsstufe ist in nahezu allen Regionen Deutschlands garantiert. Im gleichen Maße sind aber auch die wirtschaftlichen Herausforderungen für die Kliniken gestiegen, medizinische Leistungen, Personal und Infrastruktur permanent dem aktuellen medizinischen Standard anzupassen. In Konsequenz wird nach Instrumenten gesucht, die begrenzten finanziellen Mittel sach- und strukturgerecht zu verteilen. Ein mögliches Instrument ist die standardisierte Überprüfung der Qualität in der Medizin, um die nach wie vor vorhandenen Qualitätsunterschiede der Krankenhäuser zu erfassen und potentielle Verbesserungen anzuregen. Man kann davon ausgehen, dass am Ende dieses Weges die Schließung oder Leistungsbegrenzung der nicht den Standards entsprechenden Fachabteilungen oder Kliniken steht.

Die maßgeblichen Forderungen der Initiative Qualitätsmedizin (IQ^M) lassen sich wie folgt zusammenfassen:

- Qualitätsmessung auf Basis von Routinedaten
- Transparenz der Ergebnisse durch Veröffentlichung
- Optimierung der Qualität durch Peer Review Verfahren

Das Peer Review Verfahren stellt dabei das wichtigste Element in der Verarbeitung, Überprüfung und Auswertung der medizinischen Leistungen dar. Am Ende des Verfahrens sollen die permanente Verbesserung der kliniksinternen Abläufe bei entsprechender Fehlerkultur und Interdisziplinärität stehen.

Die Auswahl der Kliniken oder Fachabteilungen für ein Peer Review erfolgt auf Basis der erhobenen Routinedaten. Schwerpunkt des Peer Review Verfahrens wiederum und damit zentraler Baustein der gesamten Qualitätsüberprüfung ist die Sichtung und Auswertung der Patientenakten. Unabhängig vom Dokumentationssystem der Klinik werden die Akten der ausgewählten Fälle angefordert und innerhalb einer vorgeschriebenen Frist auf Vollständigkeit und der Inhalt auf sachliche und fachliche Standards überprüft. Weiterhin wird die Kodierung und letztlich das Verbesserungspotential eingeschätzt und das Ergebnis mit der Selbsteinschätzung der überprüften Fachabteilungen oder Kliniken verglichen. Dass gerade im operativen Bereich das Vorhandensein eines Operationsberichtes sowie dessen Spezifität, Aufbau, Inhalt und fachliche Nachvollziehbarkeit der akribischen Überprüfung unterliegt, versteht sich von selbst.

1.11 Datum, Unterschrift und Fertigstellung

Das OP-Datum kann in der Kopfzeile oder am Ende des Operationsberichtes eingefügt werden. Die Unterschrift und damit abschließende Freigabe der Dokumentation obliegt dem Hauptoperateur. Sind mehrere Operateure unterschiedlicher Fachrichtungen beteiligt, können die Berichte auch getrennt verfasst und unterschrieben werden, sollten aber im Text einen Bezug zueinander beinhalten. Die zusätzliche Unterschrift eines an der Operation nicht beteiligten Oberarztes oder Chefarztes ist nicht erforderlich, da die organisatorische Verantwortung für die Festlegung der Person des Operateurs bereits präoperativ besteht. Die angemessene Frist zur Fertigstellung des Operationsberichtes liegt zwischen zwei bis maximal fünf Tagen. Sollte das aus organisatorischen Gründen nicht möglich sein, müssen die wesentlichen Informationen aus dem Krankenblatt ersichtlich sein. Dieses Vorgehen stellt aber eine Ausnahme dar und schützt nicht vor dem Vorwurf einer Verfälschung des Operationsberichtes durch verzögerungsbedingte mangelnde Erinnerung an intraoperative Details.

Operationsbericht aus juristischer Sicht

Martin Greiff und Martin Kolben

G. Teichmann (Hrsg.), *Operationsberichte Gynäkologie und Geburtshilfe*, Operationsberichte, https://doi.org/10.1007/978-3-662-61427-3_2

2

Die Abfassung eines Operationsberichtes dient der Dokumentation des durchgeführten Eingriffs. Daher sollte man sich grundsätzlich den Sinn und Zweck der ärztlichen Dokumentationspflicht vor Augen führen, die primär dem therapeutischen Interesse des Patienten und der Sicherstellung seiner ordnungsgemäßen (Weiter-) Behandlung dient (OLG Koblenz, VersR 2004, 1323; OLG Jena, GesR 2005, 556). Sie erstreckt sich auf die wichtigsten diagnostischen und therapeutischen Maßnahmen sowie wesentliche Verlaufsdaten (OLG Düsseldorf MedR 1996, 79) und ist rechtlich in § 10 der Musterberufsordnung der deutschen Ärzte verankert, stellt aber auch eine Nebenpflicht des Arztes aus dem Behandlungsvertrag gemäß § 630f BGB dar.

Art, Inhalt und Umfang der zu leistenden Dokumentation richten sich zunächst nach medizinischen Kriterien. Was sich insoweit als Information für die eingangs genannten Zwecke nicht als zwingend nötig erweist, ist auch aus rechtlicher Sicht – von durchaus zahlreichen Ausnahmen abgesehen – grundsätzlich nicht dokumentationspflichtig (BGH NJW 1999, 3408). Was dagegen medizinisch relevant für die (weitere) Behandlung ist, muss dokumentiert werden.

Diese Abgrenzung ist v. a. deshalb äußerst praxisrelevant, weil sog. „Dokumentationsmängel" zu (Beweis-) Nachteilen für die Behandlungsseite führen können und zwar unabhängig davon, ob es zivil- oder gebührenrechtliche Auseinandersetzungen betrifft. Unterbleibt nämlich die Dokumentation eines dokumentationspflichtigen Aspekts, gilt rechtlich die Vermutung, dass z. B. die betreffende (Sicherheits-) Maßnahme nicht ergriffen, die fragliche Information nicht eingeholt, die erforderliche Untersuchung nicht erfolgt ist oder sich ein dokumentationspflichtiger Umstand dem ersten Anschein nach eben doch so ereignet hat, wie es vom Patienten als Fehler behauptet wird (BGH VersR 1999, 190; VersR 1986, 788). Während sonst also der ärztlichen Dokumentation starker Beweiswert zukommt und sie deshalb gerade zur Grundlage jeglicher (streitigen) Beurteilung medizinischer Sachverhalte durch Gerichte und Sachverständige zu machen ist (OLG Zweibrücken OLGR 2004, 598; OLG Düsseldorf GesR 2005, 464), muss bzw. kann bei einem Dokumentationsmangel der Arzt allenfalls noch den vielleicht konkreten Nachweis führen, dass eine nicht dokumentierte Maßnahme oder Behandlung, die eigentlich dokumentationspflichtig gewesen wäre, doch erfolgt ist (BGH VersR 1984, 354). Die Beweislast im Prozess geht fortan faktisch in diesem Punkt auf ihn über, obwohl sonst die Patientenseite den Nachweis zu führen hätte, dass die dokumentierte Behandlung anders, nämlich meist nach ihren Vorwürfen fehlerhaft oder unzureichend erfolgt sein soll. Denn ohne Mängel käme einer ordnungsgemäß geführten Dokumentation zugunsten der Behandlungsseite Indizwirkung über den Verlauf der Behandlung zu (OLG Zweibrücken OLGR 2004, 598).

Die aus Dokumentationsmängeln resultierende rechtliche Vermutung unterbliebener Maßnahmen kann im Verlauf einer Auseinandersetzung v. a. deshalb zum Problem werden, weil an diese hypothetische Betrachtung des Behandlungsgeschehens – sollte dem Arzt zur Überzeugung des Gerichts der Gegenbeweis einer doch erfolgten und nur nicht dokumentierten Maßnahme nicht gelingen – die weitere Schlussfolgerung anknüpfen kann, dass das unterstellte Unterlassen im fraglichen Punkt einen Behandlungsfehler darstellt. Allein das Vorliegen eines Dokumentationsmangels stellt zwar an sich noch keine Anspruchsgrundlage für Schadensersatzansprüche dar und führt auch nicht per se zur Beweislastumkehr bzgl. des meist zugleich streitigen Kausalzusammenhangs zwischen Behandlungsfehlervorwurf und Gesundheitsschaden (BGH NJW 1999, 3408), zumal die Dokumentation ohnehin nicht bezweckt, Beweise für oder gegen Schadensersatzansprüche in Haftungsprozessen zu schaffen (BGH NJW 1993, 2375). Lässt sich aber infolge eines Dokumentationsmangels die hypothetische Vermutung der (vermeintlich) fehlerhaft unterbliebenen Maßnahme nicht mehr widerlegen, ist dies zugleich möglicher Ansatzpunkt für die Annahme eines Behandlungsfehlers, wenn das in Frage stehende Unterlassen als solcher zu werten wäre. Je nach Schwere und rechtlicher Beurteilung kann dann u. U. auch ein grober Behandlungsfehler angenommen werden, mit sich hieraus wieder ergebenden, bekannt nachteiligen Folgen bei der Beweislast. Während nämlich grundsätzlich der Patient nicht nur beweisen muss, dass ein Arzt einen Fehler begangen hat, sondern auch, dass dieser ursächlich für seinen Gesundheitsschaden geworden ist, kehrt sich diese Beweislast bei einem groben Behandlungsfehler um. Um einer Haftung zu entgehen, müsste dann allenfalls der Arzt beweisen, dass sein – evtl. nur wegen des Dokumentationsmangels angenommener – grober Behandlungsfehler völlig ungeeignet war, sich auf den Schaden als Ursache auszuwirken, mithin gerade nicht ursächlich hierfür geworden ist. Ein solcher Nachweis lässt sich aber wissenschaftlich begründet nur in den wenigsten Fällen erbringen, so dass es bei groben Behandlungsfehlern in der Regel bei der Vermutung bleibt, dass sie Ursache des eingetretenen Schadens geworden sind und somit auch bei einer Haftung des Arztes (§ 630h Abs. 5 BGB; BGH VersR 2008, 490).

Eine derartige Beweislastumkehr kommt aber nicht nur bei groben Behandlungsfehlern, sondern auch schon bei einfachen Versäumnissen in Form sog. Befunderhebungsfehler in Betracht, wenn nämlich unterlassen wurde, medizinisch zwingend gebotene Befunde zu erheben und sich bei einer hypothetisch unterstellten Befunderhebung mit hinreichender, d. h. mehr als fünfzigprozentiger Wahrscheinlichkeit ein so deutlicher und gravierender Befund ergeben hätte, dass sich dessen Verkennung als fundamental und die Nichtreaktion darauf als grob fehlerhaft darstellen würde (§ 630h Abs. 5 S. 2 BGB). Wird insofern daher wegen eines Dokumentationsmangels unterstellt, dass eine eigentlich sogar durchgeführte, unauffällig gebliebene Untersuchung nicht erfolgt sei, und lässt sich auch das Gegenteil dieser rechtlichen Vermutung nicht mehr durch Zeugen oder Berufung auf eine ausnahmslos und ständig eingehaltene Übung glaubhaft beweisen, kann schnell diese weitere Fallgruppe einer Beweislastumkehr zu Lasten des Arztes eröffnet sein.

Regelmäßig entbrennen vor diesem Hintergrund daher in Arzthaftungsprozessen auch immer Streitigkeiten über die Reichweite und Detailtiefe der ärztlichen Dokumentation. Insoweit gilt zwar, dass über den eingangs genannten medizinischen Maßstab hinaus die ärztliche Dokumentation nicht jedes theoretisch später als Anlass für Streit in Betracht kommende Detail einer Behandlung bzw. Operation aufführen muss, insbesondere auch, dass Routinemaßnahmen (OLG Brandenburg OLGR 2005, 489), Selbstverständlichkeiten (OLG Brandenburg AHRS 7320/306), negativ verlaufene Untersuchungen oder angesichts eines völlig anderen Behandlungsgeschehens gerade nicht feststellbare Befunde (BGH NJW 1993, 2375) auch grundsätzlich in rechtlicher Hinsicht nicht zwingend zu dokumentieren sind. Dieser Grundsatz wird aber in zahlreichen Fallkonstellationen durchbrochen. So ist insbesondere das Fehlen eines bestimmten Befundes oder Symptoms mitunter eben doch zu dokumentieren, wenn es gerade um den Ausschluss einer dahingehend bestimmten Verdachtsdiagnose ging (OLG Stuttgart VersR 1998, 1550). Und auch aus sonstigen, vorsorglichen und rechtlich motivierten Gründen sind oft Aspekte zu dokumentieren, die dem operierenden Arzt eigentlich als selbstverständlich erscheinen oder aus streng medizinischer Sicht für die Bewertung des unmittelbaren Eingriffs eigentlich gar nicht von Bedeutung sind. Dennoch sollte insoweit bspw. der Umstand einer zuvor erfolgten Aufklärung des Patienten ebenso im OP-Bericht Erwähnung finden, wie die letztlich zur Indikation des Eingriffs führenden Befunde, auch wenn sich die Aspekte eigentlich aus der weiteren präoperativen Behandlungsdokumentation ohnehin ergeben (sollten).

Vor diesem Hintergrund sollte nun die Durchsicht des OP-Berichtes dem Leser ermöglichen, eine vollständige und nachvollziehbare Information über folgende Aspekte zu erhalten, wobei der Maßstab hierfür (nachbehandelnde) Ärzte und Pflegepersonal sind, deren Information zur Absicherung der Behandlung immerhin bezweckt wird (OLG Zweibrücken NJW-RR 2000, 235):

- Personalien der Patientin incl. Geburtsdatum
- Datum der Operation
- Diagnose
- Art der Operation
- Einzelne Schritte der Operation und der im Wesentlichen durchgeführten Maßnahmen einschließlich Umgang mit etwaigen Komplikationen
- Dauer der Operation
- Angaben zu den im Operationssaal anwesenden Personen (Operateur, ärztliche Operations-Assistenz, Anästhesist, instrumentierendes Personal)

Im Operationsbericht wird einleitend die Vorgeschichte der Patientin beschrieben, aus der sich die Indikationsstellung zum Eingriff ableiten lassen sollte. Hierbei ist jedoch beispielsweise die Angabe der Diagnose „Uterus myomatosus" als Indikation nicht ausreichend, denn Myome stellen per se noch keinen Grund zur Operation dar. Vielmehr sollte der detaillierte Grund für den Eingriff (z. B. therapieresistente Hypermenorrhoe, Beschwerdesymptomatik durch Druck auf Blase/Rektum, rasche Größenzunahme) dokumentiert werden. Ferner sollte aus rechtlichen Gründen die Aufklärung der Patientin erwähnt werden, die u. a. auch die Erörterung eventueller Alternativen zum geplanten operativen Eingriff (bei einem Uterusmyom z. B. medikamentöse Therapie, fokussierter Ultraschall, Embolisation u. ä.) umfasst hat. Bei einer Myomenukleation per laparotomiam ist es zudem sinnvoll, zu erklären, warum bei der Patientin nicht die Laparoskopie als Zugangsweg gewählt wurde.

Bei geburtshilflichen Eingriffen (z. B. operative Entbindung) ist zudem die Angabe der Parität und der Schwangerschaftswoche nötig, ferner sollte der Geburtsverlauf beschrieben werden (Angaben zum Geburtsfortschritt incl. Muttermundsbefund und Höhenstand des vorangehenden Teiles, ggf. Art der Analgesie, fetales Herzfrequenzmuster, Wehenstärke und -frequenz). Kommt es zu Komplikationen, ist eine besonders genaue und detaillierte Dokumentation äußerst ratsam, rechtlich dann aber auch erforderlich.

Bei mammachirurgischen Operationen ist es sinnvoll, neben einem ggf. klinisch erhobenen Befund (z. B. tastbarer Tumor in der linken Mamma oben außen) die apparativen Untersuchungsbefunde (Mammasonographie, Mammographie, ggf. Mamma-MRT) und – falls erfolgt – die Art und Weise der präoperativen Diagnosesicherung (z. B. Vacuumsaugbiopsie, ultraschallkontrollierte Stanzbiopsie, Feinnadelpunktion) zu erwähnen. Auch unauffällige Befunde (z. B. klinisch und apparativ unsuspekte axilläre Lymphknoten) sollten in diesem Kontext im Operationsbericht beschrieben werden.

Am Anfang des OP-Berichts wird die Art der Lagerung der Patientin beschrieben (z. B. Steinschnittlage), wobei es insbesondere bei lang dauernden Eingriffen nachvollziehbar sein sollte, welche Maßnahmen getroffen wurden, um Lagerungsschäden zu vermeiden. Danach erfolgen Angaben zur Desinfektion und zur Art des Zugangs (z. B. suprasymphysärer Querschnitt oder medianer Unterbauchlängsschnitt, Areolarrandschnitt oder Bogenschnitt mit Lokalisation) und zur Art und Weise der Exposition des Operationsfeldes (z. B. manuell mit Haken oder mittels eines Selbsthalterahmens, z. B. Abstopfen des Darmes mit einem Bauchtuch). Es schließt sich die Beschreibung des vorgefundenen Situs an, wobei insbesondere pathologische Befunde exakt beschrieben werden sollten (z. B. „an der Beckenwand adhärenter solider, ca. 5 cm großer Ovarialtumor mit glatter Oberfläche" oder „glatt begrenzter, ca. 3×2 cm großer, verschieblicher Tumor im oberen äußeren Quadranten der rechten Mamma" oder „vollständig eröffneter Muttermund, Höhenstand am Beckeneingang, Pfeilnaht im geraden Durchmesser"). Beim Verfassen des Operationsberichtes sollte eine Verwechslung der Lokalisation des operierten Befundes (z. B. rechte/linke Mamma) zwingend vermieden werden.

Die Beschreibung des operativen Vorgehens ist essentiell und muss nicht im Detail alle Schritte, aber alle wesentlichen Schritte des Eingriffs enthalten. Es genügt nicht, zu beschreiben, dass die Operation „in der üblichen Art und Weise" erfolgt ist.

Vor allem bei Befundkonstellationen, die von der Norm abweichen (z. B. Verdrängung des Ureters durch ein parametranes Myom), ist eine genaue Angabe über die durchgeführten Schritte erforderlich (z. B. „präparative Darstellung des nach lateral verdrängten Ureters bis nahe an die Einmündung in die Blase und Absetzen der uterinen Gefäße nach ausreichender Distanzierung des Ureters").

Gerade im Zusammenhang mit dem Risiko der Verletzung von Nachbarorganen bei uro-gynäkologischen Eingriffen sollten sich Operateure sowohl mit Blick auf die Durchführung des Eingriffs, als auch dessen Dokumentation präoperativ mit den für ihren Bereich jeweils einschlägigen Leitlinien und Empfehlungen im Hinblick auf Dokumentationsstandards auseinandersetzen. Zu erwähnen ist insofern z. B. besonders die von der Deutschen Gesellschaft für Gynäkologie und Geburtshilfe in Zusammenarbeit mit der Arbeitsgemeinschaft Medizinrecht entwickelte Leitlinie „Operationsbedingte Verletzungen des Ureters in der Gynäkologie und Geburtshilfe" (AWMF 015/061 (S 1). Auch wenn diese im Jahr 2018 abgelaufen ist, orientieren sich nach wie vor viele Gerichte und Sachverständige an den hierin niedergelegten Grundsätzen über die Begutachtung entsprechender Streitfälle. Denn auch dort ist man sich zwar durchaus der – allgemein im Arzthaftungsrecht nach wie vor geltenden – Tatsache bewusst, dass allein das Auftreten einer Ureterverletzung als Komplikation nicht zwingend auf einen Behandlungsfehler schließen lässt. Umgekehrt kann aber allein mit dem Verweis auf das allgemeine, schicksalhafte Risiko einer Verletzung der Nachbarorgane auch nicht ein Behandlungsfehler als denkbare Ursache der Komplikation ausgeschlossen werden. Die Leitlinie ist in dieser Hinsicht daher bemüht, zur Abgrenzung von schicksalhaftem und fehlerhaftem Verlauf die Frage heranzuziehen, ob gerade einschlägige Eintragungen im OP-Bericht zur Beurteilung des Verhaltens des Operateurs zu finden sind und stellt dabei – fraglich mit Blick auf die rechtliche Verbindlichkeit – den Maßstab auf, dass die Verletzung

2

immer dann nicht als Folge eines Behandlungsfehlers zu bewerten sein soll, wenn „aus dem Operationsbericht ersichtlich ist, dass sich der Operateur der Gefährdung des Ureters bewusst war und alles getan hat, um eine Schädigung zu vermeiden, rechtzeitig zu erkennen oder primär zu korrigieren", was auch als Richtschnur für Sachverständige bei ihrer Begutachtung eines Eingriffs und des einschlägigen OP-Berichts zu beachten sein soll. Im OP-Bericht müssen sich also Einträge finden, die den sorgfältigen Umgang des Operateurs mit dieser Problematik belegen. Auch wenn darüber gestritten werden kann, ob aus einer solchen Leitlinie eine rechtsverbindliche Dokumentationspflicht entsteht, wie sie von der DGGG und AG MedR gefordert wird, kann nur dringend geraten werden, diese Aspekte bei der Abfassung des OP-Berichts zu beachten. Denn nach der Leitlinie wäre nicht nur dann auf einen Behandlungsfehler zu erkennen, wenn konkrete Anhaltspunkte dafür gegeben sind, dass eine Missachtung anerkannter operativer Regeln erfolgt ist, sondern u. a. auch, wenn beispielsweise bei schwierigen anatomischen Verhältnissen nicht dokumentiert wurde, dass sich der Operateur bemüht hat, eine Verletzung des Ureters – etwa durch Beobachtung der Peristaltik oder eine, abhängig vom Einzelfall und etwaigen Verdachtsmomenten, intravenöse Farbstoffgabe etc. – zu erkennen oder auszuschließen. In erschwerten Situationen sollte aus dem OP-Bericht außerdem hervorgehen, dass der Operateur bemüht war, den Ureterverlauf so genau wie möglich darzustellen, transperitoneal zu sichten bzw. unter besonderen Umständen sogar bis zum Eintritt in die Blase freizupräparieren. Zwar können unübersichtliche und besonders ungünstige anatomische Gegebenheiten schicksalhaft bedingen, dass man gerade um eine sonst provozierte Verletzung zu vermeiden, von solchen Maßnahmen Abstand nimmt. Diese Situation, die hierfür sprechenden Umstände und Überlegungen des Operateurs, warum auf bestimmte Schritte und herkömmliche, im konkreten Fall aber aufgrund besonderer Umstände erst recht riskant erscheinende Sicherheitsmaßnahmen verzichtet wird, sollten dann auch sorgfältig im OP-Bericht dokumentiert werden. Schweigt der OP-Bericht jedoch zu diesen Aspekten und kommt es zu einer solchen Komplikation, eröffnet sich nachfolgend erneut der Diskussionsspielraum mit allen oben beschriebenen Risiken, ob nicht gebotene Maßnahmen unterblieben sind und dies nicht als inatroperativ (grober) Behandlungs- oder Befunderhebungsfehler zu werten sein könnte.

Am Ende des Operationsberichtes sollten gegebenenfalls die Art, Dosis und Applikationsweise der verabreichten Antibiotika- und Thromboseprophylaxe dokumentiert werden. Bei onkologischen Eingriffen ist es zudem sinnvoll, ein Fazit der Operation zu ziehen (z. B. „Es handelt sich um ein intraperitoneal diffus ausgebreitetes Ovarialkarzinom, das makroskopisch tumorfrei operiert werden konnte") und die weitere geplante Therapie anzugeben (z. B. „postoperativ 6 Zyklen Chemotherapie mit Carboplatin und Taxol"). In manchen Fällen kann es sinnvoll sein, dem Operationsbericht eine Skizze des Operationssitus anzufügen (z. B. zur exakten Lokalisation von verbliebenen Tumorresten nach Debulking-Operationen).

Zunehmend erfolgt – zum Beispiel bei endoskopischen Operationen (Hysteroskopie, Laparoskopie) – die Dokumentation der Befunde und einzelner wichtiger Operationsschritte mittels Bild- oder Videoaufnahmen, die in Papierform und elektronisch gespeichert werden. Wenn dies der Fall ist, sollten diese Aufnahmen aber dann wirklich auch zur Dokumentation genommen und aufgehoben werden. Tunlichst zu vermeiden ist, lediglich deren Durchführung dokumentiert zu haben, dann nicht aber auch die Aufnahmen bereitstellen zu können.

Insbesondere bei Auftreten von intra-, aber auch postoperativen Komplikationen, die zu juristischen Auseinandersetzungen führen können (z. B. Hydronephrose nach Hysterektomie infolge einer Ureterläsion), stellt der Operationsbericht meistens die wichtigste Informationsquelle dar, mit deren Hilfe der Gutachter versucht, die Frage zu klären, ob der Eingriff lege artis durchgeführt wurde. Existieren im Operationsbericht Angaben zu wichtigen Operationsschritten (z. B. „Absetzen des Ligg. sacrouterinum bds. in ausreichender Distanz zum Ureter"), kann leichter der Beweis geführt werden, dass die zu Stande gekommene Komplikation nicht als (grob) fahrlässig bzw. fehlerhaft verschuldet, sondern als schicksalshaft betrachtet werden muss. Fehlen dagegen Einträge zu den wesentlichen Schritten, kann es sogar umgekehrt wie oben beschrieben u. U. zu rechtlichen Schlussfolgerungen auf Behandlungsfehler kommen, obwohl diese vielleicht gar nicht einmal begangen wurden, sondern nur, weil vergessen wurde, dokumentationspflichtige wesentliche Schritte, Aspekte oder Befunde im OP-Bericht auch festzuhalten. Haftungsrechtlich betrachtet lässt sich daher zusammenfassend auch sagen, dass regelmäßig ein mehr an Dokumention im Zweifelsfall dem Operateur gut zu Gesicht steht, während eine lückenhafte, dürftige oder gar ungenügende Dokumentation nur Probleme heraufbeschwört. Lediglich in strafrechtlicher Hinsicht gelten die beschriebenen, an Dokumentationsmängel anknüpfenden rechtlichen Vermutungen und Grundsätze der Beweislastumkehr nicht.

Um den oben angeführten Anforderungen gerecht zu werden, sollte der Operationsbericht möglichst zeitnah verfasst werden (ideal: Diktat unmittelbar nach dem Ende des Eingriffs). Nicht selten leidet die Qualität der Operationsberichte darunter, dass erst in großem zeitlichen Abstand zur OP (oftmals mehrere Wochen später) diktiert wird oder dass die Abfassung des Operationsberichtes einer anderen Person übertragen wird („Assistent diktiert den Operationsbericht für den Chef"). Wird ein OP-Bericht nicht ausreichend zeitnah erstellt, schwächt dies nur erneut seinen Beweiswert, indem es schlichtweg unglaubhaft werden kann, dass sich der Verfasser noch so detailliert an den Verlauf des Eingriffs und alle einzelnen Schritte erinnert haben will.

Die Korrektur des diktierten Operationsberichtes sollte mit der erforderlichen Sorgfalt erfolgen, da infolge von Verständnisproblemen (akustischer aber auch fachlicher Art) bisweilen durch die Schreibkraft der Inhalt des Berichtes signifikant verfälscht werden kann (z. B. „Explosion der Plazenta" statt „Expulsion der Plazenta"). Die Verwendung von vorgefertigten Textbausteinen erleichtert zwar die Abfassung des Operationsberichtes, allerdings müssen von dem Inhalt der Bausteine abweichende Fakten entsprechend ausgebessert werden, um Unkorrektheiten zu vermeiden. Denn nicht selten führen gerade auch undifferenziert und unbedarft genutzte Textbausteine dazu, dass Widersprüche auftreten und wesentliche Informationen fehlen, was den (Beweis-) Wert des OP-Berichts abermals schwächen oder gar aufheben kann. Abkürzungen sollten nur dann verwendet werden, wenn sie allgemein bekannt sind, ein lediglich „klinikspezifischer Jargon" ist zu vermeiden. Ein sachlicher Schreibstil mit kurzer und exakter Beschreibung des Eingriffs sollte einem epischen Erzählstil vorgezogen werden, selbstverständlich ist auf korrekte Rechtschreibung und Grammatik zu achten.

Ebenso wenig darf sein, dass ein OP-Bericht im bloßen Entwurfstadium verbleibt, weil er z. B. nach seinem Aufsetzen durch die Schreibkraft vom Operateur nicht gegengelesen, nicht freigegeben und/oder nicht korrekt archiviert wird. Sind mehrere Personen, etwa in Folge konsiliarischer Zuziehung, beim Abfassen des Berichts beteiligt, ist natürlich auch darauf zu achten, dass es nur eine einzige, endgültige, allgemein konsentierte Fassung und nicht mehrere Fassungen gibt, wobei im schlimmsten Fall vielleicht sogar der Patient zwischenzeitlich schon durch eigene Nachfrage im Sekretariat für einen Nachbehandler vorab eine Fassung mit noch unvollständigem oder unzutreffendem Inhalt erhalten hat.

Soweit der OP-Bericht mittels EDV erstellt und v. a. auch gespeichert wird, ist darauf zu achten, dass die verwendete Software gegen nachträgliche Veränderungen geschützt sein muss, d. h. dass zumindest anhand der Stammdaten unverfälschbar erkennbar bleiben muss, falls bspw. ein OP-Bericht noch um weitere Informationen ergänzt wurde und wenn dies geschah, zu welchem Zeitpunkt. Diese Anforderung folgt abermals sowohl aus der ärztlichen Berufsordnung (vgl. § 10 Abs. 5 MBO), als auch inzwischen explizit aus § 630f Abs. 1 S. 2 BGB. Erfüllt eine Software diese Anforderungen nicht, ist streitig, welcher Beweiswert ihr überhaupt noch zukommen kann. Während nämlich die wohl vorherrschende juristische Literatur schon immer eher von einem dann nicht mehr existenten Beweiswert ausging, konnten sich Ärzte vor Inkrafttreten des Patientenrechtegesetzes noch auf die Rechtsprechung berufen, dass auch die ungesicherte EDV-Dokumentation den gleichen Beweiswert wie eine handschriftliche Dokumentation hat, zumindest wenn der Arzt plausibel darlegen kann, dass seine Dokumentation richtig ist und dies auch schlüssig in objektiver Hinsicht mit der medizinischen Bewertung des Geschehens in Einklang steht (OLG Hamm VersR 2006, 842). Es ist aber fraglich, ob diese Rechtsprechung ohne weiteres noch gilt, nachdem nun explizit auch § 630f Abs. 1 S. 2 BGB die Forderung nach einer „fälschungssicheren" EDV-Dokumentation aufgestellt hat. Daher sollten Ärzte frühzeitig dieses Risiko ausschalten und einfach ihre Softwareunternehmen, falls noch nicht geschehen, dazu anhalten, für einen solchen Standard der verwendeten Software zu sorgen.

Der Operationsbericht stellt ein Dokument dar, das stets durch den Operateur unterzeichnet wird, um quasi die Richtigkeit der Angaben zu bestätigen. Operationsberichte, die von Ärztinnen/Ärzten in Weiterbildung verfasst werden, sollten durch einen Facharzt/Oberarzt durchgesehen und gegebenenfalls gegengezeichnet werden. Wenngleich es selbstverständlich erscheint, dass der im Operationsbericht angegebene Operateur auch tatsächlich den Eingriff vorgenommen hat, zeigt die Realität ein gänzlich anderes Bild: oftmals werden Eingriffe durch Assistenten vorgenommen, die im Auftrag des Chefarztes operieren und den Operationsbericht diktieren, aber als Operateur – wohl meist aus abrechnungstechnischen Gründen – den Chefarzt angeben sollen. Dieses Vorgehen stellt einen Tatbestand dar, der sowohl zivilrechtlich Konsequenzen haben (Wegfall von Vergütungsansprüchen infolge eines nicht erfüllten Behandlungsvertrages, Verlust des Beweiswertes der Dokumentation etc.), als auch vor allem strafrechtlich (Betrugsvorwurf) verfolgt werden kann.

Letzteres gilt selbstverständlich auch mit Blick auf eine Verfälschung von OP-Berichten, wobei darauf zu achten ist, dass OP-Berichte auch vom ursprünglichen Verfasser selbst nicht im Nachhinein mit erheblich zeitlichem Abstand noch überhaupt verändert werden dürfen. Denn ggf. könnte auch dies den Vorwurf des Verfälschens einer Urkunde im Sinne der §§ 267 StGB begründen. Stellt man daher im Nachhinein, oft gerade schon im Zuge einer rechtlichen Auseinandersetzung, bei Durchsicht eines OP-Berichtes fest, dass wesentliche Punkte vergessen wurden, sollte lieber unter Inkaufnahme einer evtl. mit Blick auf die Dokumentation der zeitlichen Abläufe geringeren Beweiskraft ein Gedächtnisprotokoll bzw. ein weiterer Bericht mit dem dann aktuellen Datum gefertigt werden. Da in zivilrechtlichen Auseinandersetzungen mittlerweile meist immer auch sehr hart über den Inhalt der ärztlichen Dokumentation und deren Richtigkeit gestritten und sogar die Akten mitunter an Strafverfolgunsbehörden entweder von den Parteien oder Gerichten weitergegeben werden, empfiehlt es sich nicht, den ohnehin schon in den meisten Fällen äußerst emotionalen Arzthaftungsprozess noch unnötig um eine strafrechtliche Dimension zu erweitern.

Besonderheiten gynäkologischer Operationsberichte

Jens Einenkel und Gero Teichmann

Inhaltsverzeichnis

3.1   Standardeingriff – 32

3.2   Operative Therapie fortgeschrittener onkologischer
        Erkrankungen – 32

© Der/die Herausgeber bzw. der/die Autor(en), exklusiv lizenziert durch Springer-Verlag GmbH, DE,
ein Teil von Springer Nature 2020
G. Teichmann (Hrsg.), *Operationsberichte Gynäkologie und Geburtshilfe*,
Operationsberichte, https://doi.org/10.1007/978-3-662-61427-3_3

3.1 Standardeingriff

Trotz des hohen Anteiles ungeplanter Eingriffe in der Gynäkologie handelt es sich überwiegend um standardisierte Operationsverfahren. Von der kreislaufrelevanten Hypermenorrhoe über die akute Extrauteringravidität bis zur nächtlichen Zystenruptur oder einer Myomnekrose ähneln sich die jeweiligen Operationen unabhängig von der betroffenen Patientin. Trotzdem darf ein hoher Standardisierungsgrad nicht zur Oberflächlichkeit im Operationsbericht führen. Textbausteine oder automatisierte Vorlagen reichen im Zweifel nicht aus, um die individuelle Beschäftigung des Operateurs mit präoperativem Zustand, Anamnese und intraoperativem Situs der Patientin zu belegen. Wie vorbeschrieben sollten dahingehende Hinweise und Formulierungen in den Operationsbericht aufgenommen werden. Da bei den oben genannten und ähnlichen Fällen grundsätzlich die Gefahr von Folgeeingriffen besteht, sollte ein anderer Operateur die wesentlichen Aspekte des Primäreingriffes nachvollziehen können.

3.2 Operative Therapie fortgeschrittener onkologischer Erkrankungen

Der medizinisch-technische Fortschritt und die wissenschaftlichen Erkenntnisse der letzten Jahre haben zu einer vielfältigen Verzweigung der Therapiealgorithmen geführt. So haben die Anwendung von Sentinelverfahren, zielgerichteten Therapien oder auch Erkenntnisse zur Ausbreitung maligner Tumoren innerhalb entwicklungsgeschichtlich definierter Kompartimente zu einer Veränderung des operativen Ansatzes mit geringerer Radikalität oder komplett neu entwickelten Resektionsverfahren geführt. Im Rahmen der evidenzbasierten Medizin wurden langjährig etablierte Operationsverfahren kritisch hinterfragt, angepasst oder verlassen. Falldiskussionen und individuell patientinbezogene Therapieempfehlungen über interdisziplinäre Tumorkonferenzen haben die alleinstehende Expertenmeinung verdrängt.

Eine zentrale Bedeutung in der Befundauswertung kommt auch hier dem Operationsbericht zu. Voraussetzung für oder gegen die Durchführung und das Ausmaß einer Operation ist die korrekte klinische Beurteilung des Situs im Vergleich mit den präoperativen bildgebenden Verfahren und der Einbeziehung aktueller Studienergebnisse. Die intraoperative Befunderhebung und -diskussion bei der operativen Primärversorgung fortgeschrittener Ovarialkarzinome mag als Beispiel dienen. Die exakte Befundbeschreibung, die durchgeführten Maßnahmen und der Residualtumorstatus dienen als Grundlage für die Festlegung der weiteren Therapieschritte oder der Einbeziehung in onkologische Studien (◘ Abb. 3.1). Im Falle eines Rezidivs können spätere Operateure das Ausmaß der Erkrankung bei Erstdiagnose und Erstversorgung besser einschätzen und die Sinnhaftigkeit einer Folgeoperation besser beurteilen. Die Formulierung des Operationsberichtes muss also so erfolgen, dass ein bei der Primäroperation nicht anwesender, aber mit der Thematik vertrauter Kollege den OP-Ablauf und die intraoperativen Entscheidungen nachvollziehen kann.

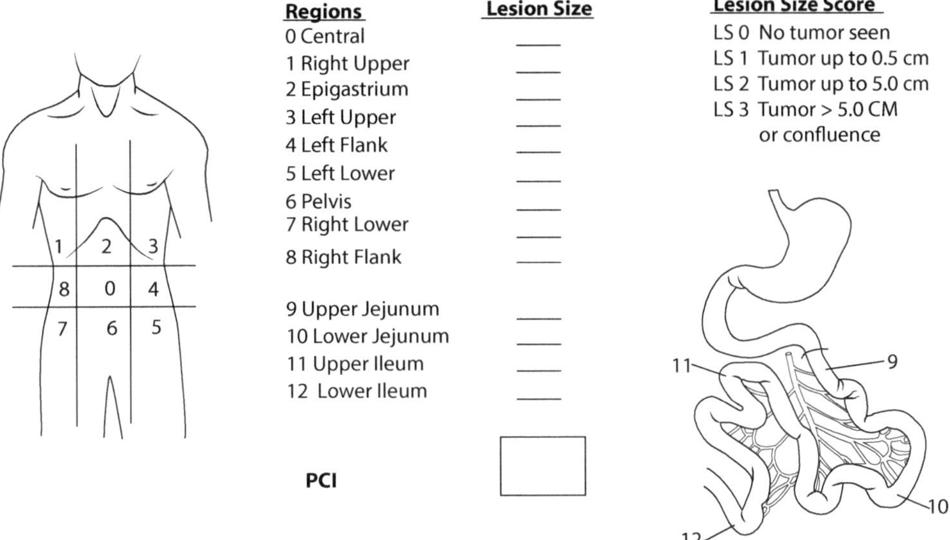

◙ **Abb. 3.1** Dokumentation der Peritonealkarzinose nach Sugarbaker. (Nach: Rhonda L Harmon[1] and Paul H Sugarbaker[1] Prognostic indicators in peritoneal carcinomatosis from gastrointestinal cancer. Int Semin Surg Oncol. 2005; 2: 3. ▶ https://www.ncbi.nlm.nih.gov/pmc/articles/PMC549516/pdf/1477-7800-2-3.pdf)

Besonderheiten geburtshilflicher Operationsberichte

Anne Heihoff-Klose und Holger Stepan

Inhaltsverzeichnis

4.1   Primäreingriffe – 36

4.2   Sekundäre Eingriffe – 38

© Der/die Herausgeber bzw. der/die Autor(en), exklusiv lizenziert durch Springer-Verlag GmbH, DE, ein Teil von Springer Nature 2020
G. Teichmann (Hrsg.), *Operationsberichte Gynäkologie und Geburtshilfe*, Operationsberichte, https://doi.org/10.1007/978-3-662-61427-3_4

4.1 Primäreingriffe

Primäreingriffe in der Geburtshilfe sind geplante Eingriffe, beispielsweise primäre Sectiones aus mütterlicher oder fetaler Indikation. Als primäre Sectio ist eine Schnittentbindung definiert, die vor oder unmittelbar nach Geburtsbeginn durchgeführt, aber zu einem Zeitpunkt vor Einsetzen der Wehen geplant wurde. Unterschieden werden hier nochmals absolute und relative Indikationen zur primären Sectio. Absolute Indikationen sind zum Beispiel:

- Querlage
- Plazenta praevia totalis
- V. a. abnormal invasive Plazenta (AIP)
- Uterusanomalien, die geburtshinderlich sind (z. B. großes Zervixmyom)
- Vorangegangene Uterusoperationen mit Eröffnung des Cavums z. B. Z. n. Myomenukleation mit Cavumeröffnung oder Z. n. Sectio mit uterinem Längs- oder T-Schnitt
- maternale Herzerkrankungen, bei denen aus kardiologischer Sicht eine vaginale Entbindung nicht vertretbar ist (z. B. Morbus Marfan mit Aortenwurzel >4 cm, höhergradige Herzinsuffizienz bedingt durch angeborene Herzfehler oder Kardiomyopathien)
- maternale HIV Infektion mit einer Viruslast >40 Kopien/mL und <35. SSW
- Geminigravidität <32. SSW, diskordantes Wachstum (Gewichtsdifferenz >20 %, >500 g), führender Geminus in Beckenend- oder Querlage
- Beckenendlagen bei besonders großem (>4000 g) oder kleinem (<2500 g) Kind, bzw. bei Frühgeburt vor der vollendeten 35. SSW)
- Frühgeburten mit zusätzlichen Risikofaktoren wie Amnioninfektionssyndrom bei unreifem Muttermund unabhängig von der Poleinstellung des Kindes
- Fetale Fehlbildungen, die eine vaginale Geburt unmöglich machen (z. B. Hydrocepahlus mit Makrocephalie, V. a. fetale Anämie oder Thrombozytopenie, fetale mediastinale Teratome mit Kompression der Trachea oder andere Raumforderungen am Hals, die Probleme der postpartalen Atemwegssicherung vorhersehen, machen die Planung eines Ex-utero-intrapartum-treatment (EXIT)-Manövers notwendig)
- Status nach DR III° oder IV° mit Beschwerden der analen Inkontinenz, einem anatomisch nachweisbaren Defekt des M. sphincter anis internus (IAS) oder externus (EAS) >30° oder einem fetalem Schätzgewicht >4000 g
- Bedingte oder relative Indikationen sind zum Beispiel:
  fetale Fehlbildungen (Omphalocele, Gastroschisis) auf Wunsch der Mutter bei Beckenendlage, bei Geminigravidität, bei Status nach Sectio und bei Status nach Dammriss dritten oder vierten Grades.

Dabei kann auch eine primäre Sectio trotz guter Vorbereitung eine Herausforderung sein, zum Beispiel, wenn eine abnormal invasive Plazenta vorliegt oder die unmittelbare Versorgung des Neugeborenen wie beim EXIT -Manöver oder die Darmversorgung bei Bauchwanddefekten notwendig sind. Auch die Entwicklung von sehr frühen Frühgeborenen kann schwierig sein und ist im OP- Bericht zu beschreiben. Hier gilt es, insbesondere die Indikationsstellung detailliert zu erläutern, während die operative Durchführung wieder dem Standard entsprechen kann.

Von besonderer Bedeutung für den Operationsbericht und den Entbindungsmodus in Folgeschwangerschaften ist die Dokumentation der uterinen Schnittführung und eventuell erschwerter Kindsentwicklungen aufgrund uteriner Besonderheiten, Lageanomalien, Anhydramnion oder fetaler Makrosomie.

Des Weiteren gelten eine Cerclage oder eine „Früher Totaler Muttermundsverschluss" (FTTMV) als Primäreingriff, da sie nur an stabilisierter Patientin durchgeführt werden sollten. Die Schwangere sollte wehenfrei sein und es sollte keine Infektion vorliegen.

Cordocentese, Amniocentese und die Chorionzottenbiopsie gelten ebenfalls als Primäreingriffe, die nur nach ausführlicher Beratung und ausreichender Bedenkzeit durchgeführt werden dürfen, da sie in der Regel der Diagnostik dienen aber auch bei therapeutischen Absichten, wie bei der fetalen intrauterinen Infusion, nicht unter Wehen stattfinden sollten.

4.2 Sekundäre Eingriffe

Sekundäre Sectiones, Notsectiones, postpartale Rissverletzungen, Kürettagen bei Plazentalösungsstörungen, die operative Therapie atoner Nachblutungen, vaginal operative Entbindungen per Vakuum oder Forceps, Manualhilfen bei Beckenendlagen oder auch eine Schulterdystokie sind sekundäre Eingriffe in der Geburtshilfe und stellen immer eine Herausforderung für die innerklinischen Prozesse und das betreuende Personal dar. Neben der Beschreibung des Ablaufes sowie Erfolg oder Misserfolg der durchgeführten Maßnahmen ist die minutengenaue Dokumentation des Zeitablaufes in der Patientinnenakte notwendig. Bei entsprechender personeller Kapazität ist es hilfreich, wenn ein Mitarbeiter die Anordnung der Maßnahmen und die Erfassung der Zeiten anhand einer definierten Uhr übernehmen kann. In allen anderen Fällen sollte die Dokumentation während oder unmittelbar nach dem Ereignis gemeinsam durch die beteiligten Kollegen erfolgen. Wichtig ist, dass in den Berichten aller beteiligten Fachdisziplinen (Geburtshilfe, Neonatologie und Anästhesie) keine voneinander abweichenden Angaben dokumentiert werden. Spätere Korrekturen von operativen Maßnahmen, Wirkstoffen, Dosierungen oder Uhrzeiten sind weder zuverlässig noch statthaft und können sich zur Grundlage von Diskussionen in der gutachterlichen Fallauswertung entwickeln.

Negativbeispiele

Jens Einenkel und Gero Teichmann

Inhaltsverzeichnis

5.1   Beispiel 1: Hämatomausräumung – 40

5.2   Beispiel 2: Schwangerschaftsunterbrechung – 41

5.3   Beispiel 3: Tubargravidität – 42

5.4   Beispiel 4: Hysteroskopische Myomabtragung – 43

G. Teichmann (Hrsg.), *Operationsberichte Gynäkologie und Geburtshilfe*, Operationsberichte, https://doi.org/10.1007/978-3-662-61427-3_5

5.1   Beispiel 1: Hämatomausräumung

Pat.-Name:	**Aufnahme-Nr.**
Geschlecht/Alter: w, 28 Jahre	**geboren:**
Klinik:	**Station**
Op-Datum:	
Op-Dauer: 12:33–14:02	
Operateur:	**1. Assistent:**
	2. Assistent:
OP-Schwester:	**Springer:**
Anästhesist:	

Diagnose:	O90.2	Hämatom einer geburtshilflichen Wunde
Therapie:	5-695.00	Uterusnaht (nach Verletzung): offen chirurgisch (abdominal)

Bericht   Lagerung und Eröffnung der Pfannenstiellaparotomie. Darstellung von unterem Uterinsegment und Hämatom. Das Hämatom wird ausgeräumt und die Wundhöhle mehrfach gespült. Anschließend werden die Wundränder angefrischt und adaptiert. Lavage, Einlage einer Drainage und Verschluss des Abdomens. Urin perioperativ klar. Abschlussdesinfektion, steriler Wundverband.

Dr. med. N.N.

Kritischer Kommentar

Bei der Patientin bestand ein Zustand nach sekundärer Sectio bei Geburtsstillstand. Unmittelbar postoperativ war ein $6 \times 4 \times 3$ Zentimeter großes Hämatom im Bereich des Harnblasendaches und der Uterotomie diagnostiziert worden. Eine genaue Abgrenzung des Hämatoms war schwierig. Zunächst wurde bei Beschwerdefreiheit das observative Vorgehen vereinbart. Vier Wochen später war bei mangelnder Rückbildung und zunehmenden Beschwerden die Revision indiziert. Das Hämatom befand sich in der dehiszenten Uterotomie und ballonierte die distale anteriore Uteruswand nach ventral. Die Rekonstruktion des Uterus erfolgte mit 2-0 Vicryl-Fäden in Einzelknopftechnik nach Entfernung des Hämatoms.

Die Diagnose ist nicht präzise und lässt keine Rückschlüsse auf die genaue Art und Lokalisation des Hämatoms zu. Auch ist aus der Angabe zur Therapie weder auf die Wunde noch auf die Lokalisation der Naht zu schlussfolgern. Es fehlen die in diesem Fall notwendige Anamnese, die Darstellung des zeitlichen Verlaufes der Hämatomentstehung sowie die letztlich zur Revision führende Indikation. Weiterhin wäre es hilfreich, im OP-Verlauf die Ausdehnung und uterusbezogene Lokalisation des Hämatoms sowie die Nahttechnik zu beschreiben.

5.2 Beispiel 2: Schwangerschaftsunterbrechung

Pat.-Name: Aufnahme-Nr.

Geschlecht/Alter: w, 32 Jahre   geboren:

Klinik: Station

Op-Datum:

Op-Dauer: 10:25 –10:30

Operateur: 1. Assistent:

                                                    2. Assistent:

OP-Schwester: Springer:

Anästhesist:

Anästhesieschwester:

Diagnose: O06.9   primäre Sterilität

Therapie: 5-751   Kürettage zur Beendigung der Schwangerschaft

Bericht   Lagerung, Desinfektion und sterile Abdeckung. Anhaken der Portio mit zwei Kugelzangen, Dilatation der Zervix und Entleerung des Uterus mittels Saugkürettage. Abschlussdesinfektion, Urin klar.

Kritischer Kommentar

Weder aus der Diagnose noch aus dem fehlenden Utersuchungsbefund (Uterusgröße) lässt sich ein Schwangerschaftsalter erkennen. Auch die zur Dilatation bzw. Kürettage notwendige Größe von Hegarstift und Saugrohr fehlen. Letzlich findet sich keine Angabe zur intraoperativen sonografischen Kontrolle oder zumindest eine Empfehlung zur postoperativen Sonografie.

Bei der Patientin sollte in der RA 10+2 SSW eine operative Schwangerschaftsunterbrechung durchgeführt werden. Da sich die Patientin der Nachkontrolle entzog, konnte die insuffiziente Durchführung des Eingriffes nicht bemerkt werden. Als sich die Patientin etwa acht Wochen nach dem Eingriff wegen Unterbauchbeschwerden in der Klinik wieder vorstellte, wurde eine intakte Schwangerschaft in der 20. SSW diagnostiziert. Die komplikationslose Schwangerschaft wurde ausgetragen und zum Glück für den Operateur und die betroffene Klinik auf Forderungen verzichtet.

5.3 Beispiel 3: Tubargravidität

Pat.-Name: Aufnahme-Nr.

Geschlecht/Alter: w, 37 Jahre   geboren:

Klinik: Station

Op-Datum:

Op-Dauer: 23:21 – 01:50

Operateur: 1. Assistent:

                                                  2. Assistent:

OP-Schwester: Springer:

Anästhesist:

Anästhesieschwester:

Diagnose: O00.1   Extrauteringravidität rechts

Therapie: 5-744.4x   Salpingektomie rechts

Bericht Lagerung, Desinfektion und sterile Abdeckung. Stichinzision in der Nabelgrube und Einstechen der Veres-Nadel. Einbringen des 10 mm Optiktrokars und Einführen der Kamera. Unter Sicht Einstechen der suprapubischen 5mm-Zusatztrokare. Es stellt sich folgender Situs dar: Uterus anteflektiert, ca. 7 cm cc, Serosa glatt, linke Adnexe unauffällig, rechtes Ovar unauffällig, rechte Tube mit EU, Peritoneum der Beckenwände und im Douglas unauffällig. Fassen der rechten Tube und Absetzen vom Uterus, keine weitere Blutung. Lagerung des Präparates im Bergebeutel, Erweiterung des rechten Zusatzeinstiches und Extirpation des Präparates. Lavage des Situs, Drainage, Entfernung der Instrumente und Verschluss der Einstiche per Einzelknopfnaht. Abschlussdesinfektion, steriler Wundverband, Urin perioperativ klar.

Kritischer Kommentar

Die 37jährige Patientin stellte sich im Dienst mit akuten Abdomen ohne Temperatur und nur geringen Laborabweichungen vor. Sie gab diffuse, langsam beginnende Schmerzen mit Projektion auf die rechte Adnexregion an, die sich plötzlich verstärkt und das gesamte Hypogastrium erfasst hätten. Die Regelanamnese war trotz Kinderwunsch nicht exakt zu erheben, sonstige anamnestische Auffälligkeiten nicht vorhanden. Die klinische Untersuchung ergab eine akute Patientin mit vaginaler Schmierblutung, die sonografische Untersuchung einen vergrößerten Uterus mit hoch aufgebautem Endometrium, reichlich freier Flüssigkeit im Abdomen und eine nicht exakt abgrenzbare Raumforderung rechts. Das ßHCG war positiv. Intraoperativ fand sich eine blutende rupturierte rechte Tube bei Hämaskos. Es erfolgte keine Beschreibung der Anamnese und der Notfallindikation. Weder die Beschreibung der intraabdominalen Blutung noch der Umfang der Lavage oder der Zustand der rechten Tube erklären die Indikation zur Salpingektomie und die verlängerte Operationsdauer.

5.4 Beispiel 4: Hysteroskopische Myomabtragung

Pat.-Name: Aufnahme-Nr.

Geschlecht/Alter: w, 36 Jahre   geboren:

Klinik: Station

Op-Datum:

Op-Dauer: 12.33 – 14.02

Operateur: 1. Assistent:

                                                        2. Assistent:

OP-Schwester: Springer:

Anästhesist:

Anästhesieschwester:

Diagnose: N92.0   Hyper- und Dysmenorrhoe

                D25.0   submuköses Leimyom des Uterus

Therapie: 1-672   Diagostische Hysteroskopie

                5-690.2   fraktionierte Abrasio

Indikation   Patientin mit mehreren submukösen Myomen im Fundusbereich und rezidivierenden Blutungsstörungen. Geplant ist eine operative Hysteroskopie mit Versuch einer submukösen Myomabtragung. Die Patientin wurde ausführlich über den Eingriff aufgeklärt, insbesondere über ein erhöhtes Perforationsrisiko sowie dem möglichen späteren Entbindungsmodus per Sectio bei derzeit unerfülltem Kinderwunsch. Sie hat alles verstanden und ist mit dem Vorgehen einverstanden.

Bericht   Steinschnittlagerung nach Standard, nochmalige Kontrolle der korrekten Lagerung durch den Operateur. Desinfektion des OP-Gebietes und steriles Abdecken. Auffüllen der Harnblase mit 200 ml Kochsalzlösung, dadurch Schaffung besserer transabdominaler Sonografieverhältnisse. Fassen der Portio mit zwei Kugelzangen bei 11 und 1 Uhr. Vorsichtige Dilatation der Cervix bis Hegar 11. Mittels Purisole-Lösung erfolgt unter einem Druck von 80–110 mmH2O das Aufballonieren des Cavum uteri. Danach erfolgt unter transabdominaler Sonografiekontrolle die hysteroskopische Abtragung eines submukösen Myoms im vorderen Fundusbereich sowie im rechten Tubenwinkel bis unterhalb des Endometriumniveaus. Anschließend weitere Abtragung eines submukösen Myoms im Bereich der rechten Fundusseitenwand. Auch hier bis unterhalb des Endometriumniveaus. Keine residuellen Myomanteile darstellbar. Spülen des Cavum uteri und Exploration – kein Anhalt für Perforation. Die Absetzungsstellen sind unauffällig, die Blutung moderat. Entfernung des Resektoskops und sämtlicher Instrumente. Abschlussdesinfektion, Einmalkatheterisierung.

Kritischer Kommentar

Die Verschlüsselung erfolgte als fraktionierte Abrasio. Korrekt wäre die Angabe 5-681.83 hysteroskopische Myomabtragung. Es fehlen die Angaben zur Größe der Myome sowie der intramuralen Myomanteile, die Flüssigkeitsbilanz des Purisole und die perioperative Antibiose. Die Verwendung einer Pumpe kann diskutiert werden. Ein zusätzliches Problem lag in der stationären Durchführung. Aus dem Operationsbericht und (hier nicht aufgeführt) dem Krankenblatt ergaben sich keine Indikationen zur stationären Überwachung. Die stationäre Abrechnung wurde abgelehnt und dem Widerspruch nicht stattgegeben.

5

Operationsberichte

Inhaltsverzeichnis

Kapitel 6 Gynäkologische Operationsberichte – 47
Sebastian Hentsch und Anne Stephan

Kapitel 7 Urogynäkologische Operationen – 91
Gert Naumann und Gero Teichmann

Kapitel 8 Gynäkologisch-onkologische Operationen – 137
Jens Einenkel und Gero Teichmann

Kapitel 9 Senologische Operationsberichte – 167
Astrid Schlosser und James Henry Völpel

Kapitel 10 Geburtshilfliche Operationsberichte – 207
A. Heihoff-Klose, S. Schrey-Petersen und H. Stepan

Gynäkologische Operationsberichte

Sebastian Hentsch und Anne Stephan

Inhaltsverzeichnis

6.1   Diagnostische Hysteroskopie – 49

6.2   Fraktionierte Abrasio – 50

6.3   Schlingenkonisation – 51

6.4   Messerkonisation – 53

6.5   Abortkürettage – 54

6.6   Operative Schwangerschaftsunterbrechung – 55

6.7   Marsupialisation – 56

6.8   Labienteilresektion und Rekonstruktion – 57

6.9   Uterusdrainage bei Pyometra – 58

6.10   Resektion einer Vaginalzyste, Zystoskopie – 60

6.11   Hysteroskopische Septumresektion – 61

6.12   Endometriumablation – 62

6.13   Laparoskopische Zystenextirpation und Rekonstruktion des Ovars – 63

6.14   Laparoskopische Adnexektomie – 65

6.15   Laparoskopische Tubensterilisation – 66

6.16 Laparoskopische Salpingektomie bei Tubargravidität – 67

6.17 Laparoskopische Salpingostomie und milking out – 68

6.18 Vaginal-laparoskopisch kombinierte Resektion einer intramuralen Gravidität – 69

6.19 Diagnostische Laparoskopie bei Endometriose – 71

6.20 Diagnostische Laparoskopie, Hysteroskopie und Chromopertubation – 73

6.21 Laparoskopie bei Tuboovarialabszess – 75

6.22 Laparoskopische Myomenukleation – 77

6.23 Laparoskopische Hysterektomie (TLH) – 79

6.24 Laparoskopisch assistierte vaginale Hysterektomie (LAVH) – 81

6.25 Laparoskopische suprazervikale Hysterektomie (LASH) – 83

6.26 Laparoskopische Ureterolyse – 85

6.27 Abdominale Hysterektomie – 87

6.28 Vaginale Hysterektomie – 89

6.1 Diagnostische Hysteroskopie

Pat.-Name:	Aufnahme-Nr.
Geschlecht/Alter: w, 28 Jahre	geboren:
Klinik:	Station:
Op-Datum:	
Op-Dauer: 13:00–13:30	
Operateur:	1. Assistent:
	2. Assistent:
OP-Schwester:	Springer:
Anästhesist:	
Anästhesieschwester:	

Diagnose:	N97.2	primäre Sterilität
Therapie:	1-672	Diagostische Hysteroskopie
	1-100	Narkoseuntersuchung

Indikation   Bei der 28jährigen Nulligravida besteht ein dringender Kinderwunsch bei stabilem Zyklus und Zustand nach zweimaliger IVF-Therapie. Da sich trotz Transfer von jeweils zwei Embryonen keine Schwangerschaft entwickelte, soll nun der Ausschluss anatomischer Ursachen erfolgen. Nach entsprechender sonografischer Diagnostik und Aufklärung wurde folglich die diagnostische Hysteroskopie vereinbart.

Bericht   Lagerung, Desinfektion, sterile Abdeckung und time-out. Zunächst erfolgt die bimanuelle Palpation: Inguinalregion, Vulva und Vagina unauffällig, keine Septierung, Portio mit schmaler Transformationszone, CK punktförmig, Uterus anteflektiert etwa 8 cm kranio-kaudal, mobil, Douglas und Adnexregionen palpatorisch unauffällig. Zusätzlich erfolgt die nochmalige vaginal-sonografische Darstellung der Ovarien, die einen normalen Follikelbesatz mit Corpus luteum rechts zeigen.

Die Portio wird mit einer Kugelzange angehakt, Sondenlänge 7,5 cm. Nach Dilatation des CK bis Hegar 7,5 wird das Hysteroskop eingeführt. Es ergibt sich folgender Befund: CK glatt, Cavum gleichmäßig entfaltet, Schleimhaut flach mit glatter Oberfläche, Tubenostien beidseits einsehbar, Fundusbereich unauffällig, insgesamt kein Anhalt für anatomische Fehlbildungen. Auf eine Strichkürettage wird verzichtet. Entfernung der Instrumente und Abschlussdesinfektion, Urin klar (Einmalkatheter).

Zusammenfassung   regelrechtes inneres Genitale.

Dr. med. N.N.

6.2 Fraktionierte Abrasio

Pat.-Name: Aufnahme-Nr.

Geschlecht/Alter: w, 80 Jahre   geboren:

Klinik: Station:

Op-Datum:

Op-Dauer: 12:10–12:25

Operateur: 1. Assistent:

                                                    2. Assistent:

OP-Schwester: Springer:

Anästhesist:

Anästhesieschwester:

Diagnose: N85.0   suspektes Endometrium

Therapie: 5-690.2   fraktionierte Abrasio

Indikation Bei der 80jährigen Patientin besteht ein Zustand nach frustraner Abrasio mit unzureichender Materialsicherung trotz intrauteriner polypöser Raumforderung von 3 cm Durchmesser mit Malignitätsverdacht. In Konsequenz wurde die Re-Abrasio vereinbart.

Bericht Steinschnittlagerung, Desinfektion und sterile Abdeckung, Untersuchungsbefund wie vorbeschrieben. Aufgrund des vorhergehenden frustranen Verlaufes erfolgt der Eingriff unter sonografischer Sicht. Nach Auffüllen der Harnblase mit 200 ml NaCl wird die glatte Portio mit zwei Kugelzangen gefasst. Die Sondierung (SL 8 cm) gelingt leicht, anschließend erfolgt die Dilatation bis Hegar 12. Unter weiterer sonografischer Sicht wird mit einer kleinen scharfen Kürette zunächst die Endozervix, dann mit einer mittleren scharfen Kürette das Korpus abradiert. Es kann reichlich polypöses und partiell nekrotisches Material gesichert werden. Bei nur dünnem Restmyometrium und ausreichender Materialsicherung wird der Eingriff beendet, die Uteruswand bleibt intakt. Im Douglas ist keine freie Flüssigkeit darstellbar. Geringe Blutung, Entfernung der Instrumente, Entleerung der Harnblase und Abschlussdesinfektion.

Dr. med. N.N.

6.3 Schlingenkonisation

Pat.-Name:	**Aufnahme-Nr.**
Geschlecht/Alter: w, 39 Jahre	**geboren:**
Klinik:	**Station:**
Op-Datum:	
Op-Dauer: 8:55–09:05	
Operateur:	**1. Assistent:**
	2. Assistent:
OP-Schwester:	**Springer:**
Anästhesist:	
Anästhesieschwester:	

Diagnose:	N87.1	**rezidivierende PAP IIID, HPV high risk**
Therapie:	5-671.01	**Schlingenkonisation**
	1-472.0	**Zervixkürettage**

Indikation Bei der 39-jährigen Patientin besteht ein rezidivierender Pap IIID, HPV high risk, P16/Ki 67 positiv. Aufgrund eines pathologischen Kolposkopiebefundes mit Mosaik, Kaliberschwankungen und Gefäßabbrüchen erfolgten bereits im Januar 2019 Punchbiopsien der Cervix uteri. Diese zeigten jedoch einen unauffälligen histologischen Befund. Zusätzliche Risikofaktoren bestehen durch eine positive Familienanamnese mit Erkrankung der Mutter an einem Zervixkarzinom im 38. Lebensjahr sowie einem Nikotinabusus in der Eigenanamnese. Die Konisation mit Zervixabrasio ist indiziert. Die Patientin wurde entsprechend aufgeklärt.

Bericht Steinschnittlagerung, Desinfektion, sterile Abdeckung, Entleerung der Harnblase mittels Einmalkatheter und time-out. Zunächst erfolgt die bimanuelle Palpation: Inguinalregion, Vulva und Vagina unauffällig, Portio bei Z.n. Punchbiopsien teils narbig, kolposkopisch nativ unauffällig. Essigprobe: essigweiße Bezirke bei 3, 5 und 11 Uhr in Steinschnittlage am ekto-/ endozervikalen Übergang, jedoch kein Mosaik. Schillersche Jodprobe: bei beschriebenen Arealen zeigt sich auch eine Jodnegativität mit teils irregulären Gefäßen. Der Uterus ist anteflektiert etwa 8 cm kranio-kaudal, mobil, der Douglas, die Adnexregionen und die Parametrien sind palpatorisch unauffällig.

Die Portio wird mit zwei Kugelzangen bei 3 und 9 Uhr in Steinschnittlage angehakt. Sondenlänge 8 cm, der Uterus ist bis ins untere Scheidendrittel vorziehbar. Nun erfolgt die Schlingenkonisation mit einer mittleren Schlinge. Der Konus wird bei 12 Uhr Steinschnittlage fadenmarkiert und die Cervixkürettage mit einer kleinen Kürette durchgeführt. Anschließende Blutstillung mittels Koagulation

(Kugelelektrode). Kontrolle auf Bluttrockenheit, Entfernung der Instrumente und Abschlussdesinfektion.

Dr. med. N.N.

6

6.4 **Messerkonisation**

Pat.-Name:		**Aufnahme-Nr.**
Geschlecht/Alter: w, 34 Jahre		**geboren:**
Klinik:		**Station:**
Op-Datum:		
Op-Dauer: 8:55–09:15		
Operateur:		**1. Assistent:**
		2. Assistent:
OP-Schwester:		**Springer:**
Anästhesist:		
Anästhesieschwester:		
Diagnose:	N87.1	**rezidivierende PAP IIID, HPV high risk**
Therapie:	5-671.02	**Messerkonisation**
	1-472.0	**Zervixkürettage**

Indikation Bei der 34-jährigen Patientin besteht ein rezidivierender Pap IIID, HPV high risk, P16/Ki 67 positiv. Eine bereits durchgeführte Biopsie war unauffällig. Nebenbefundlich ist ein Zustand nach Lasertherapie der Vulva aufgrund multipler Condylome bekannt.

Bericht Steinschnittlagerung, Desinfektion, sterile Abdeckung, Einlage eines transurethralen Dauerkatheters und time-out. Die bimanuelle Palpation entspricht dem am Vortag erhobenen Vorbefund (siehe Krankenakte). Schillersche Jodprobe und Einführen der Sonde (SL 8 cm).

Die Portio wird mit zwei Kugelzangen bei 3 und 9 Uhr angehakt und mit dem abgewinkelten Skalpell zirkulär inzidiert. Der Schnitt wird konisch in Richtung der Sonde geführt. Der freie Konus wird auf der Sonde bei 12 Uhr fadenmarkiert und gesichert. Die Zervixkürettage mit der kleinen scharfen Kürette ergibt reichlich Material. Trotz ausgiebiger Blutstillung mittels Kugelelektrode kann keine Blutungsfreiheit erreicht werden. Daher wird der Rand per invertierender Sturmdorf-Naht gefasst und zusätzlich rechts zwischen 02.00 und 05.00 Uhr eine hohe parazervikale Einzelknopfnaht gesetzt. Nach Spülung der Wundfläche mit physiologischer Kochsalzlösung kann die Bluttrockenheit nun bestätigt werden. Entfernung der Instrumente und Abschlussdesinfektion.

Dr. med. N.N.

6.5 Abortkürettage

Pat.-Name:	**Aufnahme-Nr.**
Geschlecht/Alter: w, 26 Jahre	**geboren:**
Klinik:	**Station:**
Op-Datum:	
Op-Dauer: 13:00–13:30	
Operateur:	**1. Assistent:**
	2. Assistent:
OP-Schwester:	**Springer:**
Anästhesist:	
Anästhesieschwester:	
Diagnose: O03.4 **Abortus incompletus**	
Therapie: 5-690.0 **Abortkürettage**	

Indikation Bei der 26jährigen I/O besteht in der regelanamnestisch 13,4 SSW ein inkompletter Abort mit stattgehabter überregelstarker Blutung vor zwei Tagen. Die Patientin ist fieberfrei. Sonografisch zeigte sich ein entrundeter Fruchtsack entsprechend der 7. SSW im oberen Anteil des CK. Im Cavum uteri stellt sich eine inhomogene Raumforderung ohne einsprossende Gefäße dar, am ehesten einer Hämatometra entsprechend. Nach entsprechender Aufklärung über das progressive oder observative Vorgehen wurde die Abortkürettage vereinbart.

Bericht Steinschnittlagerung, Desinfektion, sterile Abdeckung und time-out. Untersuchungsbefund wie vorbeschrieben, Uterus anteflektiert, circa 10 cm cc. Die Portio wird bei geöffneter Zervix mit zwei Kugelzangen gefasst und der Zervikalkanal bis Hegar 8,5 dilatiert. Mit einer mittleren stumpfen Kürette wird das Cavum uteri unter sonografischer Sicht ausgeräumt. Es kann viel Material mit partiell koaguliertem Blut gewonnen werden. Mit der kleinen stumpfen Kürette werden die Tubenecken und der Fundus uteri gesondert abgestrichen. Das Cavum erscheint klinisch und sonografisch glatt und leer. Der Uterus ist gut kontrahiert ohne Blutung. Mit Entfernung der Instrumente wird der Eingriff beendet. Abschlussdesinfektion, Urin klar (Einmalkatheter).

Dr. med. N.N.

6.6 Operative Schwangerschaftsunterbrechung

Pat.-Name:	Aufnahme-Nr.
Geschlecht/Alter: w, 25 Jahre	geboren:
Klinik:	Station:
Op-Datum:	
Op-Dauer: 13:00–13:30	
Operateur:	1. Assistent:
	2. Assistent:
OP-Schwester:	Springer:
Anästhesist:	
Anästhesieschwester:	

Diagnose:	O04.9	**Schwangerschaftskonflikt**
Therapie:	5-751	**Schwangerschaftsunterbrechung**

Indikation Bei der 25jährigen Nullipara besteht eine intakte Schwangerschaft in der regelanamnestisch 10,1 SSW. Anamestisch ist ein Zustand nach Interruptio vor drei Jahren mit relevanter Nachblutung bekannt. Nach ausführlicher Aufklärung über den Eingriff und nochmaliger kurzer Erörterung alternativer Lösungen des Schwangerschaftskonfliktes wurde die operative Schwangerschaftsunterbrechung vereinbart. Eine fristgerechte Beratungsbescheinigung und die Kostenübernahme der Krankenkassse liegen vor.

Bericht Steinschnittlagerung, Desinfektion, sterile Abdeckung und time-out. Untersuchungsbefund wie vorbeschrieben, Uterus retroflektiert, circa 12 cm cc. Die Portio wird mit zwei Kugelzangen gefasst, auf eine Sondierung mittels Sonde verzichtet und der Zervikalkanal bis Hegar 10,5 dilatiert. Mit einem 10er Saugrohr (0,8 Bar) wird das Cavum uteri unter sonografischer Sicht ausgeräumt. Anschließend werden mit einer mittleren und kleinen stumpfen Kürette die Uteruswände, Tubenecken und der Fundus uteri vorsichtig abgestrichen. Das Cavum erscheint klinisch und sonografisch glatt und leer. Der Uterus ist nur mäßig kontrahiert mit persistierender Blutung. Aufgrund der Anamnese erfolgt die zusätzliche Gabe von 0,2 MEB/100 ml NaCl intravenös sowie die manuelle Kompression. Mit Entfernung der Instrumente wird der Eingriff beendet. Keine relevante Blutung, Cavum uteri frei, Abschlussdesinfektion, Urin klar (Einmalkatheter).

Dr. med. **N.N.**

6.7 Marsupialisation

Pat.-Name: Aufnahme-Nr.

Geschlecht/Alter: w, 29 Jahre   geboren:

Klinik: Station:

Op-Datum:

Op-Dauer: 20:55–21:11

Operateur: 1. Assistent:

                                                  2. Assistent:

OP-Schwester: Springer:

Anästhesist:

Anästhesieschwester:

| Diagnose: | N75.1 | Bartholinischer Abszeß |
| Therapie: | 5-711.0 | Inzision und Marsupialisation |

Indikation Bei der 29-jährigen Patientin besteht ein ca. 3,0 cm großer Bartholinscher Abszess rechts mit zunehmenden Beschwerden. Es wurde die Abszess-Spaltung mit ggf. Marsupialisation vereinbart.

Bericht Steinschnittlagerung, Desinfektion, sterile Abdeckung und time-out. Im unteren Drittel der linken Labien besteht eine ca. 3 cm große, prall-elastische Raumforderung mit punktförmiger Perforation am Introitus. Stichinzision im Bereich der Perforation, Spreizung und Entleerung von reichlich Pus. Entnahme eines mikrobiologischen Abstriches und ausgiebige Spülung. Anschließende Marsupialisation (Fixierung der Zystenränder am Vestibulum vaginae medial und am Labium majus lateral mittels Eizelknopfnähten) und Kontrolle auf Bluttrockenheit. Einlage einer Lasche, Entfernung der Instrumente und Abschlussdesinfektion, Urin klar (Einmalkatheter).

Dr. med. N.N.

6.8 Labienteilresektion und Rekonstruktion

Pat.-Name:	Aufnahme-Nr.
Geschlecht/Alter: w, 35 Jahre	geboren:
Klinik:	Station:
Op-Datum:	
Op-Dauer: 13:00–13:35	
Operateur:	1. Assistent:
	2. Assistent:
OP-Schwester:	Springer:
Anästhesist:	
Anästhesieschwester:	

Diagnose:	N90.6	**Labienhypertrophie**
Therapie:	5-712.0	**Labienteilresektion und Rekonstruktion**

Indikation Die Vorstellung der 35jährigen Patientin erfolgte zur Labienkorrektur bei geringer Hypertrophie der Labia minora (Motakef I-II, 2 cm). Funktionelle Beschwerden bestanden nicht. Der Patientin wurde der kosmetische Charakter der Operation ausführlich erläutert und die möglichen Komplikationen wie Wundheilungsstörungen, Infektionen, Hämatome mit folgenden chronischen Schmerzen, GV-Problemen, Narbenretraktionen, Sensibilitätsstörungen und eventuell resultierende Folgeeingriffen erklärt. Die Resektionsart (Keilresektion „wedge" vs. longitudinale Resektion „curved") und der Resektionslinie (Ausmaß der Resektion) wurden mit der Patientin präoperativ besprochen, farbig markiert und fotodokumentiert. Die Subjektivität eines eventuell nicht zufriedenstellenden kosmetischen Ergebnisses wurde betont.

Bericht Lagerung, Desinfektion, sterile Abdeckung und time-out. Die noch sichtbare Markierung wird nachgezogen. Wie präoperativ vereinbart erfolgt aufgrund der nur geringen Hypertrophie die bogenförmige Resektion per Skalpell in Orientierung an der Medianlinie der großen Labien bzw. der Klitorisebene. Blutungen werden per punktueller bipolare Koagulation gestillt. Nach Spülung der Wundflächen werden die Labien per unterfütternder Einzelknopf- und fortlaufender 4-0-Vicrylnaht unter Beachtung der Spannungsfreiheit rekonstruiert. Es resultieren seitengleiche Labia minora auf Niveau der großen Labien. Weitere Maßnahmen sind nicht indiziert. Abschlussdesinfektion.

Dr. med. N.N.

6.9 Uterusdrainage bei Pyometra

Pat.-Name:	Aufnahme-Nr.
Geschlecht/Alter: w, 71 Jahre	geboren:
Klinik:	Station:
Op-Datum:	
Op-Dauer: 10:11–10:43	
Operateur:	1. Assistent:
	2. Assistent:
OP-Schwester:	Springer:
Anästhesist:	
Anästhesieschwester:	

6

Diagnose:	N71.0	Pyometra bei suspektem endometrium
Therapie:	5-690.0	Kürettage des Corpus uteri
	5-670	Zervixdilatation und Drainage

Indikation Die Vorstellung der 71jährigen Patientin erfolgte über die Klinik für Innere Medizin in kritischem Allgemeinzustand mit septischen Temperaturen und erhöhten Entzündungswerten. Die über die Kollegen erfolgte CT-Diagnostik hatte den dringenden Verdacht auf eine pulmonale Metastasierung bei unklarer zystischer Raumforderung im Unterbauch ergeben. Vaginalsonografisch konnte ein auf $16 \times 10 \times 8$ cm vergrößerter Uterus mit Hämato- oder Pyometra bei wandständigen polypösen Strukturen mit Gefäßnachweis identifiziert werden. Die Ovarien stellten sich unauffällig dar. Anamnestisch bestand kein Hinweis auf eine Postmenopauseblutung oder stattgehabte gynäkologische Eingriffe. In Konsequenz der Befunde und nach entsprechender Stabilisierung wurde die Entlastung des Uterus mit histologischer Sicherung vereinbart.

Bericht Lagerung unter Beachtung des Hüft-TEP rechts, Desinfektion, sterile Abdeckung und time-out. Vulva, Vagina und die kleine Zervix sind unauffällig, der Douglas erscheint balloniert, der Uterus ist bei adipösen Bauchdecken nicht nach kranial abgrenzbar. Nach Anhaken der Portio erfolgt der Versuch einer Sondierung. Dieser verläuft frustran. Unter sonografischer Sicht (Auffüllung der Harnblase) wird die etwa 10 mm lange Zervixstenose mittels Hegar 4 gesprengt. Es entleert sich sofort reichlich putrides Sekret, aus dem eine Probe zur mikrobiologischen Diagnostik asserviert wird. Die weitere Dilatation bis Hegar 10 gelingt problemlos. Anschließend kann mittels einer stumpfen Kürette reichlich polypöses Material gesichert werden. Auf die komplette Ausräumung der tumorverdächtigen Strukturen wird in der aktuellen Situation verzichtet. Zwecks Drainage wird eine per grober Schere mehrfach gefensterte weiche Nucletron-Kunststoffhülse eingelegt und per zweifacher Ethibond-Einzelknopfnaht fixiert. Entfernung der Instrumente, Entleerung der Harnblase (klar) und Abschlussdesinfektion.

Plan: Fortsetzung (ggf. Anpassung) der Antibiose, Entfernung der Hülse nach 24 h.

Dr. med. N.N.

6.10 Resektion einer Vaginalzyste, Zystoskopie

Pat.-Name:	Aufnahme-Nr.
Geschlecht/Alter: w, 48 Jahre	geboren:
Klinik:	Station:
Op-Datum:	
Op-Dauer: 13:48–14:13	
Operateur:	1. Assistent:
	2. Assistent:
OP-Schwester:	Springer:
Anästhesist:	
Anästhesieschwester:	

Diagnose:	Q52.4	Vaginalzyste
Therapie:	5-701.2	Inzision der Vagina
	1-661	Diagnostische Urethrozystoskopie

Indikation Wegen des klinischen und sonografischen Verdachts auf Scheidenzyste der Vorderwand mit Beschwerden beim Geschlechtsverkehr wird die Indikation zur vaginalen Zystenresektion nach diagnostischer Urethrozystoskopie gestellt.

Bericht Nach üblicher Desinfektion des OP-Gebietes erfolgt in Steinschnittlage die Spekulumeinstellung der Scheide. Einmalkatheterismus. Im Bereich der Scheidenvorderwand, ca. 2 cm hinter dem Ostium urethrae externum zeigt sich in der Medianlinie eine prallelastische Vorwölbung von ca. 1 cm maximaler Ausdehnung. Das Scheidenepithel ist in diesem Bereich glatt, verstrichen, sonst allseits unauffällig. Die Portio scheint ebenfalls makroskopisch unauffällig. Da sich der Befund in unmittelbarer Nähe zur Urethra befindet, erfolgt zunächst die diagnostische Urethrozystoskopie. Bei dieser zeigt sich eine unauffällige Harnblase und Urethra, insbesondere ergibt sich kein Anhalt für Urethradivertikel oder andere den Befund erklärende Veränderungen. Entfernung des Zystoskops.

Die Scheidenhaut wird über dem beschriebenen Befund in Längsrichtung über ca. 2 cm inzidiert. Blutungen werden unmittelbar durch bipolare Koagulation zum Stillstand gebracht. Die sonografisch diagnostizierte Zyste stellt sich nun als durchscheinende, flüssigkeitsgefüllte Blase mit ca. 1 cm Durchmesser dar. Beim Fassen der Zyste kommt es zur Ruptur und Austritts seröser Flüssigkeit. Der Zystenbalg wird nun mit der Präparierschere reseziert und zur histologischen Untersuchung versandt. Blutungen im Wundbett können relativ leicht durch bipolare Koagulation zum Stillstand gebracht werden. Die Scheidenhaut wird mit drei quer gelegten Einzelknopfnähten (Vicryl 2-0) verschlossen.

Abschließende Inspektion: keine wesentliche Blutung. Urethrozystoskopie: Harnblase und Urethra intakt. Entleerung der Harnblase. Entfernung der Instrumente.

Dr. med. N.N.

6.11 Hysteroskopische Septumresektion

Pat.-Name:	**Aufnahme-Nr.**
Geschlecht/Alter: w, 27 Jahre	**geboren:**
Klinik:	**Station:**
Op-Datum:	
Op-Dauer: 12:32–13:15	
Operateur:	**1. Assistent:**
	2. Assistent:
OP-Schwester:	**Springer:**
Anästhesist:	
Anästhesieschwester:	

Diagnose:	Q51.2	**intrauterines Septum**
Therapie:	1-672	**Diagnostische Hysteroskopie**
	5-681.13	**Hysteroskopische Exzision eines kongenitalen Septums, sonografisch assistiert**

Indikation Bei der 27jährigen Patientin besteht der dringende Verdacht auf einen Uterus subseptus bei Zustand nach primärer Sectio 2016 wegen Beckenendlage und Zwangshaltung. Die präoperative Diagnostik hatte ein an der Basis etwa 3 cm breites Septum bis ins distale Drittel des Uterus ergeben. Die Myometriumdicke im Fundusbereich oberhalb des Septums war unauffällig, ebenso die Tubenwinkel. Nach entsprechender Aufklärung wurde die hysteroskopische Abtragung vereinbart.

Bericht Lagerung, Desinfektion und sterile Abdeckung. Untersuchungsbefund wie im Krankenblatt vorbeschrieben. Auffüllung der Harnblase mit 250 ml NaCl, Fassen der Portio mit zwei Kugelzangen, SL 10 und Dilatation bis Hegar 7,5. Nach Einführen des Hysteroskops wird folgender Befund erhoben: Endozervix und distaler Isthmus glatt, Schleimhaut glatt, gering aufgebaut, keine Polypen, Ostien beidseits einsehbar. Wie präoperativ diagnostiziert besteht ein bis in Höhe des distalen Isthmus reichendes Septum, welches an der Basis eine Breite von etwa 3 cm einnimmt. Nach weiterer Dilatation bis Hegar 10,5 wird das Arbeitshysteroskop eingeführt. Schrittweise wird das Septum per Schlinge bis auf die Basis des Uterusfundus abgetragen und die Blutstillung per Rollerball durchgeführt. Die Ostien sind nicht tangiert, die Wanddicke im Fundusbereich ist unauffällig und ohne Anhalt für Perforation. Entfernung der Instrumente, Abschlussdesinfektion, Urin klar, Flüssigkeitsbilanz ausgeglichen. Der Eingriff erfolgte unter sonografischer Kontrolle.

Dr. med. N.N.

6.12 **Endometriumablation**

Pat.-Name:	**Aufnahme-Nr.**
Geschlecht/Alter: w, 43Jahre	**geboren:**
Klinik:	**Station:**
Op-Datum:	
Op-Dauer: 09:25–10:00	
Operateur:	**1. Assistent:**
	2. Assistent:
OP-Schwester:	**Springer:**
Anästhesist:	
Anästhesieschwester:	

Diagnose:	N92.0	**Hyper-und Dsmenorrhoe**
Therapie:	5-681.50	**Endometriumsablation**
	5-681.83	**hysteroskopische Myomenukleation**

Indikation Bei der 43jährigen Patientin besteht eine Hyper- und Dysmenorrhoe bei Uterus myomatosus mit multiplen intramuralen und einem solitären submukösem (>70 % intramural) Myom bis 3 cm Einzelgröße sowie sonografischem Verdacht auf Adenomyosis uteri. Der Patientin wurden die verschiedenen Therapieoptionen ausführlich erläutert. Insbesondere wurde auf die hohe Wahrscheinlichkeit rezidivierender Blutungen bei der vorbeschriebenen Organstruktur in Kombination mit einer Endometriumsablation bzw. Myomabtragung hingewiesen. Die Patientin entschied sich trotzdem für das hysteroskopische Vorgehen. Bei perspektivischer Notwendigkeit ist eine suprazervikale Hysterektomie mit Salpingektomie geplant.

Bericht Lagerung, Desinfektion, sterile Abdeckung und time-out. Untersuchungsbefund wie vorbeschrieben. Fassen der Portio mit zwei Kugelzangen, Sondierung (SL 8 cm), Dilatation bis Hegar 10,5 und Einführen des Hysteroskops: CK glatt, SH glatt, mäßig aufgebaut, bekanntes Vorderwand-Seitenwandmyom, Ostien einsehbar, kein Anhalt für Malignität.

Zunächst erfolgt die Korpuskürettage, durch die nur wenig Material gewonnen werden kann. Anschließend wird das Arbeitshysteroskops eingeführt und per Schlinge das Endometrium zirkulär abgetragen. Im Verlauf der Operation werden mehrere kleine submuköse Myome bis 5 mm sowie ca. 50 % des oben beschriebenen submukösen Myoms entfernt. Nach vollständiger Abtragung erfolgt die Blutstillung per Rollerball. Der Eingriff wird bei noch geringer Blutung beendet (Na 129 mmol/l, Volumendifferenz 200 ml). Entfernung der Instrumente, Abschlussdesinfektion, Tamponade, 0,2 MEB/50 ml NaCl intravenös, Urin perioperativ klar.

Dr. med. N.N.

6.13 Laparoskopische Zystenextirpation und Rekonstruktion des Ovars

Pat.-Name: **Aufnahme-Nr.**

Geschlecht/Alter: w, 28 Jahre   **geboren:**

Klinik: **Station:**

Op-Datum:

Op-Dauer: 15:00-15:50

Operateur: **1. Assistent:**

                                                          2. Assistent:

OP-Schwester: **Springer:**

Anästhesist:

Anästhesieschwester:

Diagnose:	D27	**Dermoidzyste des rechten Ovars**
Therapie:	5-651.92	**laparoskopische Zystenextirpation aus dem Ovar**
	5-656.82	**Rekonstruktion des Ovars**

Indikation Bei der 28jährigen Patientin besteht eine zystische Raumforderung im rechten Adnexbereich von 8 cm mit rezidivierenden Unterbauchschmerzen. Sonografisch wurde der Verdacht auf eine 6 cm große Dermoidzyste sowie eine angrenzende persisitierende Follikelzyste gestellt. Der übrige Situs war klinisch und sonografisch unauffällig, die gynäkologische Anamnese leer. Nach Erörterung der Befunde und entsprechender Aufklärung über das operative und nach Möglichkeit organschonende Vorgehen wurde die laparoskopische Zystenextirpation vereinbart.

Bericht Abgleich der Patientendaten, Lagerung, Desinfektion und sterile Abdeckung. Die Lagerung wurde durch den Operateur überprüft. Stichinzision in der Nabelgrube und Einführen der Veress-Nadel. Nach Herstellung eines ausreichenden Kapnoperitoneums werden der 5 mm Nabeltrokar und die Kamera sowie unter Sicht zwei suprapubische 5/10 mm-Zusatztrokare eingebracht. Inspektion des Situs: Oberbauchorgane, Darmschlingen, Appendix und parakolische Rinnen, Uterus, linkes Ovar und beide Tuben unauffällig, das rechte Ovar auf etwa 8 cm vergrößert mit glatter Kapsel und anteilig identifizierbarer persisitierender Follikelzyste von etwa 2 cm Durchmesser. Das Peritoneum im kleinen Becken ist glatt und ohne Infiltrate oder entzündliche Reaktionen.

Zunächst wird der Hilus des Ovars identifiziert. Durch gegensätzliche oberflächige bipolare Koagulation und anschließende Inzision mit der Cooper-Schere kann die Ovarialkasel gespalten werden. Schrittweise wird die Inzision zirkulär verlängert, bis das Demoid auf ca. einem Drittel des Umfangs freigelegt ist. Nun wird mit überwiegend stumpfer Präparation das Dermoid aus dem Ovar ausgeschält. Die Follikelzyste rupturiert mit Entleerung von klarer Flüssigkeit. Zur Blutstillung sind nur einzelne bipolare Koagulationen notwendig. Letzlich gelingt die komplette Mobilisierung der uneröffneten Dermoidzyste sowie aus dem Ovar. Blutungen aus dem ovariellen Hilus werden durch sorgfältige bipolare Koagulation gestillt. Das residuelle Ovarialgewebe bleibt vital. Das Demoid wird in den Bergebutel verbracht und mit der Rekonstruktion des großflächig eröffneten Ovars begonnen. Nach Anfrischung der Schnittränder wird die Kapsel per fortlaufender Donati-Naht adaptiert. Im letzten Schritt erfolgt die Lavage des Situs und die Kontrolle auf Blutungen.

Zur Bergung der Dermoidzyste wird der Bergebeutel über den rechten auf 2 cm erweiterten suprapubischen Einstich vor die Bauchdecke luxiert, das Dermoid eröffnet und weitestgehend abgesaugt. Die Entfernung des Bergebeutels mit den übrigen Anteilen (Haare, Talg) gelingt somit problemlos und ohne Kontakt des Zysteninhaltes zur Bauchhöhle.

Einlage einer 12Ch Robinsondrainage, Ablassen des Gases und Entfernung der Instrumente unter Sicht. Verschluss der Einstichöffnungen per Einzelknopfnaht, Abschlussdesinfektion und steriler Wundverband, Urin perioperativ klar.

Dr. med. N.N.

6.14 Laparoskopische Adnexektomie

Pat.-Name:	Aufnahme-Nr.
Geschlecht/Alter: w, 58 Jahre	geboren:
Klinik:	Station:
Op-Datum:	
Op-Dauer: 10:01–10:55	
Operateur:	1. Assistent:
	2. Assistent:
OP-Schwester:	Springer:
Anästhesist:	
Anästhesieschwester:	

Diagnose: D39.1   zystische Raumforderung des Ovars unklarer Dignität

Therapie: 5-653.32   laparoskopische Salpingoovarektomie aus dem Ovar

Indikation   Die Aufnahme der Patientin erfolgt wegen eines neu aufgetretenen zystischen Adnexprozesses links in der Postmenopause. Es wird die Indikation zur laparoskopischen Adnexexstirpation beidseitig gestellt.

Bericht   Nach Lagerung und Desinfektion des OP-Feldes Schnittinzision in der Nabelgrube und Einführen der Veress-Nadel. Insufflation von CO_2. Nach Herstellen eines ausreichenden Kapnoperitoneums Einstechen des Optiktrokars. Unter Sicht Einstechen von zwei Arbeitstrokaren links und rechts im Bereich der Schamhaargrenze. Es stellt sich folgender Situs dar: Das linke Ovar ist durch einen zystischen Tumor auf ca. 6 cm Durchmesser vergrößert, die Oberfläche ist glatt, der Adnex ist mobil, kein Anhalt für Adhäsionen. Uterus und rechter Adnex erscheinen unauffällig in Größe, Lage und Struktur. Das einsehbare Peritoneum sowie die Appendix vermiformis erscheinen ebenfalls unauffällig.

Durch abwechselnde bipolare Koagulation und scharfes Durchtrennen mit der monopolaren Präparierschere gelingt die Mobilisation und schließlich das Absetzen des linken Adnexes von Ligamentum suspensorium ovarii, Beckenwand und Uterus. Dabei wird wiederholt der Ureter hinter dem seitlichen Beckenwandperitoneum visualisiert. Er bleibt während des gesamten Eingriffs unbeeinträchtigt. Auf die gleiche Weise wird mit dem rechten Adnex verfahren. Nach Erweiterung eines Arbeitstrokareinstiches können die Präparate mittels Bergebeutels aus der Bauchhöhle in toto entfernt und zur histologischen Untersuchung abgegeben werden. Kleinere Blutungen im Wundbett werden durch bipolare Koagulation zum Stillstand gebracht. Inspektion und Spülung des OP-Gebietes. Es herrscht Bluttrockenheit. Entfernen der Instrumente und Arbeitstrokare. Ablassen des Gases. Entfernen des Optiktrokars. Steriler Wundverband mit Steristrips. Der Urin im liegenden Dauerkatheter ist klar. Der Katheter wird entfernt.

Dr. med. N.N.

6.15 Laparoskopische Tubensterilisation

Pat.-Name:	Aufnahme-Nr.
Geschlecht/Alter: w, 40 Jahre	geboren:
Klinik:	Station:
Op-Datum:	
Op-Dauer: 11:10–11:45	
Operateur:	1. Assistent:
	2. Assistent:
OP-Schwester:	Springer:
Anästhesist:	
Anästhesieschwester:	

6

Diagnose:	**Z30.2**	**Wunsch auf irreversible Tubensterilsation**
Therapie:	**5-663.02**	**Elektrokoagulation der Tube beidseits**
	5-663.42	**partielle Salpingektomie**

Indikation Wegen des Wunsches nach irreversibler Kontrazpetion wird nach ausführlicher Aufklärung über die Therapiealternativen die Indikation zur laparoskopischen Tubensterilisation beidseitig gestellt.

Bericht Nach Lagerung und Desinfektion des OP-Feldes Schnittinzision in der Nabelgrube und Einführen der Veress-Nadel. Insufflation von CO_2. Nach Herstellen eines ausreichenden Kapnoperitoneums Einstechen des Optiktrokars. Unter Sicht Einstechen eines Arbeitstrokars links im Bereich der Schamhaargrenze. Es stellt sich folgender Situs dar:

Uterus und beide Adnexe erscheinen unauffällig in Größe, Lage und Struktur. Das einsehbare Peritoneum sowie die Appendix vermiformis erscheinen ebenfalls unauffällig.

Aufsuchen der rechten Tuba uterina und Identifizierung dieser in Abgrenzung zum Lig. teres uteri. Fassen mit der bipolaren Klemme und Koagulation eines ca. 1–2 cm langen medialen Teilstücks der Tube. Resektion des ca. 1 cm langen, auf diese Weise von der Blutversorung abgeschnittenen Tubensegments und Abgabe zur histologischen Untersuchung.

Auf die gleiche Weise wird ein mediales Tubensegment auf der linken Seite reseziert.

Inspektion und Spülung des OP-Gebietes. Es herrscht Bluttrockenheit.

Entfernen der Instrumente und Arbeitstrokare. Ablassen des Gases. Entfernen des Optiktrokars. Steriler Wundverband mit Steristrips. Der Urin im liegenden Dauerkatheter ist klar. Der Katheter wird entfernt.

Dr. med. N.N.

6.16 Laparoskopische Salpingektomie bei Tubargravidität

Pat.-Name: Aufnahme-Nr.

Geschlecht/Alter: w, 24 Jahre   geboren:

Klinik: Station:

Op-Datum:

Op-Dauer: 20:10–21:00

Operateur: 1. Assistent:

                                                  2. Assistent:

OP-Schwester: Springer:

Anästhesist:

Anästhesieschwester:

Diagnose: O00.1   Tubargravidität links

Therapie: 5-744.42   laparoskopische Salpingektomie links

Indikation   Wegen des dringenden klinischen und sonografischen Verdachts auf Extrauteringravidität wurde die Indikation zur laparoskopischen Operation gestellt.

Bericht   Nach Lagerung und Desinfektion des OP-Feldes Schnittinzision in der Nabelgrube und Einführen der Veress-Nadel. Insufflation von CO_2. Nach Herstellen eines ausreichenden Kapnoperitoneums Einstechen des Optiktrokars. Unter Sicht Einstechen von zwei Arbeitstrokaren links (10 mm) und rechts (5 mm) im Bereich der Schamhaargrenze. Es stellt sich folgender Situs dar: Im Douglasschen Raum befinden sich ca. 300 ml teils frisches, teils geronnenes Blut. Dieses wird abgesaugt und das Abdomen gespült. Nun zeigt sich die linke Tube in den mittleren zwei Dritteln ödematös aufgetrieben und livide verfärbt. Die Tube ist rupturiert und es blutet aus der Rupturstelle frisch. Eine erhaltene Tubenkontinuität lässt sich nicht darstellen. Das übrige innere Genitale erscheint unauffällig.

Bei dringendem Verdacht auf Tubenruptur bei Tubargravidität wird die Indikation zur Salpingektomie links gestellt.

Das linke Tubenmeso wird distal beginnend durch abwechselnde bipolare Koagulation und durch Schneiden mit der monopolaren Präparierschere durchtrennt. Auf diese Weise kann die rupturierte Tube bis zum Uters mobilisiert und hier auf die gleiche Art und Weise abgesetzt werden. Das Präparat wird durch den 10-mm-Arbeitstrokar geborgen und zur histologischen Untersuchung versandt. Inspektion und Spülung des OP-Gebietes. Es herrscht Bluttrockenheit. Einlage einer Robinsondrainage. Entfernen der Instrumente und Arbeitstrokare. Ablassen des Gases. Entfernen des Optiktrokars. Wundversorgung durch Steristrips. Der Urin im liegenden Dauerkatheter ist klar. Dieser wird entfernt.

Dr. med. N.N.

6.17 Laparoskopische Salpingostomie und milking out

Pat.-Name:	Aufnahme-Nr.
Geschlecht/Alter: w, 32 Jahre	geboren:
Klinik:	Station:
Op-Datum:	
Op-Dauer: 23:15–23:55	
Operateur:	1. Assistent:
	2. Assistent:
OP-Schwester:	Springer:
Anästhesist:	
Anästhesieschwester:	

Diagnose:	O00.1	**Tubargravidität rechts**
Therapie:	5-744.02	**Salpingostomie und milking out**

Indikation Wegen des klinischen und sonografischen Verdachts auf Extrauteringravidität wurde die Indikation zur laparoskopischen Operation gestellt.

Bericht Nach Lagerung und Desinfektion des OP-Feldes Schnittinzision in der Nabelgrube und Einführen der Veress-Nadel. Insufflation von CO_2. Nach Herstellen eines ausreichenden Kapnoperitoneums Einstechen des Optiktrokars. Unter Sicht Einstechen von zwei Arbeitstrokaren links und rechts im Bereich der Schamhaargrenze. Es stellt sich folgender Situs dar: Die linke Tube ist in ihrem mittleren Drittel mäßig stark aufgetrieben und livide verfärbt. Aus dem Fimbrientrichter entleert sich ein Blutkoagel, im Douglas befindet sich wenig altes Blut. Das übrige innere Genitale erscheint unauffällig.

Zunächst wird versucht, das Schwangerschaftsprodukt durch Milking-out aus der linken Tube zu exprimieren. Dies gelingt nicht, so dass die Indikation zur Salpingotomie gestellt wird. Mit dem monopolaren Haken wird die vergrößerte Tube im Bereich der vermuteten Tubargravidität in maximaler Entfernung vom Tubenmeso über eine Strecke von ca. 1–1,5 cm inzidiert. Durch Fassen beider Tubenschenkel distal und proximal der vermuteten Gravidität mit stumpfen Klemmen (Darmklemme und Overholt) sowie Kompression beider entleert sich reichlich trophoblastverdächtiges Gewebe. Dieses wird mit einer Löffelzange asserviert und zur histologischen Untersuchung abgeben. Die livide Verfärbung der Tube verschwindet nahezu unmittelbar. Spülung der Wunde und des Tubenlumens. Kleinere Blutungen werden durch bipolare Koagulation zum Stillstand gebracht. Inspektion und Spülung des OP-Gebietes. Es herrscht Bluttrockenheit. Einlage einer Robinsondrainage. Entfernen der Instrumente und Arbeitstrokare. Ablassen des Gases. Entfernen des Optiktrokars. Wundversorgung durch Steristrips. Der Urin im liegenden Dauerkatheter ist klar.

Dr. med. N.N.

6.18 Vaginal-laparoskopisch kombinierte Resektion einer intramuralen Gravidität

Pat.-Name:	Aufnahme-Nr.
Geschlecht/Alter: w, 26 Jahre	geboren:
Klinik:	Station:
Op-Datum:	
Op-Dauer: 8:25–9:50	
Operateur:	1. Assistent:
	2. Assistent:
OP-Schwester:	Springer:
Anästhesist:	
Anästhesieschwester:	

Diagnose:	O00.8	intramurale Gravidität (Fundus)
Therapie:	5-744.x4	vaginal - laparoskopische Entfernung einer intramuralen Gravidität durch Inzision des Uterus

Indikation Die Einweisung der 26jährigen Patientin erfolgte bei gesicherter intramuraler Gravidität in der RA 6,1 SSW. In der zuweisenden Klinik war am Vortag innerhalb des Notdienstes eine Laparoskopie unter dem Verdacht auf eine Tubargravidität rechts erfolgt und dabei der intramurale Sitz festgestellt worden. Da bei dieser Schwangerschaftslokalisation ein deutlich erhöhtes perioperatives Blutungsrisiko sowie die Möglichkeit alternativer Maßnahmen bestehen, wurde der Eingriff beendet. Die Verlegung der Patientin erfolgte blutungsfrei, kreislaufstabil und mit nur geringen Unterbauchbeschwerden. Die nochmalige sonografische Untersuchung ergab eine neben der rechten Tube lokalisierte, die gesamte rechte Funduswand einbeziehende intakte Schwangerschaft mit Kontakt zum Cavum uteri, ein Restmyometrium von 2 mm und eine glatte äußere Begrenzung des Uterus. Auf die Durchführung eines MRT wurde bei Platzangst verzichtet. Nach erneuter und ausführlicher Erörterung der medikamentösen und operativen Alternativen entschied sich die Patientin für die operative Intervention. Unter Beachtung des bestehenden Kinderwunsches soll eine Hysterektomie nur bei alternativloser Indikation erfolgen.

Bericht Perioperative Antibiose, Lagerung, Desinfektion und Time-out. Nach der bimanuellen Untersuchung (Uterus anteflektiert, 12 cm cc, Adnexregion unauffällig) wird die Portio mit zwei Kugelzangen gefasst. Auf eine Sondierung wird verzichtet und der Zervikalkanal bis Hegar 10,5 dilatiert. Mit einem 10er Saugrohr (0,8 Bar) wird die Schwangerschaft unter sonografischer Sicht aufgesucht und partiell ausgeräumt. Die komplette Entfernung gelingt bei zunehmender Blutung und Perforationsgefahr nicht. Zwecks Blutungskontrolle und Darstellung des Cavum uteri wird ein urologischer Spülkatheter eingelegt und mit 30 ml geblockt. Im nächsten Schritt erfolgt die Laparoskopie. Das Abdomen wird über die bestehenden Zugänge eröffnet, so dass die Trokare unter Sicht eingeführt werden können. Nach Herstellung des Kapnoperitoneums stellt sich folgender Situs dar: Im Douglasschen Raum befinden sich etwa 50 ml teils frisches, teils geronnenes Blut. Dieses wird abgesaugt und das Abdomen gespült. Im rechten Fundusdrittel zeigt sich eine livide Vorwölbung von etwa 2 cm bei intakter Serosa. Die rechte Tube ist 1 cm vom lateralen Rand der Raumforderung entfernt. Das übrige innere Genitale ist unauffällig. Nach Inzision des Fundus mit der monopolaren Nadel entleert sich sofort schwangerschaftstypisches Material. Unter Nutzung der atraumatischen Fasszange wird das gesamte Material entfernt und der intramurale Anteil ausgeräumt. Durch den intrakavitär liegenden geblockten Katheter kann der Situs exakt eingeschätzt werden. Zum Erreichen sauberer Wundränder wird das unmittelbar angrenzende Myometrium reseziert. Blutungen können per Spülung gut visualisiert und durch eine gezielte bipolare Koagulation gestillt werden. Die Läsion wird anschließend per mehrfacher Einzelknopfnaht (Vicryl 2-0) verschlossen. Die rechte Tube bleibt intakt. Nochmalige Inspektion und Spülung des OP-Gebietes. Es herrscht Bluttrockenheit. Nach Einlage einer Robinsondrainage, Entfernung der Instrumente und Arbeitstrokare sowie Ablassen des Gases erfolgt die Wundversorgung durch Intrakutannaht. Der Urin im liegenden Dauerkatheter ist klar.

Postoperatives Procedere   Entfernung des intrakavitären Katheters bei Blutungsfreiheit bzw. in zwei Stunden, sonografische Blutungskontrolle, ßHCG-Verlaufskontrolle bis zur Negativität, Rh-Prophylaxe nicht indiziert.

6.19 Diagnostische Laparoskopie bei Endometriose

Pat.-Name:	**Aufnahme-Nr.**
Geschlecht/Alter: w, 47 Jahre	**geboren:**
Klinik:	**Station:**
Op-Datum:	
Op-Dauer: 11:54–13:35	
Operateur:	**1. Assistent:**
	2. Assistent:
OP-Schwester:	**Springer:**
Anästhesist:	
Anästhesieschwester:	

Diagnose:　　N80.3　　**Endometriose des Beckenperitoneums**

Therapie:　　5-702.2　　**Exzision und Destruktion von Endometrioseherden im Becken**

Indikation Die Aufnahme der Patientin erfolgt wegen zyklisch rezidivierender Unterbauchschmerzen. Es wird die Indikation zur diagnostischen Laparoskopie gestellt.

Bericht Nach Lagerung und Desinfektion des OP-Feldes Schnittinzision in der Nabelgrube und Einführen der Veress-Nadel. Insufflation von CO_2. Nach Herstellen eines ausreichenden Kapnoperitoneums Einstechen des Optiktrokars. Unter Sicht Einstechen von zwei 5-mm-Arbeitstrokaren links und rechts im Bereich der Schamhaargrenze. Es stellt sich folgender Situs dar:

Uterus und Adnexe erscheinen unauffällig in Größe, Lage und Struktur. Im Bereich der Plica vesicouterina zeigen sich drei ca. 2 mm im Durchmesser große livide, dezent prominente Veränderungen des Peritoneums. Mehrere gleichartige Herde zeigen sich am Peritoneum der linken Ovarialloge, einer davon unmittelbar über dem Ureter. Außerdem zeigt sich ein eher flächiges, teils livides, teils narbiges Areal rechts am Douglasperitoneum über dem Ligamentum rectouterinum von ca. 1 × 1 cm Durchmesser. Das übrige einsehbare Peritoneum sowie die Appendix vermiformis erscheinen unauffällig.

Es wird der dringende Verdacht auf Endometriose des Beckenperitoneums geäußert. Das suspekte Peritoneum über dem Lig. rectouterinum wird mit der Overholtklemme gefasst und angehoben. Mit der Präparierschere wird das Areal entfernt. Die narbigen Strukturen reichen ca. 0,5 cm in die Tiefe des Retroperitoneums. Lassen sich dort jedoch leicht entfernen. Abgabe des Präparats zur histologischen Untersuchung. Die entstandene Wundfläche zeigt mäßig starke kapilläre Blutungen, welche durch bipolare Koagulation zum Stillstand gebracht werden können. Die übrigen beschriebenen endometrioseverdächtigen Herde werden durch bipolare Koagulation destruiert. Im Bereich des linken Ureters wird darauf geachtet, dass die Stromwirkung nur sehr kurz appliziert wird, so dass eine Schädigung des Ureters unwahrscheinlich bleibt.

Inspektion und Spülung des OP-Gebietes. Es herrscht Bluttrockenheit. Entfernen der Instrumente und Arbeitstrokare. Ablassen des Gases. Entfernen des Optiktrokars. Steriler Wundverband mit Steristrips. Der Urin im liegenden Dauerkatheter ist klar. Der Katheter wird entfernt.

Dr. med. N.N.

6

6.20 Diagnostische Laparoskopie, Hysteroskopie und Chromopertubation

Pat.-Name:	**Aufnahme-Nr.**
Geschlecht/Alter: w, 37 Jahre	**geboren:**
Klinik:	**Station:**
Op-Datum:	
Op-Dauer: 10:57–11:28	
Operateur:	**1. Assistent:**
	2. Assistent:
OP-Schwester:	**Springer:**
Anästhesist:	
Anästhesieschwester:	

Diagnose:	**R10.3B**	**chronisch - rezidivierende Unterbauchbeschwerden**
	D39.1R	**unklare Raumforderung rechtes Ovar**
	N97.1	**sekundäre Sterilität**
Therapie:	**1-694**	**diagnostische Laparoskopie**
	1-672	**diagnostische Hysteroskopie**
	5-667.1	**Chromopertubation**

Indikation Bei der 37jährigen Patientin bestehen nach konservativ therapierter Adnexitis vor mehreren Jahren nicht belastungsunabhängige mitzyklische Unterbauchbeschwerden. Miktion, Defäkation und Regelanamnese wurden als unauffällig angegeben. Weiterhin besteht ein unerfüllter Kinderwunsch seit drei Jahren bei Zustand nach Spontanpartus vor 10 Jahren. Die Fertilitätsprüfung des Partners ist erfolgt. Zusätzlich wird seit mehreren Monaten ein nur intermittierend darstellbarer solider Befund am rechten Ovar (Durchmesser 2 cm) beobachtet. In Auswertung der vorliegenden Befunde und nach mehrfacher ausführlicher Erörterung der Therapieoptionen wurde die diagnostische Hysteroskopie und Laparoskopie mit Chromopertubation für den etwa 12. Zyklustag vereinbart. Das präoperativ kontrollierte bHCG war nicht erhöht.

Bericht Lagerung, Desinfektion, sterile Abdeckung und time-out. Inguinalregion, Vulva und Vagina ohne Auffälligkeiten, Portio glatt, Uterus anteflektiert und mobil, Septum rectovaginale und Douglas frei, beide Adnexregionen und die Beckenwände ohne Raumforderung. Anhaken der Portio mit zwei Kugelzangen, Sondierung (7 cm) und problemlose Dilatation auf Hegar 6. Das Einführen des Hysteroskops gelingt leicht und ergibt folgenden Befund: Zervixkanal glatt, das Cavum gleichmäßig entfaltet, Schleimhaut hoch aufgebaut, beide Tubenabgänge gut einsehbar. Auf die Durchführung einer Strichkürettage wird verzichtet. Nach

6

Entfernung der Instrumente wird der Portioadapter (kurzer breiter Konus) in die Zervix eingeführt und mit den Kugelzangen fixiert.

Im nächsten Schritt erfolgt die Laparokopie. Nach Herstellung eines ausreichenden Kapnoperitoneums über die problemlos in der Nabelgrube eingebrachte Veress-Nadel werden der Kameratrokar (5 mm) und zunächst nur ein suprapubischer Zusatztrokar (5 mm) eingestochen. Die Oberbauchorgane und Darmschlingen sind unauffällig, ebenso das Peritoneum der Zwerchfelle, parakolisch und mesenterial. Das Zökum ist in zarte Adhäsionen ohne Fixierung eingebettet, die Appendix nicht darstellbar. Daher wird ein zweiter Zusatztrokar (5 mm) eingebracht. Danach gelingt die vollständige Darstellung des Zökums und der reizlosen Appendix. Auf die Adhäsiolyse wird bei nicht eingeschränkter Mobilität des Darmes sowie der hohen Rezidivgefahr verzichtet. Der Uterus ist glatt begrenzt, beide Tuben und die Fimbrientrichter sind zart und mobil, die Ovarien seitengleich mit einem den sonografischen Befunden entsprechenden Corpus luteum. Das Peritoneum im Douglas ist glatt. Insgesamt ergibt sich kein Anhalt für eine Endometriose oder ausgedehnte postinflammatorische Defekte. Auf die Entnahme von PE′s wird bei ausdrücklich seitens der Patientin erwünschtem organschonenden Vorgehen verzichtet. Die Chromopertubation ergibt einen prompten Blauaustritt beidseits. Nach Spülung des Situs werden die Instrumente unter Sicht entfernt und die Einstiche per Einzelknopfnaht verschlossen.

Zusammenfassung insgesamt unauffälliges inneres und äußeres Genitale, Tubendurchgängigkeit beidseits.

Dr. med. N.N.

6.21 Laparoskopie bei Tuboovarialabszess

Pat.-Name: Aufnahme-Nr.

Geschlecht/Alter: w, 49 Jahre   geboren:

Klinik: Station:

Op-Datum:

Op-Dauer: 08:15–10:03

Operateur: 1. Assistent:

                                        2. Assistent:

OP-Schwester: Springer:

Anästhesist:

Anästhesieschwester:

Diagnose:	N70.0	Tuboovarialabszess beidseits
	N73.3	Pelveoperitonitis
	K66.0	Interenterische Adhäsionen
Therapie:	5-469.21	Adhäsiolyse an Darm und Peritoneum
	5-657.92	Adhäsiolyse an Tube und Ovar beidseits

Indikation Die Aufnahme der Patientin erfolgt wegen des klinischen, laborchemischen und sonografischen Verdachts auf Tuboovarialabszess. Nach 5-tägiger antibiotischer Vorbehandlung (Cefuroxim, Clont, Doxycyclin) wird bei deutlich gebessertem Allgemeinzustand, jedoch sonografisch persistierenden zystischen Arealen in den Adnexbereichen die Indikation zur laparoskopischen Abszessdrainage gestellt.

Bericht Nach Lagerung und Desinfektion des OP-Feldes Schnittinzision in der Nabelgrube und Einführen der Veress-Nadel. Insufflation von CO_2. Nach Herstellen eines ausreichenden Kapnoperitoneums Einstechen des Optiktrokars. Unter Sicht Einstechen von zwei 5-mm-Arbeitstrokaren links und rechts im Bereich der Schamhaargrenze. Es stellt sich folgender Situs dar:

Das kleine Becken ist zunächst durch adhäsive Schlingen des Colon sigmoideum und des Dünndarms nicht einsehbar. Durch vorsichtige, schrittweise, größtenteils stumpfe Präparation mit der Overholtklemme und der Darmfasszange können die Darmschlingen mobilisert und das kleine Becken freigelegt werden. Dabei werden schleierartige Verwachsungen relativ leicht gelöst. Nun zeigt sich der anteflektierte Uterus von ca. 8 cm Länge und rötlich erscheinenden peritonealen Überhäutung. Die Adnexe zeigen sich als an der Beckenwand adhärente Konglomerate aus zystisch-ödematös verdickten Tuben und nur schwer davon zu unterscheidenden Ovarien. Durch vorsichtige teils scharfe, jedoch größtenteils stumpfe Präparation werden Tuben und Ovarien voneinander gelöst. Eine vollständige Mobilisierung von der Beckenwand gelingt nicht, es droht die Zerstörung der entzündeten Tuben.

Bei der Präparation eröffnen sich mehrere Nischen mit teils serösem, teils putridem Inhalt. Entnahme eines mikrobiologischen Abstrichs. Ausgiebige Spülung des Situs. Es lassen sich schließlich keine weiteren abszessverdächtigen Areale lokalisieren. Eine weitere Präparation scheint lediglich das Risiko für Verletzungen der Adnexe zu steigern, so dass der Eingriff beendet wird.

Abschließende Inspektion und Spülung des OP-Gebietes. Es herrscht im Wesentlichen Bluttrockenheit. Einlage einer 16-Charrière-Robinsondrainage in den Douglas-Raum.

Entfernen der Instrumente und Arbeitstrokare. Ablassen des Gases. Entfernen des Optiktrokars. Steriler Wundverband mit Steristrips bzw. Fixierung der Drainage mit einer Einzelknopfnaht. Der Urin im liegenden Dauerkatheter ist klar. Der Katheter wird entfernt.

Dr. med. N.N.

6.22 Laparoskopische Myomenukleation

Pat.-Name: Aufnahme-Nr.

Geschlecht/Alter: w, 39 Jahre   geboren:

Klinik: Station:

Op-Datum:

Op-Dauer: 11:10–11:45

Operateur: 1. Assistent:

                                                  2. Assistent:

OP-Schwester: Springer:

Anästhesist:

Anästhesieschwester:

Diagnose:	D25.1	intramurales Uterusmyom
	D25.2	subseröses Uterusmyom
	N97.2	sekundäre Sterilität
Therapie:	5-681.92	Myomenukleation mit Rekonstruktion des Uterus

Indikation Die Aufnahme der Patientin erfolgt wegen mehrerer Myome bei sekundärer Sterilität. Es kann sonografisch ein intramurales Hinterwandmyom von ca. 5 cm Durchmesser lokalisiert werden. Nach Aufklärung über die operativen und konservativen Therapiealternativen wird die Indikation zur laparoskopischen Myomenukleation gestellt.

Bericht Nach Lagerung und Desinfektion des OP-Feldes Schnittinzision in der Nabelgrube und Einführen der Veress-Nadel. Insufflation von CO_2. Nach Herstellen eines ausreichenden Kapnoperitoneums Einstechen des Optiktrokars. Unter Sicht Einstechen von zwei Arbeitstrokaren links (10 mm) und rechts (5 mm) im Bereich der Schamhaargrenze. Es stellt sich folgender Situs dar:

Der Uterus ist anteflektiert. An der Hinterwand befindet sich ein größtenteils intramural liegendes Myom von ca. 5 cm Durchmesser. Zwei weitere kleinere Myome (1,5 und 0,7 cm) befinden sich subserös am Fundus uteri. Das übrige innere Genitale erscheint unauffällig.

Durch teilweise stumpfe, teilweise scharfe Präparation mit der monopolaren Schere und dem Overholt gelingt das Freilegen des Hinterwandmyomes. Dabei werden kleinere Blutungen im Wundbett durch bipolare Koagulation zum Stillstand gebracht.

Inspektion der Wundhöhle. Das Cavum uteri erscheint nicht eröffnet zu sein. Eine Blutung aus der Tiefe der Wunde lässt sich bipolar nicht genügend stillen. Es erfolgt die Rekonstruktion der Uteruswand durch mehrschichtige Einzelknopfnähte mit Vicryl (2/0 SH-Nadel). Die Blutung steht. Verschluss des Perimetriums über der Resektionswunde durch drei Rückstichnähte mit Vicryl 2/0.

Die beschriebenen subserösen Fundusmyome können nach bipolarer Koagulation der Myombasis leicht reseziert und nach Erweiterung des linken Arbeitstrokareinstiches auf 10 mm über diesen aus der Bauchhöhle entfernt werden. Das größere Fundusmyom wird nun stückweise mit dem elektrischen Morcellator aus der Bauchhöhle geborgen. Die Präparate werden zur histologischen Untersuchung abgegeben.

Inspektion und Spülung des OP-Gebietes. Es herrscht Bluttrockenheit.

Einlage einer Robinsondrainage. Entfernen der Instrumente und Arbeitstrokare. Ablassen des Gases. Entfernen des Optiktrokars. Einzelknopfnähte und steriler Wundverband. Der Urin im liegenden Dauerkatheter ist klar. Der Katheter wird entfernt.

Dr. med. N.N.

6

6.23 Laparoskopische Hysterektomie (TLH)

Pat.-Name:	Aufnahme-Nr.
Geschlecht/Alter: w, 41 Jahre	geboren:
Klinik:	Station:
Op-Datum:	
Op-Dauer: 12:20–13.55	
Operateur:	1. Assistent:
	2. Assistent:
OP-Schwester:	Springer:
Anästhesist:	
Anästhesieschwester:	

Diagnose:	N92.0	Hyper - und Dysmenorrhoe
	N80.0	Verdacht auf Adenomyosis
Therapie:	5-683.03	laparoskopische Hysterektomie (TLH)
	5-661.62	laparoskopische Salpingektomie beidseits

Indikation Bei der 41jährigen Patientin bestehen eine Hyper- und Dysmenorrhoe bei sonografischem Verdacht auf Adenomyosis uteri. In Konsequenz der vorliegenden Befunde und nach ausführlicher Aufklärung über die konservativen und operativen Therapieoptionen wurde die laparoskopische Hysterektomie mit Salpingektomie beidseits und die Bergung in toto vereinbart.

Bericht Überprüfung der Patientendaten, Lagerung, Desinfektion und sterile Abdeckung. Stichinzision in der Nabelgrube und Einführen der Veress-Nadel. Nach Herstellung eines ausreichenden Kapnoperitoneums werden der 5 mm Nabeltrokar und die Kamera sowie unter Sicht zwei suprapubische 5/10 mm-Zusatztrokare eingebracht. Inspektion des Situs: Oberbauchorgane, Darmschlingen, Appendix und parakolische Rinnen unauffällig, Adnexen normalgroß mit Corpus luteum rechts, der Uterus ca. 8 cm cc, die Serosa glatt, im Bereich der Plica vesicouterina links sowie zwischen Ligamentum sacrouterinum und linkem Ureter mehrere Einblutungen im Sinne einer peritonealen Endometriose, das übrige Harnblasen- und Douglasperitoneum unauffällig. Fassen der rechten Tube, Spaltung der Mesosalpinx und Absetzen des Ligamentum rotundum nach Darstellung des Ureters. Spaltung des Ligamentum latum und der Plica vesicouterina, Präparation der Harnblase vom Uterus. Gleiches Vorgehen auf der linken Seite. Weitere Skeletierung des Uterus per Ultrasicion® bis auf Vaginalniveau. Die vorbeschriebene Endometriose projiziert sich auf eine retroperitoneale Fibrosierung ohne Blutungsherde, der linke Ureter erscheint fixiert, aber nicht gestaut. Auf die Entfernung der narbigen Strukturen wird bei mangelnder Symptomatik und diesbezüglich nicht erfolgter Aufklärung verzichtet. Kolpotomie per monopolarem Haken, Absetzen des Uterus und Bergung über die Vagina. Verschluss der Vagina per V-Lock-Naht. Abschließend werden die sichtbaren Endometrioseherde per bipolarer Koagulation und Extirpation (Plica vesicouterina) entfernt. Ausgiebige Lavage und Kontrolle des Situs: kein Anhalt für Blutung, beide Ureteren sind unauffällig. Einlage einer 12Ch Robinsondrainage, Ablassen des Gases und Entfernung der Instrumente unter Sicht. Verschluss der Einstichöffnungen per Einzelknopfnaht, Abschlussdesinfektion und steriler Wundverband, Urin perioperativ klar.

Dr. med. N.N.

6

6.24 **Laparoskopisch assistierte vaginale Hysterektomie (LAVH)**

Pat.-Name:	Aufnahme-Nr.
Geschlecht/Alter: w, 37 Jahre	geboren:
Klinik:	Station:
Op-Datum:	
Op-Dauer: 9:30–10:25	
Operateur:	1. Assistent:
	2. Assistent:
OP-Schwester:	Springer:
Anästhesist:	
Anästhesieschwester:	

Diagnose:	D25.1	Uterus myomatosus
	N92.1	Menometrorrhagie
Therapie:	5-683.02	laparoskopisch assisitierte vaginale Hysterektomie
	5-661.62	Salpingektomie beidseits

Indikation Wegen Uterus myomatosus mit Blutungsstörungen wurde die Indikation zur LAVH gestellt. Die entsprechenden Therapiealernativen wurden mehrfach ausführlich besprochen. Die außerhalb durchgeführte fraktionierte Abrasio hatte keinen Hinweis auf ein malignes Geschehen erbracht.

Bericht In Steinschnittlage Anlage einer Sellheim'schen Sonde. Nach Lagerung und Desinfektion des OP-Feldes Schnittinzision in der Nabelgrube und Einführen der Veressnadel. Insufflation von CO_2. Nach Herstellen eines ausreichenden Kapnoperitoneums Einstechen des Optiktrokars. Unter Sicht Einstechen von zwei Arbeitstrokaren links und rechts im Bereich der Schamhaargrenze.

Es stellt sich folgender Situs dar: Uterus anteflektiert, ca. 12 cm lang, beide Adnexe und das Peritoneum erscheinen unauffällig.

Nun wird durch abwechselnde bipolare Koagulation und scharfes Durchtrennen mit der Präparierschere die linke Tube vom Tubenmeso und der Beckenwand getrennt und bis zum Abgang aus dem Uterus mobilisiert. Auf die gleiche Weise wird auch die rechte Tube mobilisiert. Nun werden bds. das Ligamentum teres uteri und das Ligamentum ovarii proprium nach bipolarer Koagulation durchtrennt. Es folgt die Eröffnung des Harnblasenperitoneums im Bereich der Blasenumschlagsfalte und die stumpfe Präparation der Harnblase nach caudal. Beide Parametrien werden nun schrittweise nach bipolarer Koagulation mit der Präparierschere durchtrennt und der Corpus uteri mobilisiert. Dabei erfolgt die wiederholte Visualisierung beider Ureteren hinter dem seitlichen Beckenwandperitoneum. Diese erscheinen während der gesamten Operation unbeeinträchtigt.

Umlagerung der Patientin in Steinschnittlage, Anhaken der Portio uteri mit zwei Kugelzangen. Die Portio lässt sich bis knapp hinter den Hymenalsaum ziehen. Semizirkuläre Umschneidung der Portio auf Höhe der Blasenfurche und Abpräparieren der vorderen Scheidenhaut. Eröffnen des Douglas'schen Raumes durch queren Schnitt im hinteren Scheidengewölbe. Das Douglasperitoneum wird durch Einzelknopfnähte an die hintere Scheidenwundkante gesteppt. Einsetzen des hinteren Spekulumblattes in den Douglasraum. Nun schrittweises Absetzen der Gebärmutter von den Sacrouterinligamenten, den Rest-Parametrien und den Aa. uterinae wechselseitig über Wertheimklemmen und Umstechungen. Eröffnen des Peritoneums im Bereich der bereits nach kaudal verlagerten Plica vesicouterina. Absetzen des Uterus samt anhängender Tuben vom verbleibenden parametranen Gewebe und Abgabe des Präparates zur histologischen Untersuchung. Inspektion des Situs: es herrscht Bluttrockenheit. Verschluss des Scheidenstumpfes durch Vicrylnähte. Der Urin läuft klar ab.

Kontrollaparoskopie: im Situs herrscht Bluttrockenheit. Entfernung der Instrumente, Ablassen des Gases, Entfernung der Trokare. Wundversorgung durch Steristrips.

Dr. med. N.N.

6.25 Laparoskopische suprazervikale Hysterektomie (LASH)

Pat.-Name: Aufnahme-Nr.

Geschlecht/Alter: w, 42 Jahre   geboren:

Klinik: Station:

Op-Datum:

Op-Dauer: 13.00–14:25

Operateur: 1. Assistent:

                                                    2. Assistent:

OP-Schwester: Springer:

Anästhesist:

Anästhesieschwester:

Diagnose:	D25.1	Uterus myomatosus
	N92.0	Hypermenorrhoe
	D50.0	chronische Anämie
Therapie:	5-682.02	laparoskopische suprazervikale Hysterektomie
	5-681.4	Morcellieren des Uterus
	5-661.62	Salpingektomie beidseits

Indikation   Bei der 42jährigen Patientin besteht ein bis zum Nabel reichender mäßig mobiler Uterus myomatosus ohne atypische Symptomatik. Im Vordergrund der Beschwerden stehen eine Hb-wirksame Hypermenorrhoe sowie verdrängungsbedingte Symptome. In Konsequenz der vorliegenden Befunde und nach ausführlicher Erörterung der Therapieoptionen wurde die laparoskopische suprazervikale Hysterektomie mit Salpingektomie vereinbart. In Abhängigkeit vom intraoperativen Situs soll ggf. die Laparotomie erfolgen.

Bericht   Nach Lagerung und Desinfektion des OP-Feldes in Steinschnittlage Anhängen der Portio mit zwei horizontal gesetzten Kugelzangen. Umlagerung, Schnittinzision in der Nabelgrube und Einführen der Veressnadel. Insufflation von CO_2. Nach Herstellen eines ausreichenden Kapnoperitoneums Einstechen des Optiktrokars. Unter Sicht Einstechen von zwei Arbeitstrokaren links (10 mm) und rechts (5 mm) im Bereich der Schamhaargrenze. Es stellt sich folgender Situs dar:
Der Uterus ist anteflektiert, ca. 10 cm lang und zeigt wegen mehreren intramuralen Myomen eine unregelmäßige Oberfläche. Beide Adnexe und das Peritoneum erscheinen unauffällig.
Mit dem Gefäßversiegelungsinstrument werden nun beide Tuben vom Tubenmeso getrennt und bis zum Abgang aus dem Uterus mobilisiert. Durchtrennung beider Ligg. teres uteri und Ligg. ovarii propria. Es folgt die Eröffnung des Harnblasenperitoneums. Kleinere Blutungen werden durch bipolare Koagulation zum

Stillstand gebracht. Nun werden schrittweise die Parametrien inklusive der Aa. uterinae durchtrennt. Dabei werden wiederholt die Ureteren hinter dem seitlichen Beckenwandperitoneum visualisiert, sie bleiben während der gesamten Operation unbeeinträchtigt. Die Harnblase wird stumpf von der Zervixvorderwand nach kaudal präpariert. Wesentliche Blutungen treten dabei nicht auf. Nun kann mit der monopolaren Schlinge der Corpus uteri von der Zervix getrennt und im Mittelbauch gelagert werden. Inspektion des OP-Gebietes. Bipolare Koagulation der Schnittfläche auf der Zervix und des Zervikalkanals.

Über den linken Arbeitstrokar wird der Morcellationsbergebeutel in die Bauchhöhle eingebracht. Das Präparat wird in den Beutel gelegt und die Schenkel des Beutels für den Morcellator links sowie die Kamera über den Nabel aus der Bauchhöhle gezogen. Insufflation von CO_2 in den Bergebeutel und Einführen von Kamera und Morcellator in den Bergebeutel. Nun kann der Corpus uteri mit den anhängenden Tuben mit Hilfe des elektrischen Morcellators in Fraktionen aus der Bauchhöhle geborgen und zur histologischen Untersuchung abgegeben werden. Entfernung des Bergebeutels aus der Bauchhöhle über den linken Arbeitstrokareinstich, so dass es zu keiner Zellverschleppung in die Bauchhöhle kommt.

Inspektion und Spülung der Bauchhöhle. Es herrscht Bluttrockenheit. Entfernung der Instrumente und Arbeitstrokare unter Sicht. Ablassen des Gases. Entfernung des Optiktrokares. Steriler Wundverband mit Steristrips. Der Urin im liegenden transurethralen Dauerkatheter ist klar. Dieser wird entfernt.

Dr. med. N.N.

6.26 Laparoskopische Ureterolyse

Pat.-Name:	Aufnahme-Nr.
Geschlecht/Alter: w, 52 Jahre	geboren:
Klinik:	Station:
Op-Datum:	
Op-Dauer: 09:22–11:10	
Operateur:	1. Assistent:
	2. Assistent:
OP-Schwester:	Springer:
Anästhesist:	
Anästhesieschwester:	

Diagnose:	N13.0	Harnstauung II.-III. Grades links bei Zustand nach vaginaler Hysterektomie
Therapie:	5-569.31	laparoskopische Ureterolyse

Indikation Bei der 52-jährigen Patientin besteht eine Harnstauung links bei Zustand nach vaginaler Hysterektomie 2017. Die vorbestehenden Ovarialzysten waren nicht mehr nachweisbar. Nach Splintung des linken Ureters soll nun die diagnostische Laparoskopie mit Ureterolyse erfolgen.

Bericht Lagerung, Desinfektion und sterile Abdeckung. Stichinzision in der Nabelgrube und Einführen der Veress-Nadel. Nach Herstellung eines ausreichenden Kapnoperitoneums werden der 10 mm Nabeltrokar und die Kamera sowie unter Sicht zwei suprapubische 5 mm Zusatztrokare eingebracht. Inspektion des Situs: Oberbauchorgane, Omentum majus, Kolonrahmen und Darmschlingen, Adnexen, Vaginalstumpf sowie das Peritoneum im kleinen Becken sind unauffällig. Das linke Ovar ist an der Beckenwand adhärent, zusätzlich zeigt sich distal des Ligamentum rotundum in Projektion auf die A. uterina eine narbige Einziehung des Peritoneums mit einer flächigen Ausdehnung von etwa 4 cm Durchmesser. Entsprechend des intraoperativen Bildes und der bisherigen Diagnostik ist hier die Stenosierung des linken Ureters zu vermuten. Fassen des linken Ovars und schrittweise scharfe Mobilisation von der linken Beckenwand. Nun Eröffnung des Peritoneums über dem Musculus psoas und Darstellung des Ureters und der Beckengefäße. Die vermutete narbige Stenosierung umfasst eine derbe flächige Spange mit Kompression des Ureters auf einer Länge von ca. 2 cm, ca. 4 cm proximal des Eintrittes in die Harnblase. Die Resektion kann per Overholt und Schere sowie punktueller bipolarer Koagulation bis zur vollständigen Mobilisierung des Ureters erfolgen. Residuelles Nahtmaterial kommt nicht zur Darstellung. Eine Probeentnahme aus dem Narbengewebe wird zur histologischen Untersuchung gegeben. Der linke Ureter ist somit ab der Gefäßkreuzung bis unmittelbar vor den Eintritt in die Harnblase freigelegt. Die A. uterina wird nochmals abgesetzt und koaguliert. Der Befund wird den urologischen Kollegen demonstriert und auf weitere Maßnahmen verzichtet. Der Splint wird belassen. Bei weiter bestehender Stauung (intraoperativ bereits Rückbildung des Kalibersprunges) soll der betroffene Ureterabschnitt reseziert und der Verlauf per End-zu-End-Anastomose rekonstruiert werden.

Ausgiebige Spülung und Kontrolle auf Bluttrockenheit. Der linke Ureter ist intakt und zeigt eine normale Peristaltik. Einlage einer 12 Ch Robinson-Drainage, Entfernung der Instrumente unter Sicht und Verschluss der Einstiche per Einzelknopfnaht. Abschlussdesinfektion und steriler Wundverband, Urin perioperativ klar.

Dr. med. N.N.

6

6.27 Abdominale Hysterektomie

Pat.-Name:	Aufnahme-Nr.
Geschlecht/Alter: w, 59 Jahre	geboren:
Klinik:	Station:
Op-Datum:	
Op-Dauer: 11:20–12:58	
Operateur:	1. Assistent:
	2. Assistent:
OP-Schwester:	Springer:
Anästhesist:	
Anästhesieschwester:	

Diagnose:	D25.1	Uterus myomatosus mit Verdrägungsbeschwerden
Therapie:	5-683.20	abdominale Hysterektomie mit beiden Adnexen

Indikation Die Aufnahme der Patientin erfolgte wegen eines großen Uterus myomatosus in der Postmenopause. In Abhängigkeit von Belastung und Lage beschrieb die Patientin drückende Unterbauchbeschwerden im Sinne eines Fremkörpergefühls. Eine sonstige atypische Symptomatik lag nicht vor. Nach Erörterung der vorliegenden Befunde und Differentialdiagnosen wurde die Indikation zur abdominalen Hysterektomie mit Adnexektomie beiderseits gestellt.

Bericht Rückenlagerung der Patientin mit leicht abgespreizten Beinen gemäß Standard. Desinfektion von Scheide und Bauchdecke. Einlage eines transurethralen Blasenkatheters. Nach Abdeckung des OP-Feldes erfolgt das schichtweise Eröffnen des Abdomens per Pfannenstiellaparotomie. Längsinzision des parietalen Peritoneums und Einlage eines Kirschner-Rahmens. Es zeigt sich folgender Situs:

Der Uterus ist anteflektiert, ca. 12 cm lang und zeigt mehrere teils intramurale, teils subseröse Myome. Beide Adnexe erscheinen unauffällig. Das Peritoneum ist allseits glatt. Kolonrahmen, Appendix und Dünndarmschlingen sowie das Omentum majus sind inspektorisch, der Oberbauch palpatorisch unauffällig.

Verlagerung des Darmkonvolutes nach kranial mit Hilfe von Bauchtüchern. Beidseitiges Fassen des Uterus mit langen stumpfen Klemmen im Bereich von Lig. teres uteri und Lig. ovarii proprium. Umstechung der Ligg. teres uteri bds. und flexible Fixation dieser an Kocherklemmen. Bipolare Koagulation der Bänder und des sich kaudal anschließenden Gewebes medial der Umstechung. Durchtrennen der Ligg. teres uteri. Eröffnen des Harnblasenperitoneums im Bereich der Plica vesicouterina und teils stumpfes, teils scharfes Abpräparieren der Harnblase nach distal. Eingehen in das Retroperitoneum und Darstellen beider Ureteren, ohne diese wesentlich vom Peritoneum zu mobilisieren. Absetzen der Adnexe vom Lig. suspensorium ovarii und der Beckenwand über Overholtklemmen und doppelte Ligaturen unter Visualisierung und Schonung der Ureteren. Fortsetzen der Hysterektomie durch wechselseitiges Absetzen des Uterus von der A. uterina beidseits, den Parametrien, den Rektouterin-ligamenten und letztendlich von der Scheide jeweils über Wertheimklemmen und Umstechungen mit resorbierbarem Nahtmaterial. Dabei werden beide Ureteren wiederholt visualisiert und bleiben während der gesamten OP unbeeinträchtigt. Die Portio ist vollständig erfasst. Abgabe des Präparates zur histologischen Untersuchung. Verschluss der Scheide durch Einzelknopfnähte.

Spülung und Inspektion des OP-Gebietes, kleinere Blutungen im Bereich der Harnblasenhinterwand und der parametranen Absetzung werden durch bipolare Koagulation bzw. Umstechungen zum Stillstand gebracht. Entfernen der vollzähligen Bauchtücher und des Rahmens. Verschluss des parietalen Peritoneums durch fortlaufende Vicrylnaht. Nachfolgend schichtweiser Bauchdeckenwundverschluss unter subtiler Blutstillung. Intracutane Monocrylnaht. Steriler Wundverband. Der Urin im liegenden transurethralen Dauerkatheter erscheint klar.

Dr. med. N.N.

6.28 Vaginale Hysterektomie

Pat.-Name:	Aufnahme-Nr.
Geschlecht/Alter: w, 48 Jahre	geboren:
Klinik:	Station:
Op-Datum:	
Op-Dauer: 14:30–15:10	
Operateur:	1. Assistent:
	2. Assistent:
OP-Schwester:	Springer:
Anästhesist:	
Anästhesieschwester:	

Diagnose:	D25.1	Uterus myomatosus
	N92.0	Hypermenorrhoe
Therapie:	5-683.01	vaginale Hysterektomie
	5-661.65	Salpingektomie beidseits

Indikation Wegen prämenopausaler Hypermenorrhoe bei kleinem Uterus moymatosus wird nach ausführlicher Aufklärung über die konservativen und operativen Therapiealternativen die Indikation zur vaginalen Hysterektomie mit Salpingektomie beiderseits gestellt.

Bericht Time-out. Steinschnittlagerung. Einmalkatheterismus der Harnblase. Desinfektion des OP-Gebietes. In Spekulumeinstellung erfolgt das Anhaken der Portio uteri mit zwei Kugelzangen. Die Portio deszendiert bis zur Scheidenmitte. Semizirkuläre Umschneidung der Portio auf Höhe der Blasenfurche und Abpräparieren der vorderen Scheidenhaut von der Portio. Eröffnen des Douglasraumes durch quere Inzision der hinteren Scheidenfornix mit der Cooper-Schere. Das Douglasperitoneum wird durch Einzelknopfnähte an der hinteren Scheidenwundkante fixiert. Eröffnen des Peritoneums im Bereich der Plica vesicouterina. Nun schrittweises Absetzen der Gebärmutter von den Sacrouterinligamenten, den Parametrien und den Aa. uterinae wechselseitig über Wertheimklemmen und Umstechungen. Stürzen der Gebärmutter vor das Vestibulum vaginae. Absetzen des Uterus von den Ligg. teres uteri und den unauffälligen Adnexen über Wertheimklemmen und doppelte Ligaturen.

Fassen beider Eileiter mit der Fensterklemme und jeweils schrittweise Resektion durch Durchtrennung des Tubenmesos nach bipolarer Koagulation bzw. über Overholt-Klemmen und Ligatur.

Inspektion der Adnexstümpfe: bds. herrscht Bluttrockenheit. Zirkulärer Verschluss des Peritoneums unter Extraperitonealisierung der Adnexstümpfe. Erneute bipolare Koagulation kleinerer Sickerblutungen. Verschluss des Scheidenstumpfes durch Einzelknopfnähte mit Vicryl. Abschlussdesinfektion, Urin perioperativ klar.

Dr. med. N.N.

6

Urogynäkologische Operationen

Gert Naumann und Gero Teichmann

Inhaltsverzeichnis

7.1 Einlage retropubische suburethrale Schlinge – 93

7.2 Einlage transobturatorische suburethrale Schlinge – 95

7.3 Einlage adjustierbare suburethrale Single-incision-Schlinge – 96

7.4 Offene modifizierte Kolposuspension nach Burch durch Pfannenstiel-Laparotomie – 98

7.5 Laparoskopische transperitoneale modifizierte Kolposuspension nach Burch – 100

7.6 Faszienzügelplastik nach Narik-Palmrich durch Pfannenstiel-Laparotomie – 102

7.7 Intravesikale Injektion von Botulinumtoxin (Botox°, Fa. Allergan) – 104

7.8 Intraurethrale Injektion von Polyacrylamid (Bulkamid°, Contura) – 105

7.9 Vaginaler Zytozelenrepair mit Nativgewebe (Kolporrhaphia anterior) – 107

7.10 Vaginale paravaginale Kolpopexie bei Traktionszystozele – 109

7.11 Offen modifizierter Paravaginaldefekt-Repair durch Pfannenstiel-Laparotomie – 111

7.12 Vaginaler Rektozelenrepair mit Nativgewebe (Kolporrhaphia posterior) – 113

7.13 Vaginale Enterozelenversenkung – 115

7.14 Vaginaefixatio sacrospinalis nach Amreich-Richter – 117

7.15 Bilaterale Hysterofixatio sacrospinalis mit Bandinterponat (Splentis°, Fa. Promedon) – 119

7.16 Offene abdominale Hysterosakropexie durch Pfannenstiel-Laparotomie – 121

7.17 Laparoskopische Sakrokolpopexie – 123

7.18 Bilaterale Vaginaefixatio sacrospinalis mit Re-Kolporrhaphia anterior und Netzeinlage im vorderen Kompartment (Calistar°, Fa. Promedon) – 125

7.19 Laparoskopische Kolpo-Rekto-Sakropexie – 127

7.20 Kolpokleisis – 129

7.21 Vaginaler Fistelverschluss einer Vesiko-Vaginalfistel nach Füth – 131

7.22 Vaginale TVT-Bandteilresektion bei Obstruktion durch dystopes Band – 133

7.23 Laparoskopische Netzresektion bei Erosion nach Sakropexie – 135

7.1 Einlage retropubische suburethrale Schlinge

Pat.-Name:	**Aufnahme-Nr.**
Geschlecht/Alter: w, 53 Jahre	**geboren:**
Klinik:	**Station:**
Op-Datum:	
Op-Dauer: 9:12–9:32	
Operateur:	**1. Assistent:**
	2. Assistent:
OP-Schwester:	**Springer:**
Anästhesist:	
Anästhesieschwester:	

Diagnose:	**N39.3**	**Belastungsharninkontinenz nach frustraner konservativer Therapie**
Therapie:	**5-593.20**	**TVT retropubisch in Analgosedierung**
	5-932.40	**Verwendung von nicht resorbierbarem Polypropylen**
	1-693.2	**Diagnostische Urethrozystoskopie**

Indikation Die 53-jährige Patientin beklagt eine belastungsbedingte Harninkontinenz bei frustraner konservativer Therapie. Nach urogynäkologischer Funktionsdiagnostik wurde die Indikation zu einer Schlingenplastik gestellt, retropubisches Verfahren bei ausreichend mobilem Blasenhals.

Die Patientin wünscht eine operative Intervention. Sie wurde ausführlich über Durchführung, Nutzen und Risiko des Eingriffes aufgeklärt und über mögliche alternative Behandlungsoptionen informiert. Sie hat dem operativen Procedere schriftlich zugestimmt.

Bericht Gabe der Single-shot-Antibiose. Steinschnittlagerung der Patientin, Abduktion der Beine nicht mehr als 60°. Steriles Abwaschen und Abdecken des OP-Feldes. Herstellung der Injektionslösung insgesamt 140 ml (70 ml NaCl, 70 ml Lokalanästhetikum, 1 Ampulle Adrenalin). Team Time out. In Analgosedierung Legen eines Blasenkatheters 18 Ch. Infiltration mit 2×50 ml retrosymphysär zwischen Sympyse und Harnblase und 2×20 ml Injektionslösung paraurethral/retropubisch. Anlage von zwei Hautinzisionen oberhalb der Symphyse. Fassen der Scheidenhaut mit zarten Klemmen, Kolpotomie miturethral über 1 cm und vorsichtiges Präparieren eines kurzen Tunnels nach rechts und links zur Unterkante der Symphyse. Legen des ersten Schlingenschenkels links mittels Spieß streng retrosymphysär. Die Urethra wird dabei mit Hilfe des gespannten Katheters nach links distanziert. Blasenfüllung mit 300 ml NaCl. Die Kontrollzystoskopie zeigt die Blase unverletzt. Legen des kontralateralen Schlingenschenkels rechts mittels Spieß streng retrosymphysär. Die Urethra wird dabei mit Hilfe des gespannten Katheters nach rechts distanziert. Blasenfüllung mit 300 ml NaCl. Die Kontrollzystoskopie zeigt die Blase unverletzt. Einlage der Schere zwischen Schlinge und Harnröhre zur suburethralen spannungsfreien Platzierung der Schlinge. Die Patientin wird zum Husten aufgefordert und die Schlinge so positioniert, dass nur noch minimalst Urin verloren geht. Entfernung der Plastikfolien der TVT-Schlinge beidseits. Verschluß der suburethralen Kolpotomie. Kürzen der Schlingenenden suprasymphysär. Verschluß der Hautinzisionen. Katheterurin in allen Phasen der Operation klar. Lagerung der Patientin entsprechend den Klinikstandards war korrekt. Übergabe der KL-stabilen Patientin an den Aufwachraum.

Weiteres Prozedere   Postoperative Kontrolle des Urins zum Ausschluss einer Hämaturie. DK 12 Ch für 12 h. Veranlassung einer sonographischen Restharnkontrolle nach erster Spontanmiktion nach Katheterentfernung. Entlassung der Patientin bei Restharnwerten < 100 ml möglich.

Dr. med. N.N.

7.2 Einlage transobturatorische suburethrale Schlinge

Pat.-Name: Aufnahme-Nr.

Geschlecht/Alter: w, 71 Jahre   geboren:

Klinik: Station:

Op-Datum:

Op-Dauer: 9:30–9:48

Operateur: 1. Assistent:

                                        2. Assistent:

OP-Schwester: Springer:

Anästhesist:

Anästhesieschwester:

Diagnose:	N39.3	Belastungsharninkontinenz nach frustraner konservativer Therapie
Therapie:	5-593.20	TVT transobturatorisch
	5-932.40	Verwendung von nicht resorbierbarem Polypropylen
	1-693.2	Diagnostische Urethrozystoskopie

Indikation Die 71-jährige Patientin beklagt eine Belastungsharninkontinenz I.-II. Grades nach frustraner konservativer Therapie. Nach ausführlicher Erörterung der Alternativen sowie des Pro und Contra von nichtresorbierbarem Material und Zugangsweg wurde die Einlage einer transobturatorischen suburethralen Schlinge vereinbart. Auf ausdrücklichen Wunsch der Patientin soll der Eingriff in Allgemeinanästhesie erfolgen.

Bericht Perioperative Antibiose, Steinschnittlagerung, Desinfektion, sterile Abdeckung und Time out. Legen eines gespannten Blasenkatheters 14 Ch und Aufsuchen der Blockung. Hydrodissektion mit je 20 ml physiologischem NaCl beidseits paraurethral. Anlage einer medianen Kolpotomie im mittleren Urethrabereich über 1 cm und Tunnelung per Schere nach rechts und links paraurethral unter Schonung des Sulcus paraurethralis. Nach beidseitiger Stichinzision unterhalb der Sehne des M. adductor longus und lateral des Ramus inferior des Os pubis wird die Helix erst rechts, dann links unter permanenter Palpation durchgeführt, das Band gefasst und platziert. Blasenfüllung mit 250 ml NaCl und problemloses Einführen des Zystoskops. Die Zystoskopie zeigt keine Läsion. Einlage der Schere zwischen Schlinge und Harnröhre und spannungsfreie Platzierung der Schlinge. Keine Blutung, Urin weiterhin klar. Verschluss der suburethralen Kolpotomie und der Stichinzisionen per Einzelknopfnaht, Entfernung des DK und Abschlussdesinfektion.

Weiteres Prozedere Anstreben der Spontanmiktion, Blutbildkontrolle zwei Stunden postoperativ und Restharnkontrolle.

Dr. med. N.N.

7.3 Einlage adjustierbare suburethrale Single-incision-Schlinge

Pat.-Name:		Aufnahme-Nr.
Geschlecht/Alter: w, 72 Jahre		geboren:
Klinik:		Station:
Op-Datum:		
Op-Dauer: 9:30–9:42		
Operateur:		1. Assistent:
		2. Assistent:
OP-Schwester:		Springer:
Anästhesist:		
Anästhesieschwester:		

Diagnose:	N39.3	Belastungsharninkontinenz nach frustraner konservativer Therapie
Therapie:	5-593.20	Einlage Single-Incision-Schlinge Altis in Analgosedierung
	5-932.40	Verwendung von nicht resorbierbarem Polypropylen
	1-693.2	Diagnostische Urethrozystoskopie

Indikation Die 72-jährige Patientin beklagt eine belastungsbedingte Harninkontinenz bei frustraner konservativer Therapie. Nach urogynäkologischer Funktionsdiagnostik wurde die Indikation zu einer Schlingenplastik gestellt, bei wenig mobilem Blasenhals und erhöhter internistischer Co-Morbidität wird die Indikation zur Einlage einer Single-Incision-Schlinge gestellt, die keiner retropubischen Passage bedarf.

Die Patientin wünscht eine operative Intervention. Sie wurde ausführlich über Durchführung, Nutzen und Risiko des Eingriffes aufgeklärt und über mögliche alternative Behandlungsoptionen informiert. Sie hat dem operativen Procedere schriftlich zugestimmt.

Bericht Gabe der Single-shot-Antibiose. Steinschnittlagerung der Patientin. Steriles Abwaschen und Abdecken des OP-Feldes. Team Time out. In Analgosedierung Legen eines Blasenkatheters 14 Ch. Infiltration mit 2×20 ml Injektionslösung paraurethral. Fassen der Scheidenhaut mit zarten Klemmen, Kolpotomie miturethral über 1 cm und vorsichtiges Präparieren eines kurzen Tunnels nach rechts und links paraurethral, ohne die Faszie des Musculus obturatorius internus zu perforieren. Einführen des ersten Schlingenschenkels, der Fixationsanker wird auf den helixartigen Tunnelierer aufgesetzt und durch eine rotierende Bewegung auf Höhe der

Klitoris in der Faszie des M. obturatorius internus lateral fixiert. Gleiches Vorgehen auf der anderen Seite. Blasenfüllung mit 300 ml NaCl. Die Kontrollzystoskopie zeigt die Blase unverletzt. Positionierung der Minischlinge durch leichten Zug am mobilen Ankerfaden. Einlage der Schere zwischen Schlinge und Harnröhre zur suburethralen spannungsfreien Platzierung der Schlinge. Das Band liegt der Harnröhre an, ohne diese einzuengen. Die Patientin wird zum Husten aufgefordert und die Schlinge so positioniert, dass kein Urin verloren geht. Verschluss der suburethralen Kolpotomie. Katheterurin in allen Phasen der Operation klar. Lagerung der Patientin entsprechend den Klinikstandards war korrekt. Übergabe der KL-stabilen Patientin an den Aufwachraum.

Weiteres Prozedere Postoperative Kontrolle des Urins zum Ausschluss einer Hämaturie. DK für 12 h. Veranlassung einer sonographischen Restharnkontrolle nach erster Spontanmiktion nach Katheterentfernung. Entlassung der Patientin bei Restharnwerten < 100 ml möglich.

Dr. med. N.N.

7.4 Offene modifizierte Kolposuspension nach Burch durch Pfannenstiel-Laparotomie

Pat.-Name:		Aufnahme-Nr.	
Geschlecht/Alter: w, 47 Jahre		geboren:	
Klinik:		Station:	
Op-Datum:			
Op-Dauer: 9:30–10:30			
Operateur:		1. Assistent:	
		2. Assistent:	
OP-Schwester:		Springer:	
Anästhesist:			
Anästhesieschwester:			

Diagnose:	N39.3	Belastungsharninkontinenz nach frustraner konservativer Therapie und bei deutlichem Lateraldefekt
Therapie:	5-593.20	Burch-Kolposuspension durch Pfannenstiel-Laparotomie
	1-693.2	Diagnostische Urethrozystoskopie

Indikation Die 47-jährige Patientin beklagt eine belastungsbedingte Harninkontinenz bei frustraner konservativer Therapie. Nach urogynäkologischer Funktionsdiagnostik wurde bei deutlichem Lateraldefekt die Indikation zu einer modifizierten Burch-Kolposuspension durch Mini-Pfannenstiel-Laparotomie gestellt.

Die Patientin wünscht eine operative Intervention. Sie wurde ausführlich über Durchführung, Nutzen und Risiko des Eingriffes aufgeklärt und über mögliche alternative Behandlungsoptionen informiert. Sie hat dem operativen Procedere schriftlich zugestimmt.

Bericht Gabe der Single-shot-Antibiose. Steinschnittlagerung der Patientin. Steriles Abwaschen vaginal und abdominal und Abdecken des OP-Feldes. Legen eines 14 Ch Blasenkatheters. Team Time out. Schichtweises Eröffnen der Bauchdecke mittels Pfannenstiel-Laparotomie über ca. 7–8 cm median. Quere Inzision der Rektusfaszie, Längsinzision der Linea alba und Auseinanderdrängen der Rektusbäuche und stumpfes Eröffnen der Beckenwände bds. bis hinab zum Beckenboden und Darstellen der Vaginalfaszie. Es wird auf die Unversehrtheit des Peritoneums geachtet. Eingehen des Operateurs mit der linken Hand in die Vagina. Leichte Elevation des Fornix vaginae anterius unter Tastung des Katheterbällchens als Position des zytourethralen Überganges. Im Abstand von etwa 10–12 mm werden mit genügender Distanz zur prox. Harnröhre und Blasenhals bds zwei Ethibond Fäden Stärke 0 dachziegelartig durch die Scheidenwand unter Schonung der Mukosa gestochen. Diese Fäden werden anschließend durch das Ligamentum pectineale gelegt. Analoges Vorgehen auf der rechten Seite. Nun Knüpfen aller Fäden, hierzu wird vom Operateur der Blasenhals leicht von vaginal angehoben, der Assistent knüpft auf den Finger des Operateurs ohne weitere Spannung. Es entstehen ein guter Elevationseffekt im Bereich des urethrovesikalen Übergangs und ein Fixieren der Blasenpfeiler lateral. Diagnostische Urethro-Zystoskopie zum Ausschluss intravesikal liegendem Fadenmaterial. Weiterer Verschluss der Bauchdecke in Schichten in typischer Weise nach Einlage einer Redondrainage ins Cavum retzii. Die Intrakutannaht beendet die Operation. Steriler Pflasterverband. Katheterurin in allen Phasen der Operation klar DK für 48 h. Lagerung der Patientin entsprechend den Klinikstandards war korrekt. Übergabe der KL-stabilen Patientin an den Aufwachraum.

Weiteres Prozedere DK für 12 h. Veranlassung einer sonographischen Restharnkontrolle nach erster Spontanmiktion nach Katheterentfernung. Entlassung der Patientin bei Restharnwerten < 100 ml möglich.

Dr. med. N.N.

7.5 Laparoskopische transperitoneale modifizierte Kolposuspension nach Burch

Pat.-Name:	Aufnahme-Nr.
Geschlecht/Alter: w, 47 Jahre	geboren:
Klinik:	Station:
Op-Datum:	
Op-Dauer: 9:30–10:30	
Operateur:	1. Assistent:
	2. Assistent:
OP-Schwester:	Springer:
Anästhesist:	
Anästhesieschwester:	

Diagnose:	N39.3	Belastungsharninkontinenz nach frustraner konservativer Therapie und bei deutlichem Lateraldefekt
Therapie:	5-593.20	Burch-Kolposuspension durch transperitoneale Laparoskopie
	1-693.2	Diagnostische Urethrozystoskopie

Indikation   Die 47-jährige Patientin beklagt eine belastungsbedingte Harninkontinenz bei frustraner konservativer Therapie. Nach urogynäkologischer Funktionsdiagnostik wurde bei deutlichem Lateraldefekt die Indikation zu einer modifizierten Burch-Kolposuspension durch transperitonealen Laparoskopiezugang gestellt.

Die Patientin wünscht eine operative Intervention. Sie wurde ausführlich über Durchführung, Nutzen und Risiko des Eingriffes aufgeklärt und über mögliche alternative Behandlungsoptionen informiert. Sie hat dem operativen Procedere schriftlich zugestimmt.

Bericht   Gabe der Single-shot-Antibiose. Steinschnittlagerung der Patientin. Steriles Abwaschen vaginal und abdominal und Abdecken des OP-Feldes. Legen eines 14 Ch Blasenkatheters, Auffüllen der Harnblase mit 60 ml NaCl. Team Time out. Eingang mit der Verresnadel in der Nabelgrube in das Abdomen, Insufflation von 3 Litern $CO2$ bis zu einem intraabdominalem Druck von 15 mm Hg, Eingang mit dem 10 mm Trokar in das Abdomen, Exploration mit der Kamera, keine Blutungen, keine Läsionen im Einstichgebiet. Eingang mit einem 12 mm-Trokar im linken UB und mit einem 5 mm-Trokar in den rechten UB. Inspektion des kleinen Beckens. Einschneiden des Blasenperitoneums nach Fassen des linken Ligamentum umbilicale laterale, Abpräparation des präperitonealen Fettgewebes nach kaudal, bis die Symphysenrückseite und bds. lateral der Ansatz des Ligamentum pectineale sichtbar werden. Präparation des Blasenhalses und bds. Rückseite der vorderen Scheidenwand. Eingehen des Operateurs mit der linken Hand in die Vagina. Leichte Elevation des Fornix vaginae anterius unter Tastung des Katheterbällchens als Position des zytourethralen Überganges. Im Abstand von etwa 10–12 mm werden mit genügender Distanz zur prox. Harnröhre und Blasenhals bds zwei Ethibond Fäden Stärke 0 dachziegelartig durch die Scheidenwand unter Schonung der Mukosa gestochen. Diese Fäden werden anschließend durch das Ligamentum pectineale gelegt. Analoges Vorgehen auf der rechten Seite. Nun Knüpfen aller Fäden, hierzu wird vom Assistenten der Blasenhals leicht von vaginal angehoben, der Operateur knüpft extrakorporal ohne weitere Spannung. Es entstehen ein guter Elevationseffekt im Bereich des urethrovesikalen Übergangs und ein Fixieren der Blasenpfeiler lateral. Diagnostische Urethro-Zystoskopie zum Ausschluss intravesikal liegendem Fadenmaterial. Verschluss des parietalen Peritoneums. Beendigung der OP nach Einlage einer Drainage in das Cavum retzii. Entfernung aller Instrumente. Verschluss der Laparoskopie-Inzisionen durch Vicryl-EKN. Steriler Pflasterverband. Katheterurin in allen Phasen der Operation klar, DK für 48 h. Lagerung der Patientin entsprechend den Klinikstandards war korrekt. Übergabe der KL-stabilen Patientin an den Aufwachraum.

Weiteres Prozedere DK für 12 h. Veranlassung einer sonographischen Restharnkontrolle nach erster Spontanmiktion nach Katheterentfernung. Entlassung der Patientin bei Restharnwerten < 100 ml möglich.

Dr. med. N.N.

7.6 Faszienzügelplastik nach Narik-Palmrich durch Pfannenstiel-Laparotomie

Pat.-Name:	Aufnahme-Nr.
Geschlecht/Alter: w, 57 Jahre	geboren:
Klinik:	Station:
Op-Datum:	
Op-Dauer: 9:30–10:10	
Operateur:	1. Assistent:
	2. Assistent:
OP-Schwester:	Springer:
Anästhesist:	
Anästhesieschwester:	

Diagnose:	N39.3	Belastungsharninkontinenz bei hypotoner Urethra
		Z.n. Burch-Kolposuspension
	N39.47!	Rezidivinkontinenz
Therapie:	5-593.02	Faszienzügelplastik nach Narik-Palmrich durch Pfannenstiel-Laparotomie

Indikation Die 57-jährige Patientin beklagt eine Rezidiv-Belastungsinkontinenz bei Z.n. Burch-Kolposuspension. Nach urogynäkologischer Funktionsdiagnostik wurde bei hypotoner Urethra die Indikation zu einer Faszienzügelplastik durch Pfannenstiel-Laparotomie gestellt.

Die Patientin wünscht eine operative Intervention. Sie wurde ausführlich über Durchführung, Nutzen und Risiko des Eingriffes aufgeklärt und über mögliche alternative Behandlungsoptionen informiert. Insbesondere wird eine mögliche Überkorrektur angesprochen. Sie hat dem operativen Procedere schriftlich zugestimmt.

Bericht Gabe der Single-shot-Antibiose. Steinschnittlagerung der Patientin. Steriles Abwaschen vaginal und abdominal und Abdecken des OP-Feldes. Legen eines 14 Ch Blasenkatheters. Team Time out. Schichtweises Eröffnen der Bauchdecke mittels Pfannenstiel-Laparotomie. Freilegung der Rektusfaszie. Zur Gewinnung der Faszienstreifen wird auf beiden Seiten das Subkutangewebe auf der Faszie unterminiert in Richtung Christa iliaca superior anterior. Herausschneiden eines jeweils 2 cm breiten und ca. 12 langen Faszienstreifens des Musculus obliquus externus abdominis, der bds. im Bereich der Symphyse gestielt bleibt. Nach subtiler Blutstillung wird der Fasziendefekt verschlossen. Schaffung eines Tunnels von abdominal retrosymphysär bis auf die Beckenbodenfaszie. Umlagerung nach vaginal. Mediane Kolpotomie, paraurethrale Präparation eines kurzen Tunnels nach rechts und links zur Unterkante der Symphyse. Eingehen mit einer gebogenen Klemme nach kranial, Perforation der Faszie und Austritt im Bereich des präformierten Tunnels. Fassen des angeschlungenen Faszienstreifens und Ausleiten nach vaginal. Gleiches Vorgehen auf beiden Seiten. Von vaginal werden nun beide Faszienzügel an der ventralen und dorsalen Kante miteinander verbunden durch Vicryl EKN, es entsteht ein kräftiger Zügel, auf dem die Harnröhre reitet. Mehrere kräftige Nähte, die zu einer suffizienten Elevation der Harnröhre führen. Subtile Blutstillung, Verschluss der Kolpotomie. Vaginale Tamponade für 24 h. Weiterer Verschluss der Bauchdecke in Schichten in typischer Weise nach Einlage einer Redondrainage. Steriler Pflasterverband. Katheterurin in allen Phasen der Operation klar DK für 48 h. Lagerung der Patientin entsprechend den Klinikstandards war korrekt. Übergabe der KL-stabilen Patientin an den Aufwachraum.

Weiteres Prozedere DK für 48 h. Veranlassung einer sonographischen Restharnkontrolle nach Katheterentfernung. Entlassung der Patientin bei Restharnwerten < 100 ml möglich.

Dr. med. N.N.

7.7 Intravesikale Injektion von Botulinumtoxin (Botox°, Fa. Allergan)

Pat.-Name:	Aufnahme-Nr.
Geschlecht/Alter: w, 62 Jahre	geboren:
Klinik:	Station:
Op-Datum:	
Op-Dauer: 9:12–9:32	
Operateur:	1. Assistent:
	2. Assistent:
OP-Schwester:	Springer:
Anästhesist:	
Anästhesieschwester:	

Diagnose	N31.82	Therapierefraktäre idiopathische überaktive Harnblase bei Z.n. frustraner konservativer Therapie
Therapie:	5-579.62	Injektion von Botulinumtoxin in Analgosedierung
	1-693.2	diagnostische Urethrozystoskopie

Indikation Die 62-jähr. Pat. in gutem AZ beklagt eine therapierefraktäre Überaktive Blase. Trotz konservativer Therapien mit diversen Anticholinergika ist es zu keiner Besserung der Drangsymptomatik gekommen. Die Patientin wünscht eine operative Intervention. Sie wurde ausführlich über Durchführung, Nutzen und Risiko des Eingriffes aufgeklärt und über mögliche alternative Behandlungsoptionen informiert. Sie hat dem operativen Procedere schriftlich zugestimmt.

Bericht Gabe der Single-shot-Antibiose. Steinschnittlagerung der Patientin. Steriles Abwaschen und Abdecken des OP-Feldes. Team Time out. Einführen des OP-Zystoskopes mit 10° Optik und Füllen der Blase auf etwa 100 ml. Bilddokumentation des intravesikalen Befundes mit Angabe der Ureterostien, ggf. Trabekulierung der Harnblase, Schleimhaut-Verhältnisse. Über das OP-Zystoskop wird die Spezialnadel vorgeschoben. Botox° 100 UI wird auf 10 ml NaCl aufgelöst und in 20 Portionen in den Blasenmuskel unter Aussparung des Trigonums meanderförmig eingespritzt, keine Blutung. Entleerung der Harnblase, Einlage eines 12Ch-DK für 24 h. Lagerung der Patientin entsprechend den Klinikstandards war korrekt, Übergabe der KL-stabilen Patientin an den Aufwachraum.

Weiteres Prozedere Postoperative Kontrolle des Urins zum Ausschluss einer Hämaturie. Veranlassung einer sonographischen Restharnkontrolle nach 14 d.

Dr. med. N.N.

7.8 Intraurethrale Injektion von Polyacrylamid (Bulkamid°, Contura)

Pat.-Name:		**Aufnahme-Nr.**
Geschlecht/Alter: w, 71 Jahre		**geboren:**
Klinik:		**Station:**
Op-Datum:		
Op-Dauer: 11.15–11.30		
Operateur:		**1. Assistent:**
		2. Assistent:
OP-Schwester:		**Springer:**
Anästhesist:		
Anästhesieschwester:		

Diagnose	N39.3	**Rezidiv-Belastungsinkontinenz bei**
	N39.47!	**Z.n. Burch-Kolposuspension und TVT**
Therapie:	5-596.01	**intraurethrale Bulkamidinjektion**
	1-693.2	**diagnostische Urethrozystoskopie**

Indikation Bei der 71-jährigen adipösen Patientin besteht eine deutliche Rezidiv-Belastungsinkontinenz nach Kolposuspension und TVT-Band. Nach Abwägung aller Alternativen wird die Indikation zu einer intraurethralen Bulkamid-Injektion gestellt und die Patientin ausführlich beraten. Die Patientin wünscht eine operative Intervention. Sie wurde ausführlich über Durchführung, Nutzen und Risiko des Eingriffes aufgeklärt und über mögliche alternative Behandlungsoptionen informiert. Sie hat dem operativen Procedere schriftlich zugestimmt.

Bericht Gabe der Single-shot-Antibiose. Steinschnittlagerung der Patientin. Steriles Abwaschen und Abdecken des OP-Feldes. Team Time out. In Analgosedierung Einführen des Bulkamid-Urethroskopes mit 0°-Optik und angekoppelter Rotationshülse, unauffällige Blasenverhältnisse. Entleerung der Harnblase über das angeschlossene Infusions- und Ablasssystem. Stabilisierung der Harnröhre durch Öffnung des Infusionssystems über den blauen Zulaufstutzen und leichtem Wasserinflow. Zurückziehen der Optik in die Urethra bis in den mittleren Urethrabereich bis Übergang zu Blasenhals. Vorschieben der Injektionsnadel mit aufgesetzter Bulkamidspritze 1 m Inhalt, bei 6, 9 und 3 Uhr Injektion von insgesamt 1,9 ml Bulkamidgel unter die Mukosa mit gutem Ballonierungseffekt. Gute Okklusion der Harnröhre, keine Blutung. Urin in allen Phasen der Operation klar. Lagerung der Patientin entsprechend den Klinikstandards war korrekt. Übergabe der KL-stabilen Patientin an den Aufwachraum.

Weiteres Prozedere   Postoperative Kontrolle des Urins zum Ausschluss einer Hämaturie. Veranlassung einer sonographischen Restharnkontrolle nach erster Spontanmiktion. Entlassung der Patientin bei Restharnwerten < 100 ml möglich. Bei erhöhten Restharnwerten vorsichtiger Einmal-Katheterismus mit 8 Ch Katheter.

Dr. med. N.N.

7.9 Vaginaler Zytozelenrepair mit Nativgewebe (Kolporrhaphia anterior)

Pat.-Name: **Aufnahme-Nr.**

Geschlecht/Alter: w, 68 Jahre   **geboren:**

Klinik: **Station:**

Op-Datum:

Op-Dauer: 9:12–9:38

Operateur: **1. Assistent:**

                                                        2. Assistent:

OP-Schwester: **Springer:**

Anästhesist:

Anästhesieschwester:

Diagnose: N81.1   Genitaldescensus II. Grades mit Distensionszystozele

Therapie: 5-704.00   vaginaler Zystozelenrepair mit Nativgewebe

Indikation Bei der 68-jährigen Patientin besteht eine deutliche Genitalsenkung im Bereich der vorderen Scheidenwand mit Ausbildung eines zentralen Defektes als Distensionszystozele. Bei Z.n. nach Hysterektomie ist der Scheidenapex gut verankert. Die Patientin beklagt eine deutliche Blasenentleerungsstörung mit Restharngefühl ohne Inkontinenz. Die urogynäkologische Funktionsdiagnostik kann eine larvierte Belastungsinkontinenz ausschließen, Restharn 160 ml. Eine Würfelpessar-Reposition wurde von der Patientin nicht toleriert.

Indikation zur vaginalen Zystozelenversenkung mit Nativgewebe.

Die Patientin wünscht eine operative Intervention. Sie wurde ausführlich über Durchführung, Nutzen und Risiko des Eingriffes aufgeklärt und über mögliche alternative Behandlungsoptionen informiert. Sie hat dem operativen Procedere schriftlich zugestimmt.

Bericht Gabe der Single-shot-Antibiose. Steinschnittlagerung der Patientin, Steriles Abwaschen und Abdecken des OP-Feldes. Entleerung der Harnblase. Team Time out. In Allgemeinnarkose mit Larynxmaske Fassen der Zystozele mit Klemmen, Unterspritzen mit verdünnter Adrenalinlösung. Mediane Kolpotomie, obere Grenze der Kolpotomie am Blasenhals. Präparation der Zystozele nach bds. weit lateral durch Unterminierung der Scheidenwand im Spatium vesicovaginale mit der Schere bis zum Erreichen intakter Faszienstrukturen, ohne die Vaginalwand zu sehr auszudünnen. Mittels fortlaufender PDS 2–0 Naht wird die Zystozele eingestülpt, hierzu Beginn der Naht suburethral, ohne den Blasenhals einzuengen. Mitfassen der lateralen Gefäßstrukturen zur Blutstillung, ohne die Vaginalwand mitzufassen. Distal werden die Blasenpfeiler mitgefasst. Nach sparsamer Scheidenhautresektion Verschluss der vorderen Scheidenwand durch fortlaufende Naht mit Vicryl 2–0, die

Kolpotomie kann komplett spannungsfrei verschlossen werden. Einlage eines Foley-Katheters für 24 h, Urin in allen Phasen der Operation klar. Einlage einer lockeren Salbentamponade vaginal. Lagerung der Patientin entsprechend den Klinikstandards war korrekt. Übergabe der KL-stabilen Patientin an den Aufwachraum.

Weiteres Prozedere DK für 24 h. Veranlassung einer sonographischen Restharnkontrolle nach Spontanmiktion nach Katheterentfernung. Nephrosonographie. Entlassung der Patientin bei Restharnwerten < 100 ml möglich.

Dr. med. N.N.

7.10 Vaginale paravaginale Kolpopexie bei Traktionszystozele

Pat.-Name:	Aufnahme-Nr.
Geschlecht/Alter: w, 63 Jahre	geboren:
Klinik:	Station:
Op-Datum:	
Op-Dauer: 8:15–9:01	
Operateur:	1. Assistent:
	2. Assistent:
OP-Schwester:	Springer:
Anästhesist:	
Anästhesieschwester:	

Diagnose:	N81.1	Genitaldescensus II. Grades mit Traktionszystozele
	N39.1	Blasenentleerungsstörung
Therapie:	5-595.24	vaginale paravaginale Kolpopexie

Indikation Bei der 63-jährigen Patientin besteht eine Genitalsenkung im Bereich der vorderen Scheidenwand mit Ausbildung eines lateralen Defektes als Traktionszystozele. Die Patientin beklagt eine deutliche Blasenentleerungsstörung mit Restharngefühl ohne Inkontinenz. Die urogynäkologische Funktionsdiagnostik kann eine Belastungsinkontinenz ausschließen. Eine Würfelpessar-Reposition wurde von der Patientin nicht toleriert.

Indikation zur vaginalen Zystozelenversenkung mit Nativgewebe.

Die Patientin wünscht eine operative Intervention. Sie wurde ausführlich über Durchführung, Nutzen und Risiko des Eingriffes aufgeklärt und über mögliche alternative Behandlungsoptionen informiert. Sie hat dem operativen Procedere schriftlich zugestimmt.

Bericht Gabe der Single-shot-Antibiose. Steinschnittlagerung der Patientin, Steriles Abwaschen und Abdecken des OP-Feldes. Entleerung der Harnblase. Team Time out. In Allgemeinnarkose mit Larynxmaske zunächst Markierung des Lateraldefektes. Hierzu Elevation der Traktionszystozele mit der geöffneten Kornzange bds. an den Arcus tendineus fasciae pelvis. Markierung der beiden Sulci tangential mit Markierungsnähten. Fassen der Zystozele mit Klemmen, Unterspritzen mit verdünnter Adrenalinlösung. Mediane Kolpotomie, obere Grenze der Kolpotomie am Blasenhals. Präparation der Zystozele nach bds. lateral durch Unterminierung der Scheidenwand im Spatium vesicovaginale mit der Schere bis zum Erreichen des lateralen Fasziendefektes, ohne die Vaginalwand zu sehr auszudünnen. Mittels einzelner Vicryl-Nähten wird der zentrale Anteil der Zystozele eingestülpt. Palpatorische Lokalisation des Arcus tendineus und stumpfe Erweiterung des Defektes. Fassen des lateralen Arcus unter Aussparung der Vasa obturatoria mittels 3 Einzelknopfnähten. Durchführen der Nähte durch die Vaginalhaut auf Höhe der

Nahtmarkierungen. Nach sparsamer Scheidenhautresektion Verschluss der vorderen Scheidenwand durch fortlaufende Naht mit Vicryl 2–0, die Kolpotomie kann komplett spannungsfrei verschlossen werden. Einlage eines Foley-Katheters für 24 h, Urin in allen Phasen der Operation klar. Einlage einer lockeren Salbentamponade vaginal. Lagerung der Patientin entsprechend den Klinikstandards war korrekt. Übergabe der KL-stabilen Patientin an den Aufwachraum.

Weiteres Prozedere DK für 48 h. Veranlassung einer sonographischen Restharnkontrolle nach Spontanmiktion nach Katheterentfernung. Nephrosonographie. Entlassung der Patientin bei Restharnwerten < 100 ml möglich.

Dr. med. N.N.

7.11 Offen modifizierter Paravaginaldefekt-Repair durch Pfannenstiel-Laparotomie

Pat.-Name: **Aufnahme-Nr.**

Geschlecht/Alter: w, 43 Jahre   **geboren:**

Klinik: **Station:**

Op-Datum:

Op-Dauer: 8:05–9:08

Operateur: **1. Assistent:**

                                       2. Assistent:

OP-Schwester: **Springer:**

Anästhesist:

Anästhesieschwester:

Diagnose: N81.1   **Genitaldescensus II. Grades mit Traktionszystozele**

               N39.1   **Blasenentleerungsstörung**

Therapie: 5-595.20   **offen modifizierter Paravaginaldefekt-Repair durch**

                                         Pfannenstiel-Laparotomie

Indikation Bei der 43-jährigen Patientin besteht eine Genitalsenkung im Bereich der vorderen Scheidenwand mit Ausbildung eines lateralen Defektes als Traktionszystozele. Die Patientin beklagt eine deutliche Blasenentleerungsstörung mit Restharngefühl ohne Inkontinenz. Die urogynäkologische Funktionsdiagnostik kann eine Belastungsinkontinenz ausschließen. Eine Würfelpessar-Reposition wurde von der Patientin nicht toleriert. Nach urogynäkologischer Funktionsdiagnostik wurde bei deutlichem Lateraldefekt die Indikation zu einer modifizierten Kolposuspension als Lateralrepair durch Mini-Pfannenstiel-Laparotomie gestellt.

Die Patientin wünscht eine operative Intervention. Sie wurde ausführlich über Durchführung, Nutzen und Risiko des Eingriffes aufgeklärt und über mögliche alternative Behandlungsoptionen informiert. Sie hat dem operativen Procedere schriftlich zugestimmt.

Bericht Gabe der Single-shot-Antibiose. Steinschnittlagerung der Patientin. Steriles Abwaschen vaginal und abdominal und Abdecken des OP-Feldes. Legen eines 14 Ch Blasenkatheters. Team Time out. Schichtweises Eröffnen der Bauchdecke mittels Pfannenstiel-Laparotomie über ca. 7–8 cm median. Quere Inzision der Rektusfaszie, Längsinzision der Linea alba und Auseinanderdrängen der Rektusbäuche und stumpfes Eröffnen der Beckenwände bds. bis hinab zum Beckenboden und Darstellen der Vaginalfaszie. Es wird auf die Unversehrtheit des Peritoneums geachtet. Eingehen des Operateurs mit der linken Hand in die Vagina. Leichte Elevation des Fornix vaginae anterius unter Tastung des Katheterbällchens als Position des zytourethralen Überganges. Im Abstand von etwa 10–12 mm werden mit genügender Distanz zur prox. Harnröhre und Blasenhals bds vier Ethibond Fäden Stärke 0 dachziegelartig durch die Scheidenwand bis nach lateral unter Schonung der Mukosa gestochen. Diese Fäden werden anschließend durch das Ligamentum pectineale gelegt. Analoges Vorgehen auf der rechten Seite. Nun Knüpfen aller Fäden, hierzu wird vom Operateur der Blasenhals leicht von vaginal angehoben, der Assistent knüpft auf den Finger des Operateurs ohne weitere Spannung. Es entstehen ein guter Elevationseffekt im Bereich des urethrovesikalen Übergangs und des Vaginalsulcus und ein Fixieren der Blasenpfeiler lateral. Weiterer Verschluss der Bauchdecke in Schichten in typischer Weise nach Einlage einer Redondrainage ins Cavum Retzii. Die Intrakutannaht beendet die Operation. Steriler Pflasterverband. Katheterurin in allen Phasen der Operation klar DK für 48 h. Lagerung der Patientin entsprechend den Klinikstandards war korrekt. Übergabe der KL-stabilen Patientin an den Aufwachraum.

Weiteres Prozedere   DK für 24 h. Veranlassung einer sonographischen Restharnkontrolle nach Spontanmiktion nach Katheterentfernung und Nephrosonographie.

Dr. med. N.N.

7.12 Vaginaler Rektozelenrepair mit Nativgewebe (Kolporrhaphia posterior)

Pat.-Name:	Aufnahme-Nr.
Geschlecht/Alter: w, 59 Jahre	geboren:
Klinik:	Station:
Op-Datum:	
Op-Dauer: 12.10–12.40	
Operateur:	1. Assistent:
	2. Assistent:
OP-Schwester:	Springer:
Anästhesist:	
Anästhesieschwester:	

Diagnose: N81.6   Genitaldescensus II. Grades mit Rektozele

Therapie: 5-704.10   Vaginaler Rektozelenrepair mit Nativgewebe

Indikation Bei der 59-jährigen Patientin besteht eine symptomatische Genitalsenkung im posterioren Kompartiment mit Ausbildung einer prolabierenden Rektozele. Die Patientin beklagt eine deutliche Stuhlentleerungsstörung mit Scheidenvorwölbung. Die urogynäkologische Funktionsdiagnostik kann eine Stuhlinkontinenz ausschließen. Eine Würfelpessarrepostion wurde von der Patientin nicht toleriert.

Indikation zur vaginalen Rektozelenversenkung mit Nativgewebe.

Die Patientin wünscht eine operative Intervention. Sie wurde ausführlich über Durchführung, Nutzen und Risiko des Eingriffes aufgeklärt und über mögliche alternative Behandlungsoptionen informiert. Sie hat dem operativen Procedere schriftlich zugestimmt.

Bericht Gabe der Single-shot-Antibiose. Steinschnittlagerung der Patientin, Steriles Abwaschen und Abdecken des OP-Feldes. Entleerung der Harnblase. Team Time out. In Allgemeinnarkose mit Larynxmaske Fassen der Rektozele mit Klemmen, Unterspritzen mit verdünnter Adrenalinlösung. Kolpotomie im Bereich der hinteren Scheidenwand im Sinne einer rautenförmigen Exzision von überschüssiger Vaginalwand. Präparation der Rektozele nach lateral und proximal durch Unterminierung der Scheidenwand im Spatium rektovaginale mit der Schere und nach proximal teils stumpf mit dem Finger. Fassen der intakten Rektovaginalfaszie von lateral und Verschluss von Defekten in der medianen. Oberflächliches Fassen der palpablen Levatorenschenkel und spannungsfreies Adaptieren in der Mitte. Verschluss der hinteren Scheidenwand durch fortlaufende Naht mit Vicryl 2–0, die Kolpotomie kann komplett spannungsfrei verschlossen werden. Einlage eines

Foley-Katheters für 24 h, Urin in allen Phasen der Operation klar. Einlage einer lockeren Salbentamponade vaginal. Lagerung der Patientin entsprechend den Klinikstandards war korrekt. Übergabe der KL-stabilen Patientin an den Aufwachraum.

Weiteres Prozedere DK für 24 h. Veranlassung einer sonographischen Restharnkontrolle nach Spontanmiktion nach Katheterentfernung.

Dr. med. N.N.

7.13 Vaginale Enterozelenversenkung

Pat.-Name: Aufnahme-Nr.

Geschlecht/Alter: w, 68 Jahre   geboren:

Klinik: Station:

Op-Datum:

Op-Dauer: 13.10–13.55

Operateur: 1. Assistent:

                                              2. Assistent:

OP-Schwester: Springer:

Anästhesist:

Anästhesieschwester:

Diagnose: N81.5   Genitaldeszensus II. Grades mit Enterozele und

               N81.6   Rektozele

Therapie: 5-707.21   Vaginale Enterozelenversenkung

Indikation Bei der 68-jährigen Patientin besteht eine deutliche Genitalsenkung im Bereich des Scheidenstumpfes und der hinteren Scheidenwand mit Ausbildung eines zentralen Defektes als Enterozele und Rektozele. Bei Z.n. nach Hysterektomie ist der Scheidenapex gut verankert. Eine Würfelpessar-Reposition wurde von der Patientin nicht toleriert.

Indikation zur vaginalen Enterozelenversenkung und Rektozelenversenkung mit Nativgewebe.

Die Patientin wünscht eine operative Intervention. Sie wurde ausführlich über Durchführung, Nutzen und Risiko des Eingriffes aufgeklärt und über mögliche alternative Behandlungsoptionen informiert. Sie hat dem operativen Procedere schriftlich zugestimmt.

Bericht Gabe der Single-shot-Antibiose. Steinschnittlagerung der Patientin, Steriles Abwaschen und Abdecken des OP-Feldes. Entleerung der Harnblase. Team Time out. In Allgemeinnarkose mit Larynxmaske Fassen des Enterozelenbruchsackes mit Klemmen, Unterspritzen mit verdünnter Adrenalinlösung. Mediane Kolpotomie im Bereich der hinteren Vaginalwand bis zur Apex. Fassen der Enterozele und Hervorziehen, weiteres laterales Präparieren zur Mobilisierung. Eröffnung an der Spitze und hoher Verschluss des hervorgezogenen Peritoneums durch Tabaksbeutelnaht, ohne die Ureteren bds. zu fassen. Abtrennen des überschüssigen Bruchsackes kaudal der Tabaksbeutelnaht. Im nächsten Schritt Rektozelenversenkung in typischer Weise. Nach sparsamer Scheidenhautresektion Verschluss der vorderen Scheidenwand durch fortlaufende Naht mit Vicryl 2–0, die Kolpotomie kann komplett spannungsfrei verschlossen werden. Einlage eines Foley-Katheters für 24 h, Urin in allen Phasen der Operation klar. Einlage einer lockeren Salbentamponade vaginal. Lagerung der Patientin entsprechend den Klinikstandards war korrekt. Übergabe der KL-stabilen Patientin an den Aufwachraum.

Weiteres Prozedere DK für 24 h. Veranlassung einer sonographischen Restharnkontrolle nach Spontanmiktion nach Katheterentfernung. Entlassung der Patientin bei Restharnwerten < 100 ml möglich.

Dr. med. N.N.

7

7.14 Vaginaefixatio sacrospinalis nach Amreich-Richter

Pat.-Name:	**Aufnahme-Nr.**
Geschlecht/Alter: w, 74 Jahre	**geboren:**
Klinik:	**Station:**
Op-Datum:	
Op-Dauer: 13.10–13.55	
Operateur:	**1. Assistent:**
	2. Assistent:
OP-Schwester:	**Springer:**
Anästhesist:	
Anästhesieschwester:	

Diagnose:	**N81.2**	**Genitaldeszensus II. Grades mit Uterusprolaps**
Therapie:	**5-683.01**	**Vaginale Hysterektomie**
	5-704.4f	**Vaginaefixatio sacrospinalis nach Amreich-Richter**

Indikation Bei der 74-jährigen Patientin besteht eine deutliche Genitalsenkung apikal mit Uterusprolaps. Die Patientin wünscht die Exstirpation des Uterus bei positiver Familienanamnese. Die Patientin beklagt deutliche Beschwerden mit Einklemmungsproblemen und Fremdkörpergefühl. Die urogynäkologische Funktionsdiagnostik kann eine larvierte Belastungsinkontinenz ausschließen. Eine Würfelpessar-Reposition wurde von der Patientin nicht länger toleriert.

Indikation zur vaginalen Hysterektomie und Scheidenstumpffixation.

Die Patientin wünscht eine operative Intervention. Sie wurde ausführlich über Durchführung, Nutzen und Risiko des Eingriffes aufgeklärt und über mögliche alternative Behandlungsoptionen informiert. Sie hat dem operativen Procedere schriftlich zugestimmt.

Bericht Gabe der Single-shot-Antibiose. Steinschnittlagerung der Patientin, Steriles Abwaschen und Abdecken des OP-Feldes. Entleerung der Harnblase. Team Time out. In Spinalanästhesie war zunächst die vaginale Hysterektomie durchgeführt worden. Nun Durchführung der Scheidenstumpffixation. Fassen des Prolaps im hinteren Kompartiment mit Klemmen, Unterspritzen mit verdünnter Adrenalinlösung. Weitere mediane Kolpotomie im posterioren Fornix und Eröffnung des pararektalen Spatium rechts. Hierzu stumpfes Ablösen des Rektums vom rechten Rektumpfeiler und Abdrängen nach links medial. Digitale Eröffnung des Raumes bis zur Spina ischiadica. Einsetzen der Breisky-Spekula, Darstellung des Ligamentums sacrospinosum, stumpfes Freipräparieren mit einem gestielten Tupfer. 2 cm medial der Spina werden 2 PDS-Fäden Stärke 1 in das Ligament gelegt und dann zusätzlich in der Scheidenhaut des Scheidenapex so fixiert, dass die Fäden nach innen zu liegen kommen. Fortlaufende Scheidennaht. Knüpfung der Fäden, der Scheidengrund verlagert sich gut nach dorsal proximal. Einlage eines Foley-Katheters, Urin in allen Phasen der Operation klar. Einlage einer lockeren Salbentamponade vaginal. Lagerung der Patientin entsprechend den Klinikstandards war korrekt. Übergabe der KL-stabilen Patientin an den Aufwachraum.

Weiteres Prozedere DK für 24 h. Veranlassung einer sonographischen Restharnkontrolle nach Spontanmiktion nach Katheterentfernung. Nephrosonographie. Entlassung der Patientin bei Restharnwerten < 100 ml möglich.

Dr. med. N.N.

7

7.15 Bilaterale Hysterofixatio sacrospinalis mit Bandinterponat (Splentis°, Fa. Promedon)

Pat.-Name:	**Aufnahme-Nr.**
Geschlecht/Alter: w, 76 Jahre	**geboren:**
Klinik:	**Station:**
Op-Datum:	
Op-Dauer: 13.15–13.40	
Operateur:	**1. Assistent:**
	2. Assistent:
OP-Schwester:	**Springer:**
Anästhesist:	
Anästhesieschwester:	

Diagnose:	**N81.2**	**Genitaldeszensus II. Grades mit Uterusprolaps**
Therapie:	**5-704.6a**	**Bilaterale Hysterofixatio sacrospinalis mit Splentis-Interponat**
	5-932.10	**Verwendung von nichtresorbierbarem Material**
	5-704.00	**Kolporrhaphia anterior**

Indikation Bei der 76-jährigen Patientin besteht eine deutliche Genitalsenkung apikal mit Uterusprolaps. Die Patientin beklagt deutliche Beschwerden mit Einklemmungsproblemen und Fremdkörpergefühl, eine Pessartherapie kann von der Patientin nicht mehr toleriert werden. Die urogynäkologische Funktionsdiagnostik kann eine larvierte Belastungsinkontinenz ausschließen, ebenso können Uteruspathologien ausgeschlossen werden. Indikation zur uteruserhaltenden vaginalen Fixationsoperation.

Die Patientin wünscht eine operative Intervention. Sie wurde ausführlich über Durchführung, Nutzen und Risiko des Eingriffes aufgeklärt und über mögliche alternative Behandlungsoptionen informiert. Sie hat dem operativen Procedere schriftlich zugestimmt.

Bericht Gabe der Single-shot-Antibiose. Steinschnittlagerung der Patientin, Steriles Abwaschen und Abdecken des OP-Feldes. Entleerung der Harnblase. Team Time out. In Spinalanästhesie Fassen der Zystozele mit Klemmen, Unterspritzen mit verdünnter Adrenalinlösung. Mediane Kolpotomie, obere Grenze der Kolpotomie am Blasenhals. Präparation der Zystozele nach bds. weit lateral durch Unterminierung der Scheidenwand im Spatium vesicovaginale mit der Schere bis zum Erreichen intakter Faszienstrukturen, ohne die Vaginalwand zu sehr auszudünnen. Abpräparation der Harnblase von der Vorderkante der Cervix uteri, so dass die Cervix ca. 2–3 cm freigelegt wird. Digitale Eröffnung des rechten pararektalen Raumes von oberhalb des Blasenpfeilers, mit dem Finger wird die Spina ischiadica und das sacrospinale Ligament getastet. Mittels Finger wird das Ligament vom darüberliegenden Bindegewebe befreit. Einbringen der dünnen Einführhilfe mit dem zuvor fixierten Fadenanker und Fixieren des Prolene-Fadenankers ca. 2 cm entfernt der Spina im sacrospinalen Ligament. Hierbei wird der Finger medial auf die Spina geführt der Fadenanker befindet sich lateral des Fingers. Der Finger schiebt das Rektum nach medial entlang des Ligamentes, der Anker wird lateral des Fingers ca. 2 cm medial der Spina in das Ligament eingebracht. Gleiches Vorgehen auf der linken Seite. Aufnähen des Splentis-Netzstreifens auf die Vorderseite der freigelegten Cervix mittels 3 Ethibond-EKN Stärke 1. Mittels fortlaufender PDS 2–0 Naht wird die Zystozele eingestülpt, hierzu Beginn der Naht suburethral, ohne den Blasenhals einzuengen. Mitfassen der lateralen Gefäßstrukturen zur Blutstillung, ohne die Vaginalwand mitzufassen. Distal werden die Blasenpfeiler mitgefasst. Durchfädeln der Fixationsfäden jeweils lateral durch das Splentisband. Knüpfen der Fäden, die Portio wird gut nach proximal dorsal fixiert. Nach sparsamer Scheidenhautresektion Verschluss der vorderen Scheidenwand durch fortlaufende Naht mit Vicryl 2–0, die Kolpotomie kann komplett spannungsfrei verschlossen werden. Einlage eines Foley-Katheters, Urin in allen Phasen der Operation klar. Einlage einer lockeren Salbentamponade vaginal. Lagerung der Patientin entsprechend den Klinikstandards war korrekt. Übergabe der KL-stabilen Patientin an den Aufwachraum.

Weiteres Prozedere DK für 48 h. Veranlassung einer sonographischen Restharnkontrolle nach Spontanmiktion nach Katheterentfernung. Entlassung der Patientin bei Restharnwerten < 100 ml möglich.

Dr. med. N.N.

7.16 Offene abdominale Hysterosakropexie durch Pfannenstiel-Laparotomie

Pat.-Name:	**Aufnahme-Nr.**
Geschlecht/Alter: w, 53 Jahre	**geboren:**
Klinik:	**Station:**
Op-Datum:	
Op-Dauer: 14.00–15.30	
Operateur:	**1. Assistent:**
	2. Assistent:
OP-Schwester:	**Springer:**
Anästhesist:	
Anästhesieschwester:	

Diagnose:	**N81.3**	**Genitaldeszensus III. Grades mit isoliertem Uterusprolaps**
	Z98.8	**Z.n. Sectio caesarea und Z.n. Re-Laparotomie wegen Adhäsionssitus**
Therapie:	**5-704.62**	**Re-Re-Laparotomie per Pfannenstiel, abdominale Hysterosakropexie**
	5-932.10	**Verwendung von nichtresorbierbarem Material**

Indikation Die 53-jährige Patientin beklagt eine ausgeprägte Genitalsenkung mit isoliertem Uterusprolaps mit persistierenden Beschwerden, eine weitere konservative Therapie wird von der Patientin nicht mehr toleriert. In Anbetracht des Alters der Patientin Indikation zum abdominalen Vorgehen, bei Z.n. nach Sectio caesarea und Re-Laparotomie bei Adhäsionssitus Indikation zum primär offenen Vorgehen durch Pfannenstiel-Laparotomie.

Die Patientin wünscht eine operative Intervention. Sie wurde ausführlich über Durchführung, Nutzen und Risiko des Eingriffes aufgeklärt und über mögliche alternative Behandlungsoptionen informiert. Sie hat dem operativen Procedere schriftlich zugestimmt.

Bericht Gabe der Single-shot-Antibiose. Steinschnittlagerung der Patientin. Steriles Abwaschen vaginal und abdominal und Abdecken des OP-Feldes. Legen eines 14 Ch Blasenkatheters. Team Time out. Schichtweises Eröffnen der Bauchdecke mittels Pfannenstiel-Laparotomie unter Ausschneiden der alten Narbe. Quere Inzision der Rektusfaszie, Längsinzision der Linea alba, Auseinanderdrängen der Rektusbäuche und Eröffnung des Peritoneums. Einsetzen des Franz-Rahmens und der mittleren Distraktoren. Abstopfen des Darmpaketes nach kranial nach Lösung vereinzelter Adhäsionen des Dünndarmes im Douglas. Es findet sich ein unauffälliges inneres Genitale, normalgroßer Uterus ohne jegliche Verankerung mit deutlicher Hypermobilität, Adnexen frei. Nun Durchführung der Hysterosakropexie. Eröffnung des Peritoneums im Douglas und Freilegen der Zervix- und Vaginalrückwand und stumpfes Eröffnung bis hinab auf den Beckenboden.

Eröffnung des Peritoneums im Bereich unterhalb des Promontorium und Freilegen eines ca. 2 cm großen Areals auf dem Lig. longitudinale anterius und Schonung und beidseitiger Lateralisierung des Nervenplexus des Plexus hypogastricus superior. Weitere Spaltung des Peritoneums nach rechts vom Promontorium bis hin zur Vagina und subtiler Lateralisierung des rechten Ureters. Ein 15 × 2 cm großes Polypropylene-Netz wird an der freigelegten Cervix- und Scheidenrückwand mittels mehrerer PDS-EKN so fixiert, dass das Netz plan zu liegen kommt. Ca. 2 cm unterhalb des Promontorium werden 2 Haltefäden aus Ethibond fixiert und mit dem proximalen Ende fixiert, so dass es völlig spannungsfrei den Uterus in Richtung Kreuzbeinhöhle fixiert. Verschluss des Peritoneums nach subtiler Blutstillung und Einlage einer Robinsondrainage intraperitoneal, die aus dem rechten UB ausgeleitet wird. Verschluss des Peritoneums. Weiterer Verschluss der Bauchdecke in Schichten in typischer Weise. Die Intrakutannaht beendet die Operation. Steriler Pflasterverband. Katheterurin in allen Phasen der Operation klar. Lagerung der Patientin entsprechend den Klinikstandards war korrekt. Übergabe der KL-stabilen Patientin an den Aufwachraum.

Weiteres Prozedere DK für 24 h. Veranlassung einer sonographischen Restharnkontrolle nach Spontanmiktion nach Katheterentfernung sowie postoperative Nephrosonographie. Entlassung der Patientin bei Restharnwerten < 100 ml möglich.

Dr. med. N.N.

7.17 Laparoskopische Sakrokolpopexie

Pat.-Name:	Aufnahme-Nr.
Geschlecht/Alter: w, 45 Jahre	geboren:
Klinik:	Station:
Op-Datum:	
Op-Dauer: 14.00–15.50	
Operateur:	1. Assistent:
	2. Assistent:
OP-Schwester:	Springer:
Anästhesist:	
Anästhesieschwester:	

Diagnose:	N99.3	Genitaldeszensus III. Grades mit isoliertem Scheidenstumpfdescensus
	Z98.8	Z.n. vaginaler Hysterektomie
Therapie:	5-704.4c	Endoskopische Sakrokolpopexie
	5-932.11	Verwendung von nichtresorbierbarem Material

Indikation Bei der 45-jährigen Patientin war vor 3 Jahren eine vaginale Hysterektomie bei Blutungsstörungen durchgeführt worden. Nun zeigt sich ein deutlicher Scheidenstumpfprolaps überwiegend apikal mit zunehmenden Beschweren, frustraner konservativer Therapie. Indikation zur abdominal-endoskopischen Sakrokolpopexie.

Die Patientin wünscht eine operative Intervention. Sie wurde ausführlich über Durchführung, Nutzen und Risiko des Eingriffes aufgeklärt und über mögliche alternative Behandlungsoptionen informiert. Sie hat dem operativen Procedere schriftlich zugestimmt.

Bericht Gabe der Single-shot-Antibiose. Steinschnittlagerung der Patientin. Steriles Abwaschen vaginal und abdominal und Abdecken des OP-Feldes. Legen eines 14 Ch Blasenkatheters. Team Time out. Eingang mit der Verresnadel in der Nabelgrube in das Abdomen, Insufflation von 3 Litern CO_2 bis zu einem intraabdominalem Druck von 15 mm Hg, Eingang mit dem 10 mm Trokar in das Abdomen, Exploration mit der Kamera, keine Blutungen, keine Läsionen im Einstichgebiet. Eingang mit einem 12 mm-Trokar im linken UB und mit zwei 5 mm-Trokaren in den rechten und medianen Unterbauch. Inspektion des kleinen Beckens. Die deszendierte Scheide wird vom Assistenten mit einem Vaginalmanipulator eleviert. Eröffnung des Peritoneums oberhalb des Scheidenstumpfes Abschieben von Harnblase nach ventral bis zum Blasenhals und des Rektums nach dorsal kaudal bis zum Beckenboden teils scharf mit Schere, teils stumpf mit subtiler Blutstillung bipolar.

Es wird auf eine intakte Vaginalhaut geachtet und eine exzessive Koagulation vermieden. Eröffnung des Peritoneums auf dem Promontorium und Freilegen eines ca. 2 cm großen Areals auf dem Lig. longitudinale anterius und Schonung und beidseitiger Lateralisierung des Nervenplexus des Plexus hypogastricus superior. Weitere Spaltung des Peritoneums nach rechts vom Promontorium bis hin zur Cervix und subtiler Lateralisierung des rechten Ureters. Ein $15 \times 2\,cm$ großes Polypropylene-Netz in Y-Form wird auf den freigelegten Scheidenstumpf plan aufgelegt und mittels mehrerer PDS-EKN fixiert. Einlegen des Netzes in den vorpräparierten Peritonealtunnel und spannungsfreies Fixieren mittels 4 ProTac° Tackern im Bereich des Promontorium. Verschluss des Peritoneums nach subtiler Blutstillung mit fortlaufender V-Loc-Naht. 1 Robinsondrainage intraperitoneal, die aus dem rechten UB ausgeleitet wird. Ausgiebige Bilddokumentation erfolgt. Entfernung aller Instrumente. Verschluss der Laparoskopie-Inzisionen durch Vicryl-EKN. Steriler Pflasterverband. Katheterurin in allen Phasen der Operation klar. Einlage einer vaginalen Salbentamponade für 24h. Lagerung der Patientin entsprechend den Klinikstandards war korrekt. Übergabe der KL-stabilen Patientin an den Aufwachraum.

Weiteres Prozedere DK für 24 h. Veranlassung einer sonographischen Restharnkontrolle nach Spontanmiktion nach Katheterentfernung sowie postoperative Nephrosonographie. Entlassung der Patientin bei Restharnwerten < 100 ml möglich.

Dr. med. N.N.

7.18 Bilaterale Vaginaefixatio sacrospinalis mit Re-Kolporrhaphia anterior und Netzeinlage im vorderen Kompartment (Calistar°, Fa. Promedon)

Pat.-Name: Aufnahme-Nr.

Geschlecht/Alter: w, 79 Jahre   geboren:

Klinik: Station:

Op-Datum:

Op-Dauer: 11.00–11.40

Operateur: 1. Assistent:

                                       2. Assistent:

OP-Schwester: Springer:

Anästhesist:

Anästhesieschwester:

Diagnose:	N81.2	Rezidiv-Genitaldeszensus II. Grades mit Rezidivzystozele
	N99.3	Z.n. vaginaler HE mit vorderer und hinterer Plastik 2006
Therapie:	5-704.4g	Bilaterale Vaginaefixatio sacrospinalis mit Calistar S-Netz,
	5-704.01	Re-Kolporrhaphia anterior
	5-932.10	Verwendung von nichtresorbierbarem Material

Indikation   Bei der 79-jährigen Patientin besteht ein Scheidenstumpfprolaps mit Rezidivzystozele nach vaginaler Hysterektomie mit vorderer und hinterer Plastik. Die Patientin beklagt eine deutliche Beschwerden mit Einklemmungsproblemen und Fremdkörpergefühl, eine Pessartherapie kann von der Patientin nicht mehr toleriert werden. Die urogynäkologische Funktionsdiagnostik kann eine larvierte Belastungsinkontinenz ausschließen. Aufgrund der Rezidivsituation mit ausgeprägter Bindegewebsinsuffizienz und des Alters der Patientin mit fehlender Kohabitation Indikation zu einem vaginalen Zugangsweg mit Netzeinlage.

Die Patientin wünscht eine operative Intervention. Sie wurde ausführlich über Durchführung, Nutzen und Risiko des Eingriffes aufgeklärt und über mögliche alternative Behandlungsoptionen informiert. Sie hat dem operativen Procedere schriftlich zugestimmt.

Bericht   Gabe der Single-shot-Antibiose. Steinschnittlagerung der Patientin, Steriles Abwaschen und Abdecken des OP-Feldes. Entleerung der Harnblase. Team Time out. In Spinalanästhesie Fassen der Zystozele mit Klemmen, Unterspritzen mit verdünnter Adrenalinlösung. Mediane Kolpotomie, obere Grenze der Kolpotomie am Blasenhals. Präparation der Zystozele nach bds. weit lateral durch Unterminierung der Scheidenwand im Spatium vesicovaginale mit der Schere bis zum

Erreichen intakter Faszienstrukturen, ohne die Vaginalwand zu sehr auszudünnen. Schaffung von genügend Platz auf beiden Seiten, damit das Netz später plan zu liegen kommt. Digitale Eröffnung des rechten pararektalen Raumes von oberhalb des Blasenpfeilers, mit dem Finger wird die Spina ischiadica und das sacrospinale Ligament getastet. Mittels Finger wird das Ligament vom darüberliegenden Bindegewebe befreit. Einbringen der dünnen Einführhilfe mit dem zuvor fixierten Fadenanker und Fixieren des Prolene-Fadenankers ca. 2 cm entfernt der Spina im sacrospinalen Ligament. Hierbei wird der Finger medial auf die Spina geführt der Fadenanker befindet sich lateral des Fingers. Der Finger schiebt das Rektum nach medial entlang des Ligamentes, der Anker wird lateral des Fingers ca. 2 cm medial der Spina in das Ligament eingebracht. Gleiches Vorgehen auf der linken Seite. Einstülpen der Zystozele mittels Vicryl-EKN 2–0 eingestülpt, ohne den Blasenhals einzuengen. Im Blasenhalsbereich vorsichtige Präparation eines schmalen Tunnels bds. paraurethral mit der Schere in Richtung Foramen obturatum auf Höhe der Klitoris, ohne die Faszie des Musculus obturatorius internus zu perforieren. Dazu Einlegen des Indexfingers in den Vaginalsulcus und digitale Kontrolle auf Unversehrtheit des Scheidenepithels. Auf Höhe der Urethra-Mündung wird der anteriore Teil des Netzes beidseits lateral durch Einführhilfe mittels Widerhakensystems in der Faszie des Musculus obturatorius internus fixiert. Fixierung des Netzes mittels Vicryl Fadenmaterial im Blasenhalsbereich unter Beachtung einer lockeren Einlage. Auffädeln des Netzes an beiden proximalen Ärmchen auf die vorgelegten verankerten Fäden. Positionierung des Netzes bds. völlig spannungsfrei am sacrospinalen Ligament und Knüpfen der Fäden. Das Netz liegt plan über der eingestülpten Zystozele. Nach sparsamer Scheidenhautresektion Verschluss der vorderen Scheidenwand durch fortlaufende Naht mit Vicryl 2–0, die Kolpotomie kann komplett spannungsfrei verschlossen werden. Einlage eines Foley-Katheters, Urin in allen Phasen der Operation klar. Einlage einer lockeren Salbentamponade vaginal. Lagerung der Patientin entsprechend den Klinikstandards war korrekt. Übergabe der KL-stabilen Patientin an den Aufwachraum.

Weiteres Prozedere DK für 48 h. Veranlassung einer sonographischen Restharnkontrolle nach Spontanmiktion nach Katheterentfernung. Nephrosonographie. Entlassung der Patientin bei Restharnwerten < 100 ml möglich.

Dr. med. N.N.

7.19 Laparoskopische Kolpo-Rekto-Sakropexie

Pat.-Name: Aufnahme-Nr.

Geschlecht/Alter: w, 61 Jahre   geboren:

Klinik: Station:

Op-Datum:

Op-Dauer: 8.25–10.15

Operateur: 1. Assistent:

                                              2. Assistent:

OP-Schwester: Springer:

Anästhesist:

Anästhesieschwester:

Diagnose:	N99.3	Genitaldeszensus III. Grades mit Scheidenstumpfdescensus
	Z98.8	Z.n. vaginaler HE mit hinterer Plastik 2010
	K62.3	Rektumprolaps
Therapie:	5-704.4c	laparoskopische Sakrokolpopexie
	5-486.4	laparoskopische Rektopexie
	5-932.11	Verwendung von nichtresorbierbarem Material

Indikation Bei der 61jährigen Patientin besteht ein Deszensus der Vagina auf Hymenalsaum sowie eine milde Intussuszeption. Im Vordergrund der mit hohem Leidensdruck geschilderten Beschwerden stehen Fremdkörpergefühl und Stuhlentleerungsstörung. Die konservative Therapie mit Pessareinlage und Ernährungsregulierung war frustran verlaufen. In Konsequenz der vorliegenden Befunde sowie nach nochmaliger Erörterung der konservativen und operativen Alternativen wurde die laparoskopische Deszensuskorrektur mit Netzinterponat vereinbart. Über netzspezifische Komplikationen sowie eventuelle Zweiteingriffe mit Darmresektion in Abhängigkeit von der postoperativen Defäkationsfunktion wurde die Patientin aufgeklärt.

Bericht Lagerung, Desinfektion, sterile Abdeckung und time-out. Stichinzision unterhalb des Nabels, Einstechen der Veressnadel und Insufflation von CO_2 bis zum ausreichenden Pneumoperitoneum. Einstechen des 10 mm-Kameratrokars sowie eines 12 mm- bzw. 5 mm-Trokars im rechten bzw. linken Unterbauch. Zusätzlich wird ein 5 mm-Trokar rechts hypogastrisch platziert. Zunächst Lösen zahlreicher Adhäsionen zwischen Omenum majus und ventraler Bauchwand sowie Caecum und rechter Beckenwand. Die Oberbauchorgane, Darmschlingen sowie Uterus und Adnexen sind unauffällig. Zunächst Spaltung des Peritoneums über dem Promontorium, Darstellung von rechtem Ureter, Plexus hypogastricus und Beckengefäßen. Erweiterung der Inzision über die Zervix bis zur linken Beckenwand. Mobilisierung des

Rektosigmoids in den gefäßfreien Faszienschichten und unter sorgfältiger Schonung der Nerven von der lateralen Beckenwand nach medial. Der linke Ureter wird dargestellt und geschont. Auf die dorsale Mobilisation des Rektums wird verzichtet. Einlage des Netzstreifens und ventrale Rektopexie nach D'Hoore. Hierfür Eingehen in das Spatium rektovaginale, Freilegen der Rektumvorderwand bis auf den Beckenboden. Rektale Tastkontrolle: die Mobilisation ist ausreichend tief. Fixation des distalen Netzendes mit 4 Einzelknopfnähten (Ethibond 2–0) auf der Rektumvorderwand und Spannen, so dass das Rektum leicht angehoben wird. Vorläufige Fixation durch eine Protack-Spirale auf das freigelegte Promontorium. Resektion des Netzüberstandes. Nun erfolgt die Hysteropexie. Ein zweiter Netzstreifen wird eingebracht und per 4facher Einzelknopfnaht (Prolene 2–0) flächig auf der dorsalen Zervix fixiert. Anschließend werden beide Netzstreifen adaptiert und spannungsfrei per Protack-Spiralen endgültig auf dem Promontorium fixiert. Verschluss des Peritoneums über dem Netz per fortlaufender V-Lock-Naht. Ausgiebige Lavage und Inspektion des Situs, das Rektum und beide Ureteren sind unauffällig. Das Einlegen einer Drainage ist nicht notwendig. Entfernung der Trokare unter Sicht und Verschluss der Einstiche per Einzelknopfnaht mit gesonderter Versorgung der Faszie. Abschlussdesinfektion und steriler Wundbverband, Urin perioperativ klar. Die Indikation zur simultanen Kolporrhaphia anterior oder posterior besteht nicht.

Dr. med. N.N.

7.20 Kolpokleisis

Pat.-Name:	Aufnahme-Nr.
Geschlecht/Alter: w, 84 Jahre	geboren:
Klinik:	Station:
Op-Datum:	
Op-Dauer: 8.35–9.05	
Operateur:	1. Assistent:
	2. Assistent:
OP-Schwester:	Springer:
Anästhesist:	
Anästhesieschwester:	

Diagnose:	N99.3	Rezidiv-Genitaldeszensus II. Grades mit
	N81.1	Zystozele und
	N81.6	Rektozele
	Z98.8	Z.n. vaginaler HE
Therapie:	5-703.0	Kolpokleisis

Indikation Bei der 84-jährigen Patientin in gutem AZ besteht ein Scheidenstumpf-prolaps mit Zystozele und Rektozele nach Hysterektomie. Aufgrund eines myelo-dysplastischen Syndroms mit ausgeprägter Thrombozytopenie erscheint eine scheidenerhaltende Stumpffixation auch von vaginal als zu risikobehaftet in Anbetracht des massiven Blutungsrisikos. Daher Planung einer Scheidenverschlussoperation, Indikation zur subtotalen Kolpokleisis nach Neugebauer Le-Fort. Internistische präoperative Vorbereitung mit Gabe von Thrombozytenkonzentraten.

Die Patientin wünscht eine operative Intervention. Sie wurde ausführlich über Durchführung, Nutzen und das erhöhte Risiko des Eingriffes aufgeklärt und über mögliche alternative Behandlungsoptionen informiert. Sie hat dem operativen Procedere schriftlich zugestimmt.

Bericht Gabe der Single-shot-Antibiose. Steinschnittlagerung der Patientin, Steriles Abwaschen und Abdecken des OP-Feldes. Einlage eines Foley-Katheters. Team Time out. Fassen des Bruchsackes und komplette Evertierung. Unterspritzung mit verdünnter Adrenalinlösung zur besseren Blutstillung. Rechteckige Anfrischungsfigur im Bereich der vorderen Vaginalwand 1 cm entfernt des Vaginalstumpfes bis 2QF des Orificium urethrae und Abpräparation des Scheidenhautlappens durch Unterminierung im Septum vesikovaginale. Gleiches Vorgehen auf der Bruchsackrückseite. Es verbleibt ein ca. 1 cm breiter Epithelsteg horizontal vom rechten in den linken Scheidenfornix über die Spitze des Bruchsackes. Nun Vereinigung des queren Wundrandes durch invertierende Nähte, die Nadel wird am vorderen Wundrand von der Vaginalhaut zur Wundfläche und hinten von der Wundfläche zur Vaginalhaut gestochen. Es entsteht ein horizontaler Riegel auf der ganzen Querfläche bis in beide Vaginalsulci. Der Scheidenapex ist durch ein breites Gewebeseptum zurückgedrängt. Am Ende sind die Wundflächen und Wundränder vereinigt, so dass die Scheide bis auf die beiden Hautkanäle weitestgehend verschlossen ist. median ca. 1 cm Restöffnung zur Möglichkeit des Wundsekretabflusses. Hier Einlage eines Zahnstreifens. Die quere Scheidenwunde befindet sich etwa 2–3 Querfinger von der Harnröhrenmündung entfernt, so dass kein Narbenzug an der Urethra entsteht. Urin in allen Phasen der Operation klar. Einlage einer lockeren Salbentamponade vaginal. Lagerung der Patientin entsprechend den Klinikstandards war korrekt. Übergabe der KL-stabilen Patientin an den Aufwachraum.

Weiteres Prozedere   DK für 48 h. Veranlassung einer sonographischen Restharnkontrolle nach Spontanmiktion nach Katheterentfernung. Entlassung der Patientin bei Restharnwerten < 100 ml möglich.

Dr. med. N.N.

7.21 Vaginaler Fistelverschluss einer Vesiko-Vaginalfistel nach Füth

Pat.-Name: Aufnahme-Nr.

Geschlecht/Alter: w, 46 Jahre   geboren:

Klinik: Station:

Op-Datum:

Op-Dauer: 8.35–9.00

Operateur: 1. Assistent:

                                              2. Assistent:

OP-Schwester: Springer:

Anästhesist:

Anästhesieschwester:

Diagnose: N82.0   Vesiko-Vaginalfistel mit absoluter Harninkontinenz bei

               T81.8   Z.n. laparoskopischer Hysterektomie

Therapie: 5-706.41   vaginaler Fistelverschluss nach Füth

               1-693.2   diagnostische Urethrozystoskopie

Indikation   Die 46-jährige Patientin beklagt eine absolute Harninkontinenz nach totaler laparoskopischer Hysterektomie. Die urogynäkologische Abklärung zeigt eine Vesiko-Vaginalfistel im Bereich der proximalen vorderen Vaginalwand als Folge einer exzessiven Koagulation bei der laparoskopischen Hysterektomie. Die Zystoskopie zeigt einen ca. 5 mm großen Fistelkanal mit genügendem Sicherheitsabstand zu beiden Ureterostien. Indikation zum vaginalen Fistelverschluss.

Die Patientin wünscht eine operative Intervention. Sie wurde ausführlich über Durchführung, Nutzen und Risiko des Eingriffes aufgeklärt und über mögliche alternative Behandlungsoptionen informiert. Sie hat dem operativen Procedere schriftlich zugestimmt.

Bericht   Gabe der Single-shot-Antibiose. Steinschnittlagerung der Patientin mit Kopftieflagerung. Steriles Abwaschen und Abdecken des OP-Feldes. Team Time out. In Regionalanästhesie Legen eines Blasenkatheters 14 Ch. Infiltration des Scheidenepithels mit verdünnter Adrenalinlösung um den Fistelkanal. Einführen eines 8 Ch Foley-Katheters in den Fistelkanal und Blockung, der Fistelrand kann nun vorsichtig evertiert werden. Im Abstand von ca. 1 cm erfolgt die zirkuläre Umschneidung. Scharfe Trennung von Harnblase und Vagina im Spatium vesikovaginale mit der feinen Schere. Mobilisierung des Fistelganges und Excision. Verschluss der Blasenwand nach Einstülpung des restlichen Fistelkanals mit PDS 3–0 durch fortlaufende horizontale Naht. Mehrere Einzelknopfnähte im Sinne einer zweiten Reihe. Auffüllen der Harnblase mit 200 ml Indigokarminlösung zur Dichtigkeitsprüfung, es findet sich keinerlei Flüssigkeitsaustritt. Spannungsfreier Verschluss der

Scheide durch Vicryl-EKN 2–0. Katheterurin in allen Phasen der Operation klar. Einlage einer Vaginaltamponade für 24 h Lagerung der Patientin entsprechend den Klinikstandards war korrekt. Übergabe der KL-stabilen Patientin an den Aufwachraum.

Weiteres Prozedere   Kontinuierliche Drainage der Harnblase durch transurethralen Katheter über 10 Tage. Nephrosonographie. Nach 10 Tagen Zystographie zur Dichtigkeitsprüfung nach DK-Entfernung.

Dr. med. N.N.

7.22 Vaginale TVT-Bandteilresektion bei Obstruktion durch dystopes Band

Pat.-Name: Aufnahme-Nr.

Geschlecht/Alter: w, 74 Jahre   geboren:

Klinik: Station:

Op-Datum:

Op-Dauer: 14.10–14.35

Operateur: 1. Assistent:

                                                        2. Assistent:

OP-Schwester: Springer:

Anästhesist:

Anästhesieschwester:

Diagnose:	N39.1	Blasenentleerungsstörung mit
	N31.82	Harndrangsymptomatik bei
	T83.8	Z.n. TVT-Einlage
Therapie:	5-599.00	vaginale Bandteilresektion eines proximal dystop liegenden TVT-Bandes
	1-693.2	Diagnostische Urethrozystoskopie

Indikation Die 74-jährige Patientin beklagt eine drangbedingte Harninkontinenz mit hohen Restharnwerten nach TVT-Bandeinlage vor 8 Monaten. Die urogynäkologische Diagnostik zeigt eine Fehllage des Bandes im proximalen Harnröhrendrittel in Nähe des Blasenhalses dicht an der Urethra mit Urethrakinking. Indikation zur Bandspaltung und Teilresektion von vaginal zur Mobilisierung der Harnröhre.

Die Patientin wünscht eine operative Intervention. Sie wurde ausführlich über Durchführung, Nutzen und Risiko des Eingriffes aufgeklärt und über mögliche alternative Behandlungsoptionen informiert. Insbesondere das Risiko einer erneut auftretenden Belastungsinkontinenz wird besprochen. Sie hat dem operativen Procedere schriftlich zugestimmt.

Bericht Gabe der Single-shot-Antibiose. Steinschnittlagerung der Patientin und Team Time out. In Regionalanästhesie Entleerung der Harnblase. Infiltration mit 20 ml verdünnter Adrenalinlösung paraurethral beidseits. Fassen der Scheidenhaut mit zarten Klemmen, Aufsuchen der eingezogenen Kolpotomie-Narbe und Kolpotomie über 1 cm und vorsichtiges Präparieren nach rechts und links zur Unterkante der Symphyse. Sukzessives Abtragen des Narbengewebes unter Schonung der Harnröhre. Ein in die Harnröhre eingeführter Hegar Stift wird langsam zurückgezogen und zeigt die genaue Lokalisation der Stufe des eng anliegenden Bandes. Darstellung des Bandes in der Mitte der Harnröhre, Fassen des Bandes mit einer zarten Klemme und weiteres Freilegen des Bandes nach bds. lateral. Paraurethral links wird das Band vorsichtig durchtrennt, ohne Harnröhre oder Blase zu tangieren. Fassen des abgetrennten Bandendes und Lösen des Bandes von der Unterlage. Abtrennen von ca. 2–3 cm langem Bandanteil nun rechts paraurethral. Abgabe des Materials zur mikrobiologischen Untersuchung. Subtile Blutstillung. Nochmalige Hegarpassage durch die Harnröhre, eine Stufe ist nicht mehr darstellbar. Die Kontrollzystoskopie zeigt die Blase unverletzt. Bei Bluttrockenheit Verschluss der vorderen Kolpotomie durch mehrere Einzelknopfnähte horizontal zur Vermeidung einer erneuten Stenosierung. Urin in allen Phasen der Operation klar. Lagerung der Patientin entsprechend den Klinikstandards war korrekt. Übergabe der KL-stabilen Patientin an den Aufwachraum.

Weiteres Prozedere   Foley-Katheter 12 Ch für 24 h. Veranlassung einer sonographischen Restharnkontrolle nach Spontanmiktion nach Katheterentfernung. Entlassung der Patientin bei Restharnwerten < 100 ml möglich. Weitere Evaluierung der Inkontinenzsituation im Verlauf.

Dr. med. N.N.

7.23 Laparoskopische Netzresektion bei Erosion nach Sakropexie

Pat.-Name:	Aufnahme-Nr.
Geschlecht/Alter: w, 76 Jahre	geboren:
Klinik:	Station:
Op-Datum:	
Op-Dauer: 11:05–13:00	
Operateur:	1. Assistent:
	2. Assistent:
OP-Schwester:	Springer:
Anästhesist:	
Anästhesieschwester:	

Diagnose: N76.5   Chronische Abszedierung und Erosion der Vagina
nach Kolposakropexie (Mesh-Erosion)

Therapie: 5-702.1   Resektion und Rekonstruktion des Vaginalstumpfes

5-599.02   Laparoskopische Netzresektion am Vaginalstumpf

Indikation Bei der 76-jährigen Patientin besteht ein Zustand nach abdominaler Hysterektomie mit simultaner Kolpopexie. Im postoperativen Verlauf fiel die Patientin durch rezidivierende vaginale Blutungen und pusige Sekretion auf. Trotz zwischenzeitlicher vaginaler Resektion persistierten die Probleme. Die vaginale Untersuchung hatte eine apikale Erosion von ca. 5 mm mit freiliegenden Netzanteilen ergeben. In Konsequenz wurde die laparoskopische und ggf. vaginale Resektion der Vaginalkuppel sowie des unmittelbaren Netzanteiles vereinbart. Auf die Möglichkeit weiterer Erosionen sowie die Rezidivgefahr nach Mobilisierung des Level-I wurde die Patientin hingewiesen.

Bericht Lagerung, Desinfektion, sterile Abdeckung, Timeout. Stichinzision in der Nabelgrube und Einstechen der Veres-Nadel. Nach Herstellung eines ausreichenden Kapnoperitoneums Einbringen des 5 mm-Optiktrokars und der Kamera. Das gesamte Omentum majus ist an der ventralen Bauchdecke adhärent und muss per bipolarer Schere mobilisiert werden. Dazu werden zunächst der linke 5 mm, später der rechte 10 mm Zusatztrokar eingebracht. Nach vollständiger Adhäsiolyse kann der Situs weiter exploriert werden: Oberbauchorgane, Omentum majus, Darmschlingen und paracolische Rinnen unauffällig, ausgedehnte Adhäsionen zwischen peritonealisiertem Netzstrang, Caecum, Dünndarmanteilen und der Harnblase. Der Douglas sowie die rechte Beckenwand sind zunächst nicht einsehbar. Die Adhäsiolyse wird scharf fortgesetzt, zwischenzeitlich zur besseren Visualisierung die Harnblase aufgefüllt und ein Vaginalmanipulator eingesetzt. Schließlich kann das Netz und der Vaginalabschluss dargestellt werden. Die distalen Flügel liegen frei in der Erosion, die zur Fixation verwendeten Ethibond-Fäden fassen das umgebende Granulationsgewebe. Der Bereich imponiert als chronischer Scheidenstumpfabszess nach Erosion der Fixationsnähte oder des Netzes in die Vagina. Die folgende Resektion und Exstirpation des distalen Netzdrittels gelingt problemlos, die übrigen Netzanteile zeigen bis zum Os sacrum keine Auffälligkeiten und werden als Basis einer eventuellen Intervall-Pexie belassen. Nach Resektion des Granulationsgewebes und Anfrischung der Vaginalwände werden diese mit drei Vicryl 2–0 Einzelknopfnähten adaptiert. Rektum und Douglas sind nun einsehbar und zeigen keine pathologischen Befunde.

Ausgiebige Lavage des Situs, Kontrolle auf Bluttrockenheit, Darmschlingen, Caecum, Harnblase und rechter Ureter zeigen keine Auffälligkeiten, Einlage einer 12 Ch Robinson-Drainage, Entfernung der Instrumente und Verschluss der Einstiche per Einzelknopfnaht. Abschlussdesinfektion und steriler Wundverband.

Dr. med. N.N.

Gynäkologisch-onkologische Operationen

Jens Einenkel und Gero Teichmann

Inhaltsverzeichnis

8.1 Einlage einer Führungshülse vor Brachytherapie – 139

8.2 Porteinlage Vena cephalica – 140

8.3 Vordere Vulvafeldresektion, inguinale Sentinel-Lymphonodektomie, anatomische Rekonstruktion mittels pubolabialem V-Y-Flap – 141

8.4 Hintere Vulvafeldresektion, Rekonstruktion mit bilateralen Limberg-Flaps – 143

8.5 Totale Kolpektomie, Hysterektomie mit Salpingoovarektomie, Sentinel-Lymphonodektomie inguinal und pelvin/obturatorisch – 145

8.6 Vaginale Scheidenkuppelresektion – 149

8.7 Totale mesometriale Resektion des Uterus (TMMR) mit pelviner Lymphadenektomie – 150

8.8 Abdominale Hysterektomie mit Adnexexstirpation bds. in Form einer peritonealen mesometrialen Resektion des Uterus (PMMR) mit pelviner und paraaortlaer Lymponodektomie – 153

© Der/die Herausgeber bzw. der/die Autor(en), exklusiv lizenziert durch Springer-Verlag GmbH, DE, ein Teil von Springer Nature 2020
G. Teichmann (Hrsg.), *Operationsberichte Gynäkologie und Geburtshilfe*, Operationsberichte, https://doi.org/10.1007/978-3-662-61427-3_8

8.9 Explorative Laparotomie mit Probeexzsionen – 156

8.10 Tumordebuking, hintere Exenteration, tiefe Anastomose, infra-gastrische Omentektomie, Deperitonealisierung – 159

8.11 Relaparotomie bei Rezidiv – 163

8.1 Einlage einer Führungshülse vor Brachytherapie

Pat.-Name: Aufnahme-Nr.

Geschlecht/Alter: w, 32 Jahre   geboren:

Klinik: Station:

Op-Datum:

Op-Dauer: 12:05–12:19

Operateur: 1. Assistent:

                                              2. Assistent:

OP-Schwester: Springer:

Anästhesist:

Anästhesieschwester:

Diagnose: C53.0   Zervixkarzinom FIGO IIB

Therapie: 5-670   Einlage einer AL-Führungshülse

Indikation Bei der 32-jährigen Patientin ist ein fortgeschrittenes Zervixkarzinom mit Zustand nach primärer Radiochemotherapie bekannt. In Vorbereitung der Brachytherapie soll eine AL-Führungshülse eingelegt werden.

Bericht Lagerung, Desinfektion und sterile Abdeckung. Inguinalregion, Vulva und Vagina unauffällig, Portio formiert, Durchmesser 3 cm mit flachem Tumorkrater zwischen 6 und 8 Uhr, hier auf die Vagina übergehend. Fassen der Portio mit zwei Kugelzangen, SL 6 cm, Bougierung bis Hegar 6 und Einlage einer 60 mm AL-Hülse mit vierfacher Fixierung per Ethibond-Einzelknopfnaht auf Zervixniveau. Entfernung der Instrumente, Abschlussdesinfektion, Urin klar, Eingriff unter sonografischer Sicht.

Dr. med. N.N.

8.2 Porteinlage Vena cephalica

Pat.-Name:		**Aufnahme-Nr.**
Geschlecht/Alter: w, 74 Jahre		**geboren:**
Klinik:		**Station:**
Op-Datum:		
Op-Dauer: 11:05–11:50		
Operateur:		**1. Assistent:**
		2. Assistent:
OP-Schwester:		**Springer:**
Anästhesist:		
Anästhesieschwester:		

Diagnose:	C54.1	metastasiertes seröses Endometriumkarzinom pTIIIb
	C82.1	follikuläres Lymphom
	E11.09	Diabetes mellitus
	I26.9	orale Antikoagulation bei Z.n. Lungenembolie
Therapie:	5-399.5	Porteinlage Vena cephalica rechts (14cm)

Indikation Patientin mit metastasierten Endometriumkarzinom, Re-Induktion mit Carboplatin und Taxol geplant. Nach Vorbereitung und ausführlicher Aufklärung ist die Implantation eines Portsystems in die rechte Vena subclavia in Lokalanästhesie geplant. Die Patientin ist mit dem Vorgehen einverstanden

Bericht Rückenlagerung. Desinfektion des Operationsgebietes. Sterile Abdeckung. Im Bereich der Claviculargrube erfolgt die Anästhesie mit Xylocitin 1 %ig. Danach Hautschnitt und Präparation bis auf die Faszie. Diese wird durchtrennt und die Claviculargrube freigelegt. Bei nur graziler Vena subclavia wird die Vena subclavia frei präpariert und danach angeschlungen und eröffnet. Mittels eines Venenhebers Versuch des Einführens eines PFM-Ports mit 2 mm Durchmesser. Dies gelingt aufgrund des zu geringen Lumens nicht. Daraufhin Entscheidung zur Punktion der Vena subclavia dextra, die ebenfalls frustran verläuft. Jetzt weitere Präparation nach zentral und Darstellung der Vena cephalica. Diese wird angeschlungen und eröffnet. Mittels eines Venenhebers erfolgt jetzt das unkomplizierte Einführen eines PFM-Ports mit 2 mm Durchmesser. Unter Röntgenkontrolle Platzieren des Portschlauches unmittelbar in die Vena cava superior (14 cm) und Anschließen der Portkammer. Nach positiver Aspirationsprobe erfolgt die Annaht auf den Musculus pectoralis major. Subtile Blutstillung. Zweischichtiger Hautverschluss mittels 3/0 Einzelknopfnaht. Steriler Wundverband.

Postoperatives Procedere: Röntgen-Thorax-Kontrolle

Dr. med. N.N.

8.3 Vordere Vulvafeldresektion, inguinale Sentinel-Lymphonodektomie, anatomische Rekonstruktion mittels pubolabialem V-Y-Flap

Pat.-Name:		Aufnahme-Nr.	
Geschlecht/Alter: w, 76 Jahre		geboren:	
Klinik:		Station:	

Op-Datum:

Op-Dauer: 11:39–14:42

Operateur:		1. Assistent:
		2. Assistent:
OP-Schwester:		Springer:

Anästhesist:

Anästhesieschwester:

Diagnose:	C51.8	gut differenziertes, Plattenepithel-Karzinom der Vulva G1 FIGO IB
Therapie:	5-714.41	vordere Vulvafeldresektion
	5-401.51	inguinale sentinel-Lymphonodektomie bds. mit Radionuklidmarkierung
	5-903.7c	Rekonstruktion mittels pubolabialem V-Y-Flap

Indikation Bei der 76jährigen Patientin wurde im Rahmen der Betreuung in unserer Dysplasie-Sprechstunde durch eine Vulva-Punch-Biopsie im Bereich des Präputium links sowie im vorderen Anteil der linken kleinen Labie ein gut differenziertes Plattenepithelkarzinom mit einer Infiltrationstiefe von 2 mm histologisch gesichert. Die klinische Untersuchung zeigte ein auffälliges Epithel im Bereich des Präputiums und dem kranialen Anteil der kleinen Labie links in einer Ausdehnung von ca. 2,5 × 2 cm. Dieser Bezirk ist dem peripheren und intermediären Subkompartiment der Vulva zuzuordnen, so dass klinisch von einem oT2 auszugehen war. Klinische und sonografische Hinweise auf eine Lymphknotenmetastasierung ergaben sich präoperativ nicht. Wir schlugen der Patientin die operative Therapie in Form einer inguinalen Sentinel-Lymphknotenbiopsie und vorderen Vulvafeld-Resektion vor. Gleichzeit boten wir der Patientin die Möglichkeit der Rekonstruktion durch einen V-Y amplified advancement flap an.

Bericht   Unmittelbar präoperativ erfolgte die nuklearmedizinische Markierung der inguinalen Wächterlymphknoten bds. mittels 99 mTc-Nanocoll durch eine peritumorale intrakutane Applikation. Hierbei konnten rechts ein und links zwei Wächterlymphknoten in der Inguinalregion identifiziert werden.

Lagerung der Patientin in Rückenlage. Desinfektion des Operationsgebietes und steriles Abdecken. Mit Hilfe der präoperativ angelegten Hautmarkierungen durch die Nuklearmediziner und mittels Gamma Finder wird rechts eine ca. 2 cm lange Hautinzision und links eine ca. 3,5 cm lange Hautinzision über den Wächterlymphknoten angelegt. Die Lymphknoten lassen sich problemlos Detektieren und Exstirpieren, wobei die Restaktivität der Wundhöhlen vernachlässigbar ist (Aktivitätswerte siehe Protokoll zur SN-Biopsie). Spülen der Wundhöhlen, Einlage einer Redon-Saugdrainage und zweireihiger Verschluss der inguinalen Inzisionen durch Subkutan-Korium-Nähte und Klammernaht der Haut.

Zur vorderen Vulvafeld-Resektion wird die Patientin dann in die Lithotomieposition umgelagert. Anzeichnen der inneren und äußeren Umschneidungsfigur, wobei die Resektion die vorderen Anteile des Vulva-Kompartiments bis ca. 1,5 cm dorsal der Ebene der urethralen Mündung umfasst. Die Glans der Klitoris und das Corpus cavernosum bds. werden in die Präparation einbezogen. Nach basal erfolgt die Präparation bis auf die Vorderfläche der Symphyse.

Die Gefrierschnittuntersuchung der Sentinel-Lymphknoten ergibt keinen Anhalt für Lymphknotenmetastasen und auch das vordere VFR-Präparat zeigt tumorfreie Resektionsränder.

Die Vulvafeld-Resektion hat zu einem Weichteildefekt von ca. 6 × 7 cm geführt. Als optimale Rekonstruktionsmöglichkeit der Vulva unter ästhetischen und funktionellen Aspekten wird – wie präoperativ geplant – der pubolabiale V-Y amplified advancement flap erachtet. Der lokale random flap, der aus einer V-förmigen Basis im Mons pubis-Bereich und dem vorderen und mittleren Anteil der beiden großen Labien besteht, wird eleviert und nach dorso-kaudal verschoben. Die Labien-Flaps werden nach medial rotiert. Einlage einer Redondrainage. Der papillär gut durchblutete Flap wird spannungsfrei in den Defekt mittels Monocryl- Einzelknopfnähten in der Technik nach Donati eingenäht. Auch der Hebedefekt wird primär mit Vicryl-Einzelknopfnähten nach Donati verschlossen. Unmittelbar postoperativ wird ein gutes Form- und Funktionsergebnis errreicht.

Desinfektion des Operationsgebietes und Wundverband der inguinalen SN-Entnahmestellen, sowie lockeres Abdecken der Vulva.

Dr. med. N.N.

8.4 Hintere Vulvafeldresektion, Rekonstruktion mit bilateralen Limberg-Flaps

Pat.-Name: Aufnahme-Nr.

Geschlecht/Alter: w, 51 Jahre   geboren:

Klinik: Station:

Op-Datum:

Op-Dauer: 08:35–10:07

Operateur: 1. Assistent:

                                                  2. Assistent:

OP-Schwester: Springer:

Anästhesist:

Anästhesieschwester:

Diagnose: C51.0   Plattenepithelkarzinom der Vulva pT1 G2 FIGO Ia

Therapie: 5-714.41   hintere Vulvafeldresektion

               5-716.1   Rekonstruktion mit bilateralen Limberg-Flaps

Indikation Bei der 51 jährigen Patientin wurden in unserer Dysplasiesprechstunde aus einer verrukösen Läsion an der hinteren Kommissur der Vulva zwei Probebiopsien entnommen. Die histopathologische Beurteilung ergab eine hochgradige plattenepitheliale Dysplasie der Vulva mit umschriebenem Übergang in ein mäßig differenziertes Plattenepithelkarzinom mit initialer Infiltration des oberen subepithelialen Gewebes von max. 0,2 mm in die Tiefe (pT1a). Dieser Befund wurde ausführlich mit der Patientin besprochen. Zur Planung des operativen Vorgehens wurden zusätzlich zwei Punch-Biopsien im Bereich einer zart essigweißen Leukoplakie an der Innenseite der rechten kleinen Labie bei 8 Uhr und 10 Uhr entnommen. Die histopathologische Untersuchung dieser Biopsien ergab keine vulväre intraepitheliale Neoplasie (VIN). Auch dieser Befund wurde ausführlich mit der Patientin besprochen und unter klinischem Verdacht auf ein frühes Vulvakarzinom cT1a die weite Exzision in Form einer hinteren Vulvafeldresektion mit anatomischer Rekonstruktion durch bilaterale Limberg-Flaps geplant. Erst bei einem histologischen Nachweis einer tiefergehenden Infiltration ist in Form eines zweitzeitigen Vorgehens die inguinale Sentinel-Lymphknotenbiopsie vorgesehen.

Im Rahmen des erweiterten Stagings wurde am 12.04.2019 ein MRT des Beckens durchgeführt, welches kein Anhalt für eine pathologische Lymphknotenvergrößerung inguinal und pelvin ergab.

Anamnestisch besonders erwähnenswert ist der Zustand nach Konisation 2004.

Bericht Lagerung der Patientin in Steinschnittlage, Desinfektion des Operationsgebietes und steriles Abdecken. Desinfektion der Vagina. Anzeichnen der Umschneidungsfigur im Bereich der hinteren Kommissur in Form von zwei Rhomben, so dass die makroskopisch erkennbare Läsion allseits mit einem makroskopisch unauffälligen Epithel mit einer minimalen Breite von 5–6 mm umgeben ist. Die Resektionsgrenze liegt ventral unmittelbar am Introitus und dorsal bei 6 Uhr bis wenigen Millimeter am Anus. Resektion der Läsion bzw. des hinteren Vulvafeldes und bipolare Koagulation kleinerer Herde in der Wundfläche. Das Präparat wird bei 12 Uhr fadenmarkiert und auf eine Korkplatte gepinnt.

Die Gefrierschnittuntersuchung bestätigt einen tumorfreien Resektionsrand.

Zur Rekonstruktion der hinteren Kommissur bzw. des Perineums und zur Deckung des partiell freigelegten Musculus sphincter ani werden bilaterale Limberg-Flaps verwendet. Entsprechend der Limberg-Geometrie und der Defektgröße werden zwei Hautfettlappen eleviert. Die Flaps sind bis zur Spitze kapillär gut durchblutet. Sie werden in den Defekt rotiert und dort an der posterioren Vagina im Introitus und an die kaudalen Ausläufer der Labien genäht. Beide Flaps werden in der Medianlinie zum Aufbau des Perineums vereinigt. Auch die Entnahmestellen werden primär verschlossen. Unmittelbar postoperativ wird ein gutes Rekonstruktionsergebnis erreicht. Desinfektion.

Dr. med. N.N.

8.5 Totale Kolpektomie, Hysterektomie mit Salpingoovarektomie, Sentinel-Lymphonodektomie inguinal und pelvin/obturatorisch

Pat.-Name:	Aufnahme-Nr.
Geschlecht/Alter: w, 85 Jahre	geboren:
Klinik:	Station:
Op-Datum:	
Op-Dauer: 10:44–17:35	
Operateur:	1. Assistent:
	2. Assistent:
OP-Schwester:	Springer:
Anästhesist:	
Anästhesieschwester:	

Diagnose:	C43.8	malignes Melanom der Vagina FIGO I
Therapie:	5-703.2	Kolpektomie, total
	5-683.22	vaginal assistierte laparoskopische Hysterektomie mit Salpingoovarektomie beidseits
	5-401.51	Sentinel-Lymphonodektomie inguinal beidseits mit Radionuklidmarkierung
	5-401.91	Sentinel-Lymphonodektomie pelvin/obturatorisch mit Radionuklidmarkierung

Indikation Die 85jährige Patientin stellte sich wegen starker vaginaler Blutung im Senium in unserer Klinik vor. Die klinische Untersuchung ergab einen vulnerablen, ca. $3 \times 2 \times 2$ cm großen Tumor im unteren Drittel der Vagina. Zur histologischen Sicherung und besseren klinischen Einschätzung erfolgte am 24.01.2019 eine Untersuchung in Narkose mit Abtragung von jetzt abgrenzbaren zwei intravaginalen Tumoren der Vorderwand sowie eine diagnostische Ureterozystoskopie. Einzelheiten sind dem entsprechenden Operationsbericht zu entnehmen. Die histopathologische Untersuchung (Histo-Nr.: H000-19) ergab ein minimal pigmentiertes malignes Melanom der Vagina. Die Befundsituation wurde mehrmalig ausführlich mit der Patientin und ihren Angehörigen diskutiert. Vor der endgültigen Entscheidung für eine Therapieoption wurde die Patientin in der Klinik für Strahlentherapie sowie in der Klinik für Dermatologie des Universitätsklinikums X zur Beratung vorgestellt. Einzelheiten hierzu sind in den entsprechenden Kurzbefunden zu entnehmen. Zwischenzeitlich erfolgte in der Klinik für Dermatologie die Exzision eines Basalzellkarzinoms rechts paravertebral (R0; Histologie n.n.). Im Rahmen des Stagings wurde ein MRT des Beckens und ein CT Thorax, Abdomen und

Becken durchgeführt. Diese Untersuchungen ergaben kein Anhalt für eine lokoregionäre Tumorausbreitung bzw. für Fernmetastasen. Nach wiederholten Gesprächen entschied sich die Patientin für die operative Therapieoption in Form einer Kolpohysterektomie mit Adnexexstirpation beidseits und Sentinel-Lymphonodektomie inguinal und pelvin. Die Patientin wurde bereits präoperativ darauf hingewiesen, dass nach basal aufgrund der Nähe zur Urethra, die Einhaltung eines größeren Sicherheitsabstandes nicht möglich ist. Ein exenterativer Eingriff ist aufgrund des Alters der Patientin aus unserer Sicht kontraindiziert. Am Vortag der Operation erfolgte in der Klinik für Nuklearmedizin des Universitätsklinikums X, eine Lymphabflussszintigraphie der distalen Vagina. Hier stellten sich inguinal links drei Sentinel-Lymphknoten, inguinal rechts zwei sowie im Becken links ein Lymphknoten dar. Zur Reduktion der perioperativen Morbidität wurde die Lymphonodektomie auf die Sentinel-Lymphknoten beschränkt, auch wenn pelvin rechts in der Lymphknoten-Szintigraphie kein Sentinel-Lymphknoten zur Darstellung kam.

Bericht Lagerung der Patientin in flacher Steinschnittlage (entsprechend Standard-Protokoll). Desinfektion des Operationsgebietes und steriles Abdecken.

I. Inguinale Sentinel-Lymphknotenbiopsie.
Entsprechend der präopeativ angelegten Hautmarkierungen durch die Nuklearmediziner und mittels Gamma Finder wird inguinal beidseits im Verlauf des Ligamentum inguinale eine jeweils 3 cm lange Hautinzision durchgeführt. Die Lymphknoten lassen sich problemlos detektieren und exstirpieren, wobei die Restaktivität der Wundhöhlen vernachlässigbar ist.
   Aktivitätswerte:
   SLN inguinal rechts: 1. Lymphknoten 310; 2. Lymphknoten 250; Restaktivität ca. 20.
   SLN inguinal links: 1. Lymphknoten 1000; 2. Lymphknoten 280; 3. Lymphknoten 160; Restaktivität ca. 20.
   Spülen der Wundhöhlen, Einlage einer Redon-Drainage und zweireihiger Verschluß der inguinalen Inzisionen durch Sukutan-Korium-Nähte und Klammernaht der Haut.

II. Pelvine Sentinel-Lymphknotenbiopsie links.
Umbilikale Stichinzision und Einführen der Veres-Nadel. Nach Durchführung der entsprechenden Sicherheitstests gelingt die problemlose Anlage des Pneumoperitoneums bei einem Gesamtgasverbrauch von ca. 2,1 l. Einstoßen des Optiktrokars (10 mm) sowie von zwei suprapubischen Zusatztrokaren (rechts 5 mm; links 22 mm) im Bereich der Schamhaargrenze. Nach Trendelenburg-Lagerung stellt sich folgender Situs dar: Kein Anhalt für Darm- oder Gefäßverletzung; Uterus anteflektiert mit einer Länge von ca. 6 cm kraniokaudal mit unauffälliger Uterusserosa; die Adnexe ist atroph, wobei unauffällige Tuben sowie jeweils ein Ovar von ca. 2 × 1 x 1 cm zur Darstellung kommen; einsehbares Peritoneum unauffällig; keine freie Flüssigkeit; einsehbares Intestinum unauffällig; Omentum majus et minus unauffällig; Oberfläche von Leber, Gallenblase, Magen und partiell einsehbare Zwerchfellkuppeln unauffällig.
   Nach Lösen konnataler Adhäsionen des Sigmas wird das Peritoneum lateral der Iliakalgefäße links inzidiert und der Paraviszeralraum entwickelt. Zusätzliches

Einstechen eines 5 mm-Trokars in der Medianlinie im Unterbauch. Austausch des 22 mm-Trokars im linken Unterbauch durch den Gamma-Finder und damit Lokalisation des Sentinel-Lymphknotens im supraobturatorischen Anteil des paraviszeralen Fettkörpers. Problemlose Exstirpation des Lymphknotens mit einer Aktivität von ca. 5000; die Restaktivität der Umgebung beträgt ca. 30.

Gabe der Lymphknoten-Präparate zur Schnellschnittdiagnostik. Die Gefrierschnittuntersuchung ergibt keinen Anhalt für Lymphknotenmetastasen (Histo-Nr.: H 000-19).

III. Hysterektomie mit Adnexexstirpation beidseits, Kolpektomie (kranialer Anteil).
Nach Darstellung des linken Ureters wird das ovarielle Gefäßbündel in Höhe Beckeneingang durchtrennt. Mobilisation der linken Adnexe durch Inzision des hinteren Blattes des Ligamentum latum bis zum Uterus nach medial. Eröffnung des Retroperitonealraumes auch auf der rechten Seite durch Inzision des Peritoneums lateral der Iliakalgefäße. Nach Darstellung des rechten Ureters wird auch hier das ovarielle Gefäßbündel in Höhe Beckeneingang durchtrennt und die rechte Adnexe von der Beckenwand mobilisiert. Absetzen der Ligamenta rotunda und Eröffnung des Peritoneums im Bereich der Excavatio vesicouterina. Eröffnung des vesikouterinen Subperitonealraumes und Separation der Harnblase vom Müller'schen Kompartiment. Absetzen der vaskulären und ligamentären Mesometrien uterusnah mit Hilfe der bipolaren Koagulationstechnik (BiClamp). Nach Darstellung der Fornix vaginae wird die Vaginalvorderwand von der Harnblase bzw. dem Trigonum separiert. Eröffnung des Douglasperitoneums und Entfaltung des Spatium rectovaginale. Absetzen des Parakolpiums beidseits im Bereich des oberen Vaginaldrittels. Die weitere Präparation erfolgt von vaginal bzw. vom Introitus ausgehend. Ablassen des Gases und Umlagerung der Patientin in die Lithotomieposition.

IV. Komplettierung der Kolpektomie (kaudaler Anteil).
Die äußere Umschneidungsfigur erfolgt in der Hymenalebene bis unmittelbar an die Urethralöffnung. Präparation der distalen Vagina vom Musculus bulbospongiosus beidseits und Eröffnung der Fossa ischiorectalis. Parallel hierzu wird schrittweise die Scheidenvorderwand von der Urethra und die Scheidenhinterwand vom Rektum separiert. Im mittleren Anteil der Vagina wird die Scheide vom Diaphragma pelvicum bzw. dem Musculus pubococcygeus separiert bis das Operationspräparat komplett mobilisert ist. Das Präparat bestehend aus Uterus mit Adnexe sowie kompletter Vagina wird ebenfalls zur Schnellschnittdiagnostik gegeben.

V. Laparoskopie mit Lavage und Einlage einer Drainage.
Nach Umlagerung der Patientin in flache Steinschnittlage erfolgt die erneute Insufflation des Abdomens mit Kohlendioxid. Es stellen sich unauffällige postoperative Verhältnisse dar. Lavage des Abdomens und Einlage einer Robinsondrainage (24 Charr.) durch den rechten Zusatzeinstich. Entfernung der Trokare unter Sicht und Ablassen des Pneumoperitoneums. Peritoneal-Faszienverschluss des erweiterten Einstiches im linken Unterbauch mit einer Vicrylnaht. Hautverschluß der Einstichöffnungen durch Monocryl-Einzelknopfnähte. Desinfektion aller abdominalen Wunden und Wundverband.

Die Gefrierschnittuntersuchung des Kolpohysterektomie-Präparates ergibt einen nicht sicher tumorfreien Resektionsrand zwischen 9 und 3 Uhr, so dass die Indikation für eine periurethrale Nachresektion gestellt wird (Histo Nr.: H 000-19).

VI. Nachresektion sowie Verschluß des Hiatus genitalis.
Im vorderen Anteil der Vulva erfolgt subklitoridal eine halbmondförmige Nachresektion zwischen 9 und 3 Uhr mit Resektion von ca. 5 mm der Urethra. Das Präparat wird auf eine Korkplatte gepinnt und formalinfixiert (Histo Nr.: H 000-19). Verschluß des Hiatus genitalis durch Vicryl-Einzelknopfnähte mit Adaptation der Musculi bulbospongiosi im Bereich des ehemaligen Introitus vaginae. Hautverschluß bzw. Einnaht der Urethralmündung mit Monocryl-Einzelknopfnähten in der Technik nach Donati. Desinfektion. Eine intraoperative Antibiotikaprophylaxe wurde mit Cefuroxim und Clont durchgeführt.

Dr. med. N.N.

8

8.6 Vaginale Scheidenkuppelresektion

Pat.-Name:	Aufnahme-Nr.
Geschlecht/Alter: w, 46 Jahre	geboren:
Klinik:	Station:
Op-Datum:	
Op-Dauer: 14:20–15:53	
Operateur:	1. Assistent:
	2. Assistent:
OP-Schwester:	Springer:
Anästhesist:	
Anästhesieschwester:	

Diagnose: D07.2   **VAIN III**

Therapie: 5-702.1   **vaginale Scheidenkuppelresektion**

Indikation   Bei der 46-jährigen Patientin besteht eine langjährige Anamnese mit Zustand nach CIN III, VIN III, Konisation, Vulva-PE′s, Lasertherapie und Hysterektomie. Aktuell liegt eine histologisch gesicherte VAIN III am Vaginalabschluss vor. In Konsequenz der Befunde und nach ausführlicher Erörterung eventueller Folgeerscheinungen und Alternativen wurde die Scheidenkuppelresektion vereinbart.

Bericht   Lagerung, Desinfektion und sterile Abdeckung. Zunächst erfolgen die vaginale Einstellung mit Lugol'scher Jodprobe und die Markierung der distalen Absetzungsränder. Der Scheidenstumpf ist mobil und nur in Projektion auf die Ligamenta sacrouterina fixiert, so dass die ausschließliche vaginale Präparation möglich erscheint. Mittels bewehrter Markierungsnähte wird die Vagina gefasst und die Kuppel voll entfaltet. Anschließend erfolgt die hintere quere Kolpotomie mit Darstellung und stumpfer Abdrängung des Douglas. Die Inzision wird bis 3 bzw. 9 Uhr fortgesetzt und die Vaginalwand bis auf Höhe der narbigen Recessus mobilisiert. Nun Anlage einer vorderen queren Kolpotomie und Darstellung der Harnblase. Nach Abdrängen dieser kann auch hier das Douglasperitoneum dargestellt werden, wobei sich eine Eröffnung des Peritoneums nicht vermeiden lässt. Die unauffälligen Darmschlingen werden per Tupfer abgedrängt. Nun können beide Ligamenta sacrouterina dargestellt und inclusive der narbigen Adhäsionen über Wertheimklemmen abgesetzt und umstochen werden. Es herrscht Bluttrockenheit. Nach Komplettierung der zirkulären Kolpotomie ist die Vaginalkuppel nun vollständig mobilisiert und kann in toto exstirpiert werden. Das Präparat enthält alle jodhellen Bezirke, der distale Absetzungsrand liegt im unauffälligen Bereich. Insgesamt wird die Vagina um etwa zwei Zentimeter verkürzt. Das Präparat wird bei 12 und 9 Uhr fadenmarkiert und zur histologischen Untersuchung abgegeben. Nach Blauauffüllung der Harnblase (unauffällig) wird das Douglasperitoneum per zirkulärer Naht verschlossen. Nochmalige Kontrolle auf Bluttrockenheit und Verschluss der Vagina per Einzelknopfnaht. Abschlussdesinfektion, DK (hell) und Einlage einer Tamponade bis 22.00 Uhr.

Dr. med. N.N.

8.7 Totale mesometriale Resektion des Uterus (TMMR) mit pelviner Lymphadenektomie

Pat.-Name: Aufnahme-Nr.

Geschlecht/Alter: w, 35 Jahre   geboren:

Klinik: Station:

Op-Datum:

Op-Dauer: 10:11–15:03

Operateur: 1. Assistent:

                                              2. Assistent:

OP-Schwester: Springer:

Anästhesist:

Anästhesieschwester:

Diagnose:	C53.1	Adenokarzinom der Cervix uteri FIGO IB1
Therapie:	5-685.41	totale mesometriale Resektion des Uterus (TMMR) mit pelviner Lymphonodektomie
	5-572.0	Anlage SPK (suprapubischer Katheter)

Indikation   Bei der 35jährigen Patientin wurde durch eine Portiobiopsie bei auffälligem Zytotest (Gruppe IVa-g) ein gut differenziertes endozervikales Adenokarzinom der Cervix uteri diagnostiziert. Die Befundsituation wurde sehr ausführlich mit der Patientin und ihren Angehörigen diskutiert. Bei unauffälliger bildgebender Diagnostik (MRT, Sonographie) und dringendem Wunsch nach Fertilitätserhalt wurde zunächst zur genauen Charakterisierung des Tumors die Indikation für eine Konisation mit Restzervikalkanal-Abrasio gestellt. Die histopathologische Beurteilung ergab eine kalkulierte Tumorgröße des jetzt schlecht differenzierten Adenokarzinoms von insgesamt $3{,}6 \times 1{,}4 \times 0{,}7$ cm. Aufgrund dieses Befundes empfahlen wir der Patientin die operative Therapie mit dem Ziel der lokoregionären Tumorkontrolle in Form einer totalen mesometrialen Resektion (TMMR) mit therapeutischer pelviner Lymphonodektomie. In Abhängigkeit der intraoperativen Schnellschnittdiagnostik ist eine OP-Ausdehnung in Form einer aszendierenden Lymphonodektomie vorgesehen. Nach ausführlicher Diskussion der Vor- und Nachteile einer gleichzeitigen Ovarektomie beidseits entschied sich die Patientin trotz eines geringen Risikos für ovarielle Metastasen für das Belassen derselben, wenn keine metastasierte Erkrankung vorliegt.

Anamnestisch besonders erwähnenswert ist, dass während der diagnostischen Maßnahmen bei der Patientin eine HIV-Infektion diagnostiziert wurde. Die Patientin befindet sich in Dispensairebetreuung, innerhalb derer eine medikamentöse Therapie begonnen wurde.

Bericht   Lagerung in flacher Lithotomieposition und Desinfektion, danach hypogastrische Mittellinienlaparotomie. Es stellt sich folgender Situs dar: Uterus anteflektiert mit einer Länge von ca. 8 cm kraniokaudal mit unauffälliger Uterusserosa; kein Anhalt für organüberschreitendes Wachstum; Ovar beidseits mit ca. $4 \times 3 \times 2$ cm normalgroß unauffällig; Tube beidseits mit unauffälliger Form und Größe; Intestinum unauffällig, einsehbares Peritoneum unauffällig.

Inzision des Peritoneums über den Psoasmuskeln, parakolisch beidseits und entlang der Radix mesenterii. Mobilisation des Zökums mit unauffälliger Appendix und des Colon sigmoideum. Exposition der Ligamenta infundibulopelvica, der normalkalibrigen Ureteren und des Plexus hypogastricus superior mit den zuführenden Nervi splanchnici lumbales und den abführenden Nervi hypogastrici. Darstellung der unteren Anteile der Vena cava inferior und der Aorta abdominalis. Versiegeln und Absetzen der Ligamenta rotunda und Absetzen der Tuben im Bereich der Mesosalpinx, so dass die Tuben am Uterusfundus verbleiben. Nach Absetzen der Ligamenta ovarii propria werden die Ovarien gestielt am ovariellen Gefäßbündel mobilisiert und zwischenzeitlich nach kranial verlagert. Dissektion der Ureteren mit vollständigen Mesureteren medial gegenüber den ligamentären Mesometrien bis zum Nervus hypogastricus bzw. Plexus hypogastricus inferior, lateral gegenüber den Iliakalgefäßen und dem Beckenlymphknotenfettgewebe.

Zur Exstirpation der parietalen first line-Lymphknotenstationen werden die Retroinguinalräume entfettet und die Lacunae vasorum dargestellt. Dissektion der lateralen Blasenmesogewebes mit den obliterierten Umbilikalarterien ... vom paraviszeralen Lymphknotenfettgewebe ... bis zu den Musculi pubo- und iliococcygei. Die Iliaca externa-Lymphknoten und die paraviszeralen Fettkörper mit den supra- und infraobturatorischen, den Iliaca interna- und Glutea inferior-Lymphknotenstationen werden vollständig ausgeräumt. Dazu werden die parietalen Äste der Vena iliaca interna versiegelt und abgesetzt und der proximale Ischiasnerv mit seiner lumbosakralen Wurzel beidseits freigelegt. Die Schnellschnittuntersuchung ergibt in diesen Lymphknotenstationen keine Metastasen.

Zur totalen mesometrialen Resektion Inzision des Peritoneums in der vesikouterinen Umschlagsfalte und Trennen der Allantois- und proximalen Sinusblase vom Müllerschen Kompartiment. Auftrennen der urogenitalen Mesenterien in die Blasenmesostrukturen, die vaskulären Mesometrien und Mesureteren. Die vaskulären Mesometrien werden am Abgang aus den Umbilikalgefäßen versiegelt und abgesetzt und dorsal über die Ureteren geschlagen. An der Kreuzungsstelle der Ureteren werden der vesikovaginale Venenplexus und das begleitende verdichtete Bindegewebe versiegelt und durchtrennt. Infraureteral werden die vesikovaginalen Gefäße ebenfalls versiegelt und abgesetzt. Nach Mobilisation der Plexus hypogastrici inferiores gegenüber den ligamentären Mesometrien und Absetzen der uterinen und proximalen vaginalen Nervenäste (Frankenhäuserscher Plexus) ist das Müllersche Kompartiment mit den angrenzenden ligamentären Mesometrien und Mesokolpien komplett von der Allantois- und proximalen Sinusblase und von den Blasenmesogeweben getrennt. Inzision des Peritoneums in der rektouterinen Umschlagsfalte und Trennen des Rektums von den ligamentären Mesometrien und Mesokolpien beidseits. Damit wird das Müller'sche Kompartiment dorsal von der vorderen und seitlichen mesorektalen Oberfläche separiert. Nach Abklemmen der Vagina unterhalb des kaudalen Tumorpols zirkuläre Kolpotomie im oberen Vaginaldrittel und Abgabe des TMMR- Präparates. Die Schnellschnittuntersuchung ergibt allseits tumorfreie Absetzungsränder und keinen Anhalt für eine Infiltration des Corpus uteri im Myo- und Endometrium. Verschluss der Kolpotomie mit evertierenden Einzelknopfnähten.

Zur Komplettierung der therapeutischen pelvinen Lymphonodektomie wird das Lymphknotengewebe entlang der Iliaca communis-Gefäße ausgeräumt. Die Lymphonodektomie erfolgt auch lateral und dorsal der Gefäße unter Einbeziehung der oberen glutealen Lymphknotenstationen. Dazu werden iliolumbale Venen versiegelt und abgesetzt. Zur präsakralen Lymphonodektomie wird das Rektum in der dorsalen mesorektalen Ebene von der präsakralen Faszie getrennt und sämtliches Lymphknotenfettgewebe unter Erhalt der Nervi hypogastrici bis zum S2-Niveau entfernt.

Fixation beider Ovarien am jeweils lateralen Peritonealrand auf dem M. iliopsoas lateral der proximalen A. iliaca externa.

Lavage des Abdomens. Die retrograde Auffüllung der Harnblase mit 300 ml zeigt eine allseits intakte und glatt begrenzte Harnblasenwand. Suprapubische Zystostomie. Blasen- und Rektumperitoneum werden über den Scheidenstumpf miteinander vernäht. Verschluss der Laparotomie durch eine fortlaufende Smead-Jones-Naht und Klammernaht der Haut.

Dr. med. N.N.

8.8 Abdominale Hysterektomie mit Adnexexstirpation bds. in Form einer peritonealen mesometrialen Resektion des Uterus (PMMR) mit pelviner und paraaortlaer Lymponodektomie

Pat.-Name: Aufnahme-Nr.

Geschlecht/Alter: w, 58 Jahre   geboren:

Klinik: Station:

Op-Datum:

Op-Dauer: 09:20–15:02

Operateur: 1. Assistent:

                                                    2. Assistent:

OP-Schwester: Springer:

Anästhesist:

Anästhesieschwester:

Diagnose:	C54.1	endometroides Adenokarzinom des Corpus uteri FIGO II
Therapie:	5-683.2	abdominale Hysterektomie mit Adnexextirpation bds. in Form einer peritonealen mesometrialen Resektion des Uterus (PMMR) mit
	5-402.5	pelviner Lymphonodektomie und
	5-402.2	paraaortaler Lymphonodektomie

Indikation Die 58-jährige Patientin klagt seit ca. zwei Monaten über vaginale Schmierblutungen und uncharakteristische Unterbauchbeschwerden. Sie hat bereits seit mehreren Jahren keine gynäkologische Vorsorgeuntersuchung in Anspruch genommen. Die klinische und sonographische Diagnostik ergab initial den dringenden Verdacht auf ein großes Zervixkarzinom mit einem Durchmesser von ca. 5 cm ohne Anhalt für parametrane Infiltration (FIGO IB2). Zusätzlich war ein vergrößertes rechtes Ovar von ca. 50 × 43 mm auffällig. Es wurden daraufhin eine Nakoseuntersuchung mit Biopsie des Tumors sowie eine Urethrozystoskopie und Rektoskopie in unserer Klinik durchgeführt. Einzelheiten sind dem entsprechenden OP-Bericht zu entnehmen. Die histopathologische Untersuchung des Zervix-Abradates, einschließlich immunhistochemische Zusatzuntersuchungen, ergab ein mäßig differenziertes, möglicherweise im unteren Uterinsegment lokalisiertes, endometrioides Adenokarzinom, ausgehend vom Endometrium. Zusätzlich bestand immunhistochemisch der Verdacht auf Ausfall der mismatch-repair-Proteine. Im Rahmen des primären Stagings erfolgte eine Computertomographie von Abdomen und Thorax sowie ein MRT des Beckens, wobei sich kein Anhalt für ein organüberschreitendes Wachstum, eine regionäre Lymphknotenmetastasierung oder für Fernmetastasen ergab. Insgesamt musste präoperativ von einem großen Endometriumkarzinom, ausgehend vom unteren Uterinsegment mit Beteiligung der Zervix ausgegangen werden (FIGO II, G2). Die Befundsituation wurde ausführlich mit der Patientin diskutiert und ihr die abdominale Hysterektomie mit Adnexexstirpation bds. sowie pelviner und paraaortaler Lymphonodektomie empfohlen. Weiterhin wurde mit ihr die lokoregionäre Tumorausbreitung nach der Kompartimentstheorie (Prof. M. Höckel) diskutiert und ihr entsprechend dem Konzept der Universitätsfrauenklinik Leipzig eine peritoneale mesometriale Resektion angeboten. Die Patientin wünscht explizit die Durchführung der Operation in Form einer PMMR mit therapeutischer pelviner und paraaortaler Lymphonodektomie.

Bericht Lagerung der Patientin in flacher Steinschnittlage (siehe Standard-Protokoll), Desinfektion und steriles Abdecken. Eröffnung des Abdomens durch hypo- und epigastrische Mittellinienlaparotomie. Nach Eröffnung des Peritoneums stellt sich folgender Situs dar: keine freie Flüssigkeit; der Uterus hat eine Länge von ca. 10 cm kraniokaudal und zeigt eine unauffällige Uterusserosa; Tube bds. mit unauffälliger Form und Größe; das rechte Ovar ist auf ca. 6 × 5 × 4 cm vergrößert mit unauffälliger Oberfläche; das linke Ovar ist mit ca. 3 × 1 × 1 cm normalgroß; das einsehbare Peritoneum im Unter- und Mittelbauch ist unauffällig; Adhäsionen im Bereich des Zökumpols bei Z. n. Appendektomie; Intestinum sonst unauffällig; Omentum majus, Gallenblase, Omentum minus, Magen, Oberfläche von Milz und Leber unauffällig; Peritoneum beider Zwerchfellkuppeln unauffällig; aufgrund einer ausgeprägten intraabdominalen bzw. retroperitonealen Lipomatose können die pelvinen und paraaortalen Lymphknoten zunächst nicht sicher beurteilt werden.

Peritoneallavage und Asservierung der Spülflüssigkeit für die zytologische Diagnostik. Zur Verhinderung einer Tumorzelldissemination Versiegeln beider Tuben im isthmischen Anteil.

Inzision des Peritioneums lateral der Iliakalgefäße, in den parakolischen Rinnen und im Bereich der Radix mesenterii. Hierbei ist eine Adhäsiolyse am Zökumpol notwendig. Mobilisation des Zökums, des gesamten Dünndarmkonvoluts sowie des Colon sigmoideum und damit Exposition der Ovarikagefäße, der Ureteren sowie des Plexus hypogastricus superior. Hohes Absetzen der ovariellen Gefäßbündel, wobei die rechte Ovarialvene an ihrem Eintritt in die Vena cava und die linke Ovarialvene an ihrem Eintritt in die Vena renalis sinistra abgesetzt werden. Separation der ovariellen Gefäßbündel von der Gerota'schen Faszie und den Ureteren sowie Mobilisation der Adnexe unter Mitnahme des umgebenden vorderen und hinteren Blattes des Ligamentum latum. Aus operationstechnischen Gründen wird die Adnexe vom Uterus abgesetzt indem bds. die Tube und das Ligamentum ovarii proprium am Fundus uteri durchtrennt werden. Dissektion der Ureteren mit vollständigen Mesureteren medial gegenüber den ligamentären Mesometrien bis zum Nervus hypogastricus bzw. Plexus hypogastricus inferior sowie lateral gegenüber den Iliakalgefäßen und dem Beckenlymphknotenfettgewebe. Damit Entwickeln des Präsakralraumes. Absetzen der Ligamenta rotunda, Entwickeln der Paraviszeralräume und damit Darstellung des kombinierten urogenitalen Meso's beidseits. Inzision des Peritoneums in der vesikouterinen Umschlagsfalte und damit Eröffnung des vesikouterinen Subperitonealraumes. Die Harnblase wird bis zum ureterovesikalen Übergang vom Müller'schen Kompartiment getrennt. Auftrennen der urogenitalen Mesenterien in die Blasenmesostrukturen, die vaskulären Mesometrien und Mesureteren. Die vaskulären Mesometrien werden am Abgang aus den Umbilikalgefäßen versiegelt und abgesetzt und dorsal über die Ureteren geschlagen.

An der Kreuzungsstelle der Ureteren werden der vesikovaginale Venenplexus und das begleitende verdichtende Bindegewebe versiegelt und durchtrennt. Der Plexus hypogastricus inferior wird dargestellt und auf beiden Seiten von den ligamentären Mesometrien und Mesokolpien präpariert. Inzision des Peritoneums in der rektouterinen Umschlagsfalte und Trennen des Rektums von der dorsalen Vaginalwand im Spatium rectovaginale und seitlich von den ligamentären Mesometrien und Mesokolpien beidseits. Damit wird das Müller'sche Kompartiment dorsal von der vorderen und seitlichen mesorektalen Oberfläche separiert. Der kaudale Anteil des vaskulären Mesometriums infraureteral wird nahe des Uterus parazervikal abgesetzt. Hierbei werden die uterinen und proximalen vaginalen Nervenäste (Frankenhäuser'scher Plexus) abgesetzt. Nach Präparation einer ca. 2 cm langen Scheidenmanschette erfolgt die Kolpotomie und das Absetzen des Präparates unterhalb einer rechtwinklig gebogenen Klemme. Verschluss der Vagina durch evertierende Vicryl-Einzelknopfnähte. Die Gefrierschnitt-Untersuchung des PMMR-Präparates ergibt eine tumorfreie Scheidenmanschette sowie keinen Anhalt für eine parametrane Infiltration, sodass eine R0-Resektion vorliegt. Im vergrößerten rechten Ovar ist eine seröse benigne Zyste nachweisbar.

Bei der Dichtigkeitskontrolle der Harnblase mit Instillation von 200 ml physiologischer NaCl-Lösung fällt ein ca. 2×1 cm großer, oberflächlicher Wanddefekt im Bereich der Harnblasenhinterwand bei intakter Mukosa auf. Dieser wird mit Vicryl-Einzelknopfnähten versorgt.

Für die pelvine Lymphonodektomie wird bds. das Lymphknotenfettgewebe entlang der Iliakalgefäße, im Bereich der Fossae obturatoriae (paravisezeraler Fettkörper mit den supra- und infraobturatorischen Lymphknoten) und der Präsakralregion entfernt. Bei der Präparation werden auf beiden Seiten der Nervus genitofemoralis, der Nervus obturatorius, die lumbosakrale Wurzel des Nervus ischiaticus sowie der Plexus hypogastricus superior mit den Nervi hypogastrici dargestellt und geschont. Das Lymphknotenfettgewebe enthält Lymphknoten mit einer Größe bis maximal 10×5 mm, sodass diese klinisch nicht als suspekt eingeschätzt werden.

Für die therapeutische paraaortale Lymphonodektomie wird das Lymphknotenfettgewebe untergliedert nach folgenden Regionen entfernt: prä- und parakaval, interaortokaval und präaortal, paraaortal links. Bei der Präparation werden auf beiden Seiten jeweils zwei Nervi splanchnici lumbales freigelegt und geschont. Die Präparation erfolgt auch dorsal der Gefäße, wobei eine Vena lumbalis abgesetzt wird. Das Lymphknotenfettgewebe in der Paraaortalregion enthält ebenfalls Lymphknoten mit einer Größe bis maximal 10×5 mm, sodass diese klinisch als nicht suspekt eingeschätzt werden. Kranial der Resektionsebene in Höhe der Venae renales sind keine vergrößerten Lymphknoten auffällig.

Mehrmalige ausgiebige Lavage des Abdomens und Einlage einer Robinson-Drainage ins Becken. Verschluss der Laparotomie durch eine fortlaufende Smead-Jones-Naht mittels PDS-Schlinge. Spülen der subkutanen Wundflächen und Hautverschluss mittels Wundklammern. Desinfektion und Wundverband.

Hinweis für das postoperative Procedere:
Bitte Harnblasenkatheter für 7 Tage belassen!

Dr. med. N.N.

8.9 Explorative Laparotomie mit Probeexzsionen

Pat.-Name:		Aufnahme-Nr.
Geschlecht/Alter: w, 70 Jahre		geboren:
Klinik:		Station:
Op-Datum:		
Op-Dauer: 11:22–12:30		
Operateur:		1. Assistent:
		2. Assistent:
OP-Schwester:		Springer:
Anästhesist:		
Anästhesieschwester:		
Diagnose:	C56	Verdacht auf primäres muzinöses Ovarialkarzinom FIGO IIIc
Therapie:	5-541.0	explorative Laparotomie
	1-559.4	Biopsien an Peritoneum, Omentum majus und Dünndarm

Indikation Bei der 70-jährigen Patientin wurden im Rahmen der gynäkologischen Routine-Untersuchung ein Adnextumor bds. sowie Aszites diagnostiziert. Daraufhin erfolgte die Überweisung in unsere Klinik. Klinisch und sonographisch stellten sich in beiden Adnexbereichen multizystische Raumforderungen bzw. peritoneale Tumorauflagerungen dar, sodass der dringende Verdacht auf ein primäres Tuben- oder Ovarialkarzinom bestätigt wurde. Auch im CT vom Abdomen/Becken vom 05.08.2019 bestand der Verdacht auf eine Peritonealkarzinose. Einen Anhalt für vergrößerte Lymphknoten gab es nicht. Eine Computertomographie des Thorax zeigte keine Auffälligkeiten. Im Rahmen des erweiterten Stagings wurden am 28.08.2019 eine Gastroskopie und am 29.08.2019 eine Koloskopie durchgeführt. Beide Untersuchungen ergaben keinen Anhalt für einen anderen Primärtumor oder eine Einengung des Darmlumens. Der Tumormaker CA-125 war mit 209 U/ml gering erhöht (normal <35). Die Tumormarker CEA, CA 19-9 und CA 15-3 waren im Normbereich.

Die Befundsituation wurde mehrmalig ausführlich mit der Patientin diskutiert und die explorative Laparotomie mit Schnellschnittdiagnostik und ggf. einem optimalen Tumordebulking geplant.

Bericht Lagerung der Patientin in flacher Steinschnittlage (siehe Standard-Protokoll), Desinfektion und steriles Abdecken. Eröffnung des Abdomens durch hypo- und epigastrische Mittellinienlaparotomie. Bereits beim Eröffnen des Peritoneums müssen breitflächige Adhäsionen zwischen Tumor und vorderer Bauchwand gelöst werden. Danach stellt sich folgender Situs dar: ca. 400 ml muzinöse freie Flüssigkeit; das Omentum majus zeigt insbesondere im Bereich der Pars libera Tumorinfiltrationen mit einer Größe bis ca. $10 \times 8 \times 3$ cm; das Colon transversum scheint nicht durch diese Tumorstrukturen beeinflusst; das gesamte Becken ist von einem Konglomerattumor, bestehend aus Sigma und innerem Genitale völlig ausgefüllt, wobei die einsehbaren Anteile des parietalen Peritoneums flächenhafte Tumorauflagerungen zeigen; eine Differenzierung des inneren Genitale ist nicht möglich; der Douglas'sche Raum ist nicht zugänglich; eine Beteiligung der Sigmawand ist sehr wahrscheinlich; die peritonealen Tumorauflagerungen ziehen nach kranial in beide parakolische Rinnen, hier besonders rechts bis ca. Nabelhöhe sehr flächenhaft ausgeprägt; auch ventral an der inneren Bauchwand sind Tumorstrukturen vom Becken bis in der Oberbauch abgrenzbar; abgesehen von der Involvierung des Sigmas in den Konglomerattumor im Becken trägt auch das Zökum ausgeprägte flächenhafte Tumorauflagerungen; nur Colon ascendens, transversum et descendens scheinen relativ unbeeinflusst; auf der Wand des terminalen Ileums sind ausgeprägte Tumorauflagerungen mit einer Größe des Einzelherdes bis ca. $5 \times 4 \times 0,5$ cm nachweisbar; der Befall der Dünndarmwand reicht bis ins mittlere Jejunum; das Dünndarmmesenterium trägt multiple Tumorauflagerungen mit einer Größe des Einzelherdes bis ca. $20 \times 10 \times 3$ mm; das Peritoneum beider Zwerchfellkuppeln trägt einen flächenhaften Tumorbelag; zwischen Leber und rechter Zwerchfellkuppel bestehen dichte Adhäsionen, die zur Beurteilung partiell gelöst wurden; auf der Leberkapsel sind ebenfalls flächenhafte Tumorauflagerungen mit einer Größe bis ca. $5 \times 4 \times 0,3$ cm; bei Z. n. Cholezystektomie sind im Bereich des Gallenblasenbetts Adhäsionen des Netzes mit der Leber bzw. der vorderen Bauchwand nachweisbar; auch hier sind im Fettgewebe erhebliche Tumorinfiltrationen abgrenzbar; Magenvorderfläche mit Tumorauflagerungen von ca. $15 \times 10 \times 2$ mm; das Omentum minus zeigt Tumorinfiltrationen mit Einzelherden von ca. $20 \times 10 \times 10$ mm; die Milz ist durch Adhäsionen des Netzes mit der vorderen Bauchwand nicht darstellbar.

Entnahme einer Probe aus dem Omentum majus und Gabe zur Schnellschnitt-Diagnostik. Die Gefrierschnitt-Untersuchung ergibt einen malignen Tumor mit möglicherweise hellzelliger Komponente; Ovarialkarzinom wahrscheinlich.

Insgesamt besteht eine sehr ausgeprägte parietale und viszerale Peritonealkarzinose. Die Tumorauflagerungen auf der Leber sind flach und lassen sich prinzipiell abtragen ohne größere Verletzungen der Leberkapsel. Der Leberhilus ist durch die Adhäsionen im Bereich des Gallenblasenbettes sowie den Tumorbefall des Omentum minus nicht beurteilbar. Der mehrmalige Versuch des Abtragens von flächenhaften Tumorauflagerungen auf der Dünndarmwand ist frustran. Zum Erreichen eines suboptimalen Tumordebulkings mit einer Größe des Einzelherdes von maximal 1 cm ist eine ausgedehnte Resektion von Dünndarm notwendig – gesamtes Ileum und große Anteile des Jejunums. Die verbleibende Länge des Restdünndarmes im Bereich des proximalen Jejunums würde ca. 100 cm betragen, sodass mit hoher Wahrscheinlichkeit ein Kurzdarmsyndrom resultiert. Zusätzlich wären unkritische Resektionen im Bereich des Zökums und wahrscheinlich auch des Sigmas notwendig. Damit ist aber ein Tumordebulking auch mit einer Einzelherdgröße von 1 cm nicht erreichbar, so dass der Eingriff als explorative Laparotomie beendet werden muss. Eine Indikation für ileusprotektive Maßnahmen besteht nicht, da präoperativ auch im Bereich des Beckens keine Lumeneinengung nachweisbar war.

Bei der Präparation und Beurteilung der Resektabilität wurden Biopsien vom Omentum majus und von der Ileumwand, der Leberoberfläche und dem Peritoneum der vorderen Bauchwand entnommen.

Lavage des Abdomens und Verschluss der Laparotomie durch eine fortlaufende Smead-Jones-Naht mittels PDS-Schlinge. Spülen der subkutanen Wundflächen und Hautverschluss mit Wundklammern. Desinfektion und Wundverband.

Gesamtbeurteilung:

Ein Tumordebulking würde aufgrund des ausgeprägten Befalls der Dünndarmwand sehr wahrscheinlich zu einem Kurzdarmsyndrom führen, sodass die Operation als explorative Laparotomie beendet werden musste.

Dr. med. N.N.

8

8.10 Tumordebuking, hintere Exenteration, tiefe Anastomose, infra-gastrische Omentektomie, Deperitonealisierung

Pat.-Name:	**Aufnahme-Nr.**
Geschlecht/Alter: w, 74 Jahre	**geboren:**
Klinik:	**Station:**
Op-Datum:	
Op-Dauer: 08:50–15:02	
Operateur:	**1. Assistent:**
	2. Assistent:
OP-Schwester:	**Springer:**
Anästhesist:	
Anästhesieschwester:	

Diagnose:	**C56**	**Ovarialkarzinom FIGO IIIc (Schnellschnitt serös-papillär G3)**
Therapie:	**5-687.1**	**hintere Exenteration (Hysterektomie, Adnexextirpation bds., Sigmaresektion, komplette Deperitonealisierung des Beckens)**
	5-543.21	**infragastrische Omentektomie**
	5-347.y	**komplette Deperitonealisierung der rechten Zwerchfellkuppel und des Morison-Pouchs**
	5-547.0	**multilokales intraperitoneales Tumordebulking (Mesenterium, Mesokolon, parakolisch, seitliche Abdominalwand, Omentum minus)**

Indikation   Die 74jährige sportlich aktive Patientin klagte erst seit ca. 1–2 Wochen über uncharakteristische abdominale Beschwerden. Nach kurzer initialer ambulanter Diagnostik wurde die Patientin in unserer Klinik vorgestellt. Die klinische und sonographische Diagnostik ergab einen monströsen Konglomerattumor im Becken bis ca. Nabelhöhe. Der Uterus war innerhalb des Tumors nicht weiter differenzierbar. Auch bei der klinischen Einstellung war die Portio durch eine Verlagerung nach ventral nicht einstellbar. Zusätzlich bestand der Verdacht auf eine intraperitoneale Tumorausbreitung mit Ausbildung einer Netzplatte. In einem CT Abdomen, Becken sowie Thorax vom 12.02.2019 bestätigte sich der ausgeprägte Befund. Es bestand kein Anhalt für einen anderen Primärtumor oder eine lymphogene bzw. pleurale/ pulmonale Metastasierung. Der Tumormarker CA-125 war mit 386 Uk/ml in Bezug auf die Tumorlast eher nur gering erhöht (normal < 35; 18.02.2019). Die Befundsituation wurde mehrmalig ausführlich mit der Patientin diskutiert und die explorative Laparotomie mit Schnellschnittdiagnostik und ggf. einem Tumordebulking geplant.

Entsprechend dem Ergebnis der LION-Studie ist auch bei intraoperativ unauffälligen Lymphknoten keine pelvine und paraaortale Lymphonodektomie vorgesehen.

Bericht Lagerung der Patientin in flacher Lithotomieposition (nach Standard-Protokoll), Desinfektion und steriles Abdecken. Eröffnung des Abdomens durch hypo- und epigastrische Mittellinien-Laparotomie. Nach Eröffnung des Peritoneums werden ca. 1500 ml Aszites abgesaugt. Danach stellt sich folgender Situs dar: das Becken bzw. der Unterbauch ist ausgefüllt von einem überwiegend soliden Konglomerattumor bestehend aus innerem Genitale, Rektosigmoid- und Tumorstrukturen; eine Differenzierung des inneren Genitale ist nicht möglich; das Omentum majus zeigt mehrere tumorverdächtige Herde mit einer Gesamtgröße des Einzelbefundes von ca. $8 \times 7 \times 3$ cm und damit Ausbildung einer Netzplatte; Zökum, Colon ascendens und Colon descendens sowie die Wand des Dünndarms sind unauffällig; das Colon transversum kann durch die Netzplatte nicht sicher beurteilt werden; das Dünndarmmesenterium trägt jedoch multiple tumorverdächtige Herde mit einer Größe bis ca. $10 \times 8 \times 3$ mm; im unteren Anteil beider parakolischer Rinnen sind Tumorherde bis ca. $10 \times 5 \times 5$ mm nachweisbar; im Morison Pouch der rechten Zwerchfellkuppel sind erhebliche konfluierende Tumorherde, die nahezu die gesamte Fläche der rechten Zwerchfellkuppel einnehmen; die Einzelherde haben eine Größe bis ca. $3 \times 2 \times 1$ cm; die Tumorherde gehen auch im Bereich des Ligamentum coronarium dextrum auf die Leberkapsel über; die linke Zwerchfellkuppel trägt nur wenige kleine tumorverdächtige Herde bis maximal $5 \times 5 \times 3$ mm; wenige tumorverdächtige Herde im Bereich der Leberkapsel; Magenoberfläche unauffällig; Omentum minus mit wenigen Herden bis maximal $3 \times 2 \times 2$ mm; Milzoberfläche unauffällig; der pelvine und paraaortale Retroperitonealraum ist primär nicht sicher beurteilbar.

Zunächst wird eine größere Biopsie aus der Netzplatte entnommen und zur Schnellschnittdiagnostik gegeben. Die Gefrierschnittuntersuchung bestätigt den Verdacht auf ein schlecht differenziertes Adenokarzinom ausgehend vom Müller'schen Epithel. Insgesamt ist von der technischen Erreichbarkeit eines optimalen Tumordebulkings durch einen multiviszeralen Eingriff auszugehen, so dass bei stabiler anästhesiologischer Situation die weitere Präparation erfolgt.

Zur Reduktion der ausgeprägten Flüssigkeitssekretion über die Netzplatte und zur sicheren Beurteilung der Wand des Colon transversums erfolgt zunächst die infragastrische Omentektomie. Hierzu wird der Retroperitonealraum im oberen Bereich der parakolischen Rinnen beidseits eröffnet und die Kolonflexuren mobilisiert. Die Separation des Omentum majus vom Colon transversum gelingt ohne Verletzung der Darmwand, so dass das Colon transversum erhalten werden kann. In der jetzt einsehbaren Bursa omentalis sind ebenfalls wenige tumorverdächtige Herde mit einer Größe des Einzelbefundes bis ca. $4 \times 3 \times 2$ mm nachweisbar. Absetzen des Netzes von der großen Magenkurvatur, wobei die Arkade der Arteriae gastroepiploicae komplett erhalten werden kann. Danach erfolgt die Resektion der wenigen kleinen Tumorherde im Bereich des Omentum minus, wobei auch hier die obere Gefäßarkade des Magens erhalten werden kann. Im Bereich des Leberhilus sind keine tumorverdächtigen Strukturen nachweisbar.

Weitere Eröffnung des Retroperitonealraumes durch Spaltung des Peritoneums im unteren Anteil der parakolischen Rinnen und der Radix mesenterii. Mobilisation des Zökums, der Appendix vermiformis sowie des gesamten Dünndarmkonvoluts weit nach kranial, bis die Paraaortalregion bis in Höhe der Venae renales freigelegt ist. In der Paraaortalregion sind keine klinisch auffälligen Lymphknoten nachweisbar. Absetzen der ovariellen Gefäßbündel, wobei die rechte Vena ovarica unmittelbar an ihrem Eintritt in die Vena cava und die linke Ovarialvene an ihrem Eintritt in die Vena renalis sinistra abgesetzt werden. Mobilisation des gesamten tumortragenden Peritoneums beider parakolischer Rinnen, welches insgesamt in die Präparation so einbezogen wird, dass dieses mit dem Tumorpräparat des Beckens exzidiert wird. Weitere Mobilisation des tumortragenden Peritoneums periiliakal bzw. im Bereich der Beckenwände, wobei beidseits eine Ureterolyse notwendig ist. Das Meso der Ureter kann dabei nahezu komplett erhalten werden. Retroperitoneales Absetzen der Ligamenta rotunda und Eröffnung des Peritoneums kranial der Tumorauflagerungen der Excavatio vesicouterina. Präparation des gesamten tumortragenden Blasenperitoneums von der Harnblasenwand, so dass diese komplett deperitonealisiert wird. Aufgrund des ausgeprägten Befalls des Sigmas kann dieses nicht aus dem Tumorkonglomerat separiert werden, so dass für ein optimales Tumordebulking eine hintere Exenteration notwendig ist. Nach Darstellung des Plexus hypogastricus superior wird das Sigma in der mesorektalen Ebene unter Schonung des Plexus bzw. der Nervi hypogastrici mobilisiert. Skelettieren des Mesosigmas in seinem kranialen Anteil, wobei ein oberer Ast der Arterie sigmoidia erhalten werden kann. Transsektion der Darmwand mit einem linearen Klammernahtgerät. Weitere Mobilisation des Sigmas in der mesorektalen Ebene unter Schonung der autonomen Nerven, insbesondere des Plexus hypogastricus inferior. Nach weiterer Separation des Isthmus bzw. der Zervix von der Harnblase und Elevation der Fornix vaginae anterior erfolgt die Kolpotomie und das Absetzen des Uterus von der Vagina. Eröffnung des Spatium rectovaginale bis unauffällige Rektumvorderwand dargestellt werden kann. Absetzen des Mesorektums unterhalb des tumorausgefüllten Douglas'schen Raumes, wobei die Darmwand mit einem Roticulator durchtrennt wird. Das Operationspräparat besteht aus dem inneren Genitale, dem Rectosigmoid (oberer Anteil des Rektums und das gesamte Sigma; Gesamtlänge des Darmes ca. 27 cm), dem kompletten Beckenperitoneum sowie dem Peritoneum beider parakolischer Rinnen. Verschluß der Vagina durch evertierende Vicryl-Einzelknopfnähte. Die Dichtigkeitskontrolle der Harnblase mit Instillation von physiologischer Kochsalzlösung ist unauffällig.

Für die Resektion der Tumorstrukturen auf dem parietalen Peritoneum im Oberbauch wird die Leber komplett mobilisiert. Das Ligamentum teres hepatis und das Ligamentum falciforme werden reseziert. Die Ligamenta coronaria et triangulare werden durchtrennt und die rechte Zwerchfellkuppel wird komplett deperitonealisiert. Hierbei kommt es zu einem ca. 2 cm langen und 0,5 cm breiten Defekt im Bereich des Übergangs der Muskelschicht des Zwerchfells zum Centrum tendineum. Die Pleura bleibt intakt. Verschluss des Defektes mit einer fortlaufenden Vicrylnaht. Bei der Deperitonealisierung wurde das Peritoneum des Morison-Pouchs und der angrenzenden Leberkapsel mit in die Präparation einbezogen. Der Bubble-Test ist unauffällig.

Für die Entfernung der weinigen Tumorherde auf der linken Zwerchfellkuppel wird diese nur partiell deperitonealisiert (ca. 10 % der Zwerchfellkuppeloberfläche).

Zur Komplettierung des intraperitonealen Tumordebulkings werden jetzt noch alle sichtbaren Tumorherde im Mittelbauch reseziert bzw. destruiert, wobei insbesondere auf dem Dünndarmmesenterium, dem Mesokolon, in der Bursa omentalis und auf der Leberkapsel Tumorstrukturen entfernt werden.

Jetzt wird die Darmkontinuität im Becken wiederhergestellt. Nach Entfernung der Klammernahtreihe am Colon descendens kann ein 29er Staplerkopf in das Colon descendens mit Hilfe einer Purstring-Klemme eingebracht werden. Im Bereich des Rektums muß noch eine schmale Nachresektion von ca. 1,5 cm Breite erfolgen, so dass auch hier mit Hilfe einer Purstring-Klemme die Klammernahtreihe entfernt wird. Anlage einer spannungsfreien End-zu-End-Anastomose zwischen Colon descendens und Rektum mittels eines zirkulären Klammernahtgeräts (CEA-Stapler). Beide Anastomosenringe sind intakt und werden zur histologischen Untersuchung gegeben. Die Dichtigkeitskontrolle der Anastomose mit Instillation von blauer Farbstofflösung ist unauffällig.

Mehrmalige Lavage des Abdomens und Einlage einer Robinson-Drainage ins Becken (24 Ch.). Verschluß der Laparotomie durch eine fortlaufende Smead-Jones-Naht mittels PDS-Schlinge. Spülen der subkutanen Wundflächen und Hautverschluß mit Wundklammern. Desinfektion und Wundverband. Eine intraoperative Antibiotikaprophylaxe wurde mit Cefuroxim und Clont durchgeführt.

Gesamtbeurteilung:

Residualtumorstatus: makroskopisch tumorfrei, optimales intraperitoneales Tumordebulking (Lymphknoten bildmorphologisch und klinisch unauffällig).

Dr. med. N.N.

8.11   Relaparotomie bei Rezidiv

Pat.-Name: Aufnahme-Nr.

Geschlecht/Alter: w, 60 Jahre   geboren:

Klinik: Station:

Op-Datum:

Op-Dauer: 09:31–14:05

Operateur: 1. Assistent:

                                              2. Assistent:

OP-Schwester: Springer:

Anästhesist:

Anästhesieschwester:

Diagnose:	C57.0	intra- und retroperitoneales Rezidiv eines primären Tubenkarzinoms, initial pT3c pN0 (0/1) M0 L0 V0 Pn0 G3
	K66.0	Adhäsionssitus
	Z92.4	Z.n. optimalem Tumordebulking (07/2017)
	Z92.6	Z.n. Chemotherapie
	Z90.8	Z.n. Appendektomie 1985
Therapie:	5-541.2	Re-Laparotomie
	5-402.2	paraortale Lymphonodektomie
	5-547.0	intraperitoneales Tumordebulking
	5-469.20	Adhäsiolyse

Indikation   Bei der 60-jährigen Patientin handelt es sich um einen Zustand nach Operation, Chemo- und Antikörpertherapie eines schlecht differenzierten serös-papillären Adenokarzinoms ausgehend von der rechten Tube. Hierbei erfolgte am 31.07.2017 eine Laparotomie mit Hysterektomie, bilateraler Adnexexstirpation, infragastrischer Omentektomie, Deperitonealisierung des kleinen Beckens, des Morison-Pouchs und der rechten Zwerchfellkuppel sowie Destruktion multipler Tumorherde im Bereich des Intestinums und des Mesenteriums in der Universitätsfrauenklinik XYZ. Die Tumorerkrankung wurde initial wie folgt klassifiziert: pT3c, pN0 (0/1), M0, G3, L0, V0, pN0. Anschließend erhielt die Patientin eine primäre Chemotherapie mit Carboplatin und Taxol (bis 12/2017) sowie eine Antikörpertherapie mit Bevacizumab (Avastin; bis 12/2018). Im Rahmen der regelmäßigen Tumornachsorge wurde danach ein langsamer Anstieg des Tumormarkers CA-125 festgestellt. Daraufhin erfolgte eine bildgebende Diagnostik in Form einer Computertomographie von Thorax und Abdomen am 01.07.2019. Im Vergleich zu einer Voruntersuchung von 01/2019 waren hier zwei neu aufgetretene metastasensuspekte Lymphknoten paraaortal links unterhalb des Nierenstiels, mit einer Größe von 20 und 18 mm, nachweisbar. Aszites bestand nicht. Die Befundsituation wurde ausführlich mit der Patientin besprochen und aufgrund einiger positiver prädiktiver Faktoren für das Erreichen eines optimalen sekundären Tumordebulkings wurde ihr die Re-Laparotomie angeboten. Nach ausreichender Bedenkzeit und Abwägen der Vor- und Nachteile wünscht die Patientin den Eingriff. Die Kontrolle des Tumormarkers CA-125, unmittelbar am präoperativen Tag, ergab einen Wert von 65,3 U/ml.

Bericht Lagerung der Patientin in flacher Steinschnittlage (siehe Standardprotokoll), Desinfektion und steriles Abdecken. Eröffnung des Abdomens durch hypo- und epigastriche Mittellinienlaparotomie, wobei die Narbe partiell ausgeschnitten wird. Nach einer sehr ausgedehnten Adhäsiolyse zwischen Darm und vorderer Bauchwand sowie interenterisch stellt sich folgender Situs dar: keine freie Flüssigkeit; im kleinen Becken bestehen völlig unauffällige Verhältnisse mit einer zarten peritonealen Auskleidung ohne Anhalt für Tumorstrukturen; auf dem Zökumpol sind wenige fragliche Auflagerung bis max. 2 mm Größe; Dickdarm- und Dünndarmwand sind sonst unauffällig; Mesocolon unauffällig; auf dem Dünndarmmesenterium sind vereinzelte tumorverdächtige Herde mit einer Größe bis maximal 5 × 5 × 4 mm nachweisbar; das parietale Peritoneum im Mittelbauch ist unauffällig; zwischen Leber und rechter Zwerchfellkuppel bestehen dichte Adhäsionen, die nur partiell gelöst werden, hierbei sind keine tumorverdächtigen Herde nachweisbar; Magen unauffällig; das Omentum minus trägt tumorverdächtige Herde mit einer Größe bis ca. 8 × 4 × 3 mm; Milzoberfläche unauffällig; linke Zwerchfellkuppel unauffällig; parietales Peritoneum im Mittelbauch unauffällig; paraaortal sind bereits palpatorisch vergrößerte Lymphknoten nachweisbar.

Trotz der zusätzlichen intraperitonealen Rezidiverkrankung kann von dem Erreichen eines optimalen sekundären Tumordebulking ausgegangen werden, so dass die weitere Präparation erfolgt.

Für die paraaortale Lymphonodektomie wird zunächst das Colon descendens mobilisiert und der linke Ureter dargestellt. Das Lymphknotenfettgewebe paraaortal links ist erheblich induriert. Zunächst erfolgt die Präparation eines ca. 30 × 20 × 15 mm großen Lymphknotenkonglomerats unmittelbar kaudal der Vena renalis sinistra. Dorsal der Vene verläuft regulär die Arteria renalis sinistra. Zusätzlich ist ca. 3 cm kaudal davon eine akzessorische Nierenarterie nachweisbar. Diese kann während der gesamten Präparation geschont werden. Anschließend wird ein längliches Lymphknotenkonglomerat mit einem Durchmessen von ca. 2 cm zwischen der akzessorischen Nierenarterie links und der Arteria communis sinistra präpariert. Aufgrund der erheblichen fibrotischen Veränderungen in diesem Bereich ist eine Erhaltung der Nervi splanchnici lumbales auf dieser Seite nicht möglich. Die Präparation erfolgt auch dorsal der Aorta.

Jetzt wird die Paraaortalregion vor den großen Gefäßen freigelegt. Hierzu wird das Peritoneum im Bereich der Radix mesenterii eröffnet und das Dünndarmkonvolut nach kranial mobilisiert. Anschließend erfolgt die Entfernung von ebenfalls vergrößerten Lymphknoten präaortal und interaortokaval. Auf der rechten Seite können hierbei zwei Nervi splanchnici lumbales dargestellt und geschont werden. Die Exploration der subrarenalen Region, kranial der Venae renales, als auch die Exploration des Beckens ergibt keinen Anhalt für suspekte Lymphknotenvergrößerungen.

Für das intraperitoneale Tumordebulking wird jetzt das Omentum minus reseziert. Dabei kann die Gefäßarkade an der kleinen Magenkurvatur erhalten bleiben. Danach werden alle suspekten Herdstrukturen auf dem Zökumpol und dem Dünndarmmesenterium reseziert oder destruiert.

Mehrmalige Lavage des Abdomens und Einlage einer Robinson-Drainage in den Unterbauch. Verschluss der Laparotomie durch eine fortlaufende Smead-Jones-Naht mittels PDS-Schlinge. Spülen der subkutanen Wundflächen und Hautverschluss mit Wundklammern. Desinfektion und Wundverband. Eine intraoperative Antibiotikaprophylaxe wurde mit Cefuroxim durchgeführt.

Gesamtbeurteilung:

Residualtumorstatus: intra- und retroperitoneal makroskopisch tumorfrei, optimales sekundäres Tumordebulking.

Dr. med. N.N.

Senologische Operationsberichte

Astrid Schlosser und James Henry Völpel

Inhaltsverzeichnis

9.1   Diagnostische Exstirpation – 169

9.2   Probeexzision nach stereotaktischer Drahtmarkierung – 170

9.3   Sentinel-Lymphonodektomie Tc99 – 172

9.4   Sentinel-Lmphonodektomie (Patentblau) – 173

9.5   Segmentresektion und Rekonstruktion, Reduktionsplastik mit kranialer und kaudaler Stielung – 174

9.6   Segmentresektion, Rotationslappen, Mastopexie – 176

9.7   Segmentresektion, Reduktionsplastik, zentrale Stielung – 178

9.8   Segmentresektion, periareoläre Mastopexie mit Abnäher – 180

9.9   Segmentresektion, Ribeiro, kontralaterale Angleichung – 182

9.10   Segmentresektion, Rekonstruktion (Strömbeck) – 184

9.11   Segmentresektion, Lattisimus dorsi-Flap – 186

9.12   Modifiziert radikale Mastektomie mit Axilladissektion Level I-III – 188

© Der/die Herausgeber bzw. der/die Autor(en), exklusiv lizenziert durch Springer-Verlag GmbH, DE, ein Teil von Springer Nature 2020
G. Teichmann (Hrsg.), *Operationsberichte Gynäkologie und Geburtshilfe*, Operationsberichte, https://doi.org/10.1007/978-3-662-61427-3_9

9.13 Subkutane Mastektomie mit Entfernung des Areola-Mamillen-Komplexes, Sofortrekonstruktion – 190

9.14 Skin-sparing Mastektomie mit Implantat-Einlage – 192

9.15 Skin-sparing Mastektomie, Implantateinlage, TiLoop-Netzeinlage – 194

9.16 Skin-sparing Mastektomie, TRAM-Flap – 196

9.17 Extended delayed Operation – 198

9.18 Mammaaugmentation aus ästhetischen Gründen mit subpektoraler Einlage von Silikonimplantaten – 199

9.19 Mammarekonstruktion mit freiem Unterbauchhaut-/Fettlappen (DIEP) – 201

9.20 Mammarekonstruktion mit freiem fasziokutanem Perforatorlappen vom Gesäß (SGAP) – 203

9.21 Angleichende Mammareduktion in der narbensparenden Technik nach Lejour – 205

9.1 Diagnostische Exstirpation

Pat.-Name: Aufnahme-Nr.

Geschlecht/Alter: w, 58 Jahre   geboren:

Klinik: Station:

Op-Datum:

Op-Dauer: 11:00–11:23

Operateur: 1. Assistent:

                                              2. Assistent:

OP-Schwester: Springer:

Anästhesist:

Anästhesieschwester:

Diagnose: N60.2   Fibroadenom rechte Mamma oben außen

                       Z.n. Stanzbiopsie rechte Mamma

Therapie: 5-870.90   diagnostische Exstirpation rechte Mamma

Indikation Bei der Patientin lässt sich sonographisch ein Herdbefund im oberen äußeren Quadranten darstellen, eine im Vorfeld durchgeführte Stanzbiopsie ergab ein Fibroadenom. Aufgrund der Wachstumstendenz wünscht die Patientin die Entfernung in toto, über die Entsprechenden Risiken und Komplikationen wurde sie aufgeklärt, sie ist mit dem Eingriff einverstanden.

Bericht Nach entsprechender Lagerung und Desinfektion, Anlage eines 4 cm langen bogenförmigen Schnittes rechts zwischen 10 und 12 Uhr. Durchtrennen von Corium und Subcutangewebe. Präparation bis zur Fascie des M. pectoralis major, hier lässt sich ein ca. 1,5 cm großer, glatt begrenzter, derber Tumor tasten.

Dieser wird gefasst, freipräpariert und in toto entfernt. Das Präparat wird mit Faden markiert, 2 Fäden lang cranial 12.00 Uhr, 1 Faden lang areolawärts und 2 Fäden kurz basal. Es erfolgt eine Präparateradiographie, hierbei zeigt sich der Tumor mit freien Schnitträndern enthalten.

Subtile Blutstillung und Adaptation des Parenchyms mittels zirkulärer Parenchymnaht Marlin 2 × 0. Einlage einer 10-er Redondrainage und zweischichtiger Wundverschluss mittels intracorialer Maricryl- Naht der Stärke 3 × 0 und einer intracutanen fortlaufenden Maricrylnaht der Stärke 3 × 0.

Steriler Wundverband.

Dr. med. N.N.

9.2 Probeexzision nach stereotaktischer Drahtmarkierung

Pat.-Name:	Aufnahme-Nr.
Geschlecht/Alter: w, 58 Jahre	geboren:
Klinik:	Station:
Op-Datum:	
Op-Dauer: 11:00–11:23	
Operateur:	1. Assistent:
	2. Assistent:
OP-Schwester:	Springer:
Anästhesist:	
Anästhesieschwester:	

Diagnose:	N60.2	Mikrokalk BIRADS 4 linke Mamma unten außen
Therapie:	5-870.a0	diagnostische Exstirpation linke Mamma nach stereotaktischer Markierung

Indikation Bei der Patientin zeigte sich eine Mikrokalkgruppe im Bereich der linken Mamma, mit Polymorphien und einer Progredienz zur Voruntersuchung. Der Patientin wurden die Möglichkeiten der weiteren Abklärung erläutert, sie wünscht die Exstirpation mittels stereotaktischer Drahtmarkierung. Sie ist über die Risiken und Komplikationen des Eingriffs informiert und mit dem Vorgehen einverstanden.

Bericht Im Vorfeld erfolgte die mammographische Drahtmarkierung des Mikrokalkbezirkes links unten außen.

Nach entsprechender Lagerung und Desinfektion, Anlage eines 5 cm langen Schnittes links im Bereich des lateralen Anteils der Inframammärfalte. Durchtrennen von Corium und Subcutangewebe und Präparation bis zur Fascie des M. pectoralis major. Abpräparation des Drüsengewebes von der Fascie des M. pectoralis major nach cranial und darstellen der Drahtspitze.

Das durch den Draht markierte Gewebe wird gefasst und aus dem umgebenden Parenchym herauspräpariert.

Das Präparat wird mit Faden markiert, 2 Fäden lang cranial 12.00 Uhr, 1 Faden lang areolawärts und 2 Fäden kurz basal. Es erfolgt eine Präparateradiographie, hierbei zeigt sich der Mikrokalkbezirk vollständig mit freien Schnitträndern im Präparat enthalten.

Subtile Blutstillung und Adaptation des Parenchyms mittels einer zirkulärer Parenchymnaht Marlin 2 × 0. Dadurch kommt es zu Einziehungen der Haut medial und cranial. Diese werden behoben indem ein ca. 1,5 cm dicker.

Haut-/Fettgewebsmantel vom Parenchym abgetrennt wird. Dies geschieht in einem Ausmaß, dass eine spannungsfreie Adaptation erfolgen kann. Subtile Blutstillung, Einlage einer 10-er Redondrainage und zweischichtiger Wundverschluss mittels intracorialer Maricryl- Naht der Stärke 3×0 und einer intracutanen fortlaufenden Maricrylnaht der Stärke 3×0.
Steriler Wundverband.

Dr. med. N.N.

9.3 Sentinel-Lymphonodektomie Tc99

Pat.-Name: Aufnahme-Nr.

Geschlecht/Alter: w, 58 Jahre   geboren:

Klinik: Station:

Op-Datum:

Op-Dauer: 12:00–12:37

Operateur: 1. Assistent:

                                              2. Assistent:

OP-Schwester: Springer:

Anästhesist:

Anästhesieschwester:

Diagnose: C50.4   Mamma-Ca links oben außen

                             Z.n. amb. Stanzbiopsie

Therapie: 5-401.11   Sentinel-Lymphonodektomie links (Tc99)

Indikation Bei der Patientin wurde mittels Stanzbiopsie ein NST- Karzinom, G3 der linken Mamma diagnostiziert, die Umfelddiagnostik hatte sonographisch keinen Verdacht auf eine Lymphknotenmetastasierung ergeben, so dass vor geplanter neoadjuvanter Chemotherapie die Sentinelbiopsie im Bereich der linken Axilla mit der Patientin besprochen wurde. Sie ist über die Risiken und Komplikationen aufgeklärt und mit dem Vorgehen einverstanden.

Bericht Im Vorfeld erfolgte die Markierung des Wächterlymphknotens mit Tc99 nach dem 24 h Protokoll.

Nach entsprechender Lagerung und Desinfektion, Anlage eines bogenförmigen ca. 4 cm langen Schnittes im Bereich der unteren Haargrenze der linken Axilla. Spalten des Coriums und Präparation an die laterale Kante der Mm. pectoralis major et minor. Ausscannen der Axilla mit der Gammasonde, es zeigt sich ein markierender Lymphknoten, dieser wird gefasst, freipräpariert und exstirpiert. Der Lymphknoten hat eine Aktivität von 673 cts, die Restaktivität der Axilla beträgt 11 cts. Subtile Blutstillung, es herrscht Bluttrockenheit. Zweischichtiger Wundverschluss mittels Maricryl 3 × 0.

Dr. med. N.N.

9.4 Sentinel-Lmphonodektomie (Patentblau)

Pat.-Name:	**Aufnahme-Nr.**
Geschlecht/Alter: w, 67 Jahre	**geboren:**
Klinik:	**Station:**
Op-Datum:	
Op-Dauer: 10:15–10:57	
Operateur:	**1. Assistent:**
	2. Assistent:
OP-Schwester:	**Springer:**
Anästhesist:	
Anästhesieschwester:	

Diagnose: **C50.2**   **Mamma-Ca rechts oben innen**

Z.n. Exstirpation eines NST Karzinom nach stereotaktischer mammographischer Drahtmarkierung

Therapie: **5-401.12**   **Sentinel-Lymphonodektomie rechts (Patentblau)**

Indikation Bei der Patientin erfolgte aufgrund eines Mikrokalkbezirkes rechts bei 1.00 Uhr eine diagnostische Exstirpation nach stereotaktischer Drahtmarkierung. Dabei zeigte sich ein NST – Karzinom G1, pT1b, R0 reseziert. Zur Komplettierung wurde der Patientin die Sentinelnodebiopsie empfohlen, sie ist über Risiken und Komplikationen informiert und mit dem Eingriff einverstanden.

Bericht Nach entsprechender Lagerung und Desinfektion erfolgt die subcutane Injektion von $4 \times 0{,}5\,\mathrm{ml}$ Patentblau periareolär rechts bei 2 Uhr, 4 Uhr, 8 Uhr und 10 Uhr.

Anlage eines bogenförmigen ca. 4 cm langen Schnittes im Bereich der unteren Haargrenze der rechten Axilla. Spalten des Coriums und Präparation an die laterale Kante der Mm. pectoralis major et minor und Eröffnung der Axilla. Hier lässt sich eine zart blau gefärbte Lymphbahn darstellen, diese wird nach cranial verfolgt. Es findet sich an ihrem Ende ein blau gefärbter Lymphknoten, dieser wird gefasst, freipräpariert und exstirpiert. Inspektion der Axilla, es findet sich ein weiterer blau gefärbter Lymphknoten, auch dieser wird gefasst, freipräpariert und exstirpiert. Weitere markierte Lymphknoten stellen sich nicht dar.

Subtile Blutstillung, Einlage einer Redondrainage und zweischichtiger Wundverschluss mittels Maricryl 3×0.

Dr. med. N.N.

9.5 Segmentresektion und Rekonstruktion, Reduktionsplastik mit kranialer und kaudaler Stielung

Pat.-Name: Aufnahme-Nr.

Geschlecht/Alter: w, 61 Jahre   geboren:

Klinik: Station:

Op-Datum:

Op-Dauer: 10:15–12:55

Operateur: 1. Assistent:

                                                    2. Assistent:

OP-Schwester: Springer:

Anästhesist:

Anästhesieschwester:

Diagnose: C50.3   Mamma-Ca links unten innen

                           Z.n. Stanzbiopsie

                           Z.n. neoadjuvanter Chemotherapie (4 x EC/ 4 x Docetaxel)

                           Z.n. Sentinelbiopsie Tc^{99} links (0/2)

Therapie: 5-870.a5   Segmentresektion links, Sofortrekonstruktion mittels

                           tumoradaptierter Reduktionsplastik mit kranialer und

                           kaudaler Stielung

Indikation   Bei der Patientin wurde mittels Stanzbiopsie ein Mammakarzinom links diagnostiziert, aufgrund der Prognosefaktoren erfolgte zunächst eine neoadjuvante Chemotherapie. Nach Komplettierung dieser wurde nun bei makrosomer, ptotischer Brust mit einer Anisomastie (links > rechts) die weiterführende Therapie im Sinne einer tumorlageadaptierten Reduktionsplastik besprochen. Die Patientin ist über die Risiken und Komplikationen informiert und mit dem Vorgehen einverstanden.

Bericht   Nach entsprechender Lagerung und Desinfektion Umschneidung der im Vorfeld angezeichneten Resektionslinien (siehe Fotodokumentation). Diese umfassen zwei gleichschenklige Dreiecke, die innen und außen mit einer Schenkellänge von ca. 7 cm angezeichnet wurden. Das innere Dreieck umfasst dabei den Tumorsitz. Nunmehr werden diese Dreiecksfiguren nach oben und unten halbkreisförmig verbunden. Dies erfolgt nach caudal bis in 7 cm Entfernung von der Inframammärfalte. Umschneidung des Areola- Mamillen-Komplexes nach Markierung mit dem Mamillenschneider (4,2 cm). Danach wird die Haut zwischen den Halbkreisen und im Bereich der Dreiecke excoriiert. Incision des Coriums im Bereich des medialen und lateralen Dreiecks und Präparation des Parenchyms bis auf die Fascie des M.

pectoralis major. Danach wird der in der Mitte gelegene Steg unterminiert und das gesamte umschnittene Parenchym mit dem darin enthaltenen Tumor in toto entfernt und mit Faden markiert: 2 Fäden lang kranial 12.00 Uhr, 1 Faden lang retroareolär und 2 Fäden kurz basal. Es erfolgt eine Präparateradiographie, hier zeigt sich der Markierungsclip im Präparat mit freien Schnittgrenzen enthalten. Subtile Blutstillung und Setzen eines Titanclips im Bereich des ehemaligen Tumorsitzes. Einlage einer 10er Redondrainage und versuchsweise Adaptation der caudalen und cranialen Hautbezirke. Dies gelingt ohne wesentliche Spannung unter Fältelung der die Areola tragenden Hautbezirke. Der definitive Wundverschluss erfolgt im Bereich des Areola-Mamillenkomplexes mittels sich versenkender intracorealer Einzelknopfnähte Maricryl 4×0 und einer zirkulären intracutanen Maricrylnaht 4×0. Die radiären Wunden bei 3.00 Uhr und 9.00 Uhr werden mittels fortlaufender intracorialer Glycolonnaht 3×0 und einer intracutanen Maricylnaht 3×0 verschlossen.

Dr. med. N.N.

9.6 Segmentresektion, Rotationslappen, Mastopexie

Pat.-Name: Aufnahme-Nr.

Geschlecht/Alter: w, 71 Jahre   geboren:

Klinik: Station:

Op-Datum:

Op-Dauer: 12:15–13.25

Operateur: 1. Assistent:

                                        2. Assistent:

OP-Schwester: Springer:

Anästhesist:

Anästhesieschwester:

Diagnose:	C50.4	Mamma-Ca links oben außen
		Z.n. Stanzbiopsie links
Therapie:	5-870.a4	Segmentresektion links, Sofortrekonstruktion mittels
		Rotationslappen und periareolärer Mastopexie
	5-401.11	Sentinelnodebiopsie Tc^{99} linke Axilla

Indikation Z.n. Stanzbiopsie mit Sicherung eines NST Karzinoms in der linken Brust bei 2 Uhr. Mit der Patientin wurde ein brusterhaltendes Vorgehen mit SNB (Tc^{99}) besprochen. Sie ist über die Risiken und Komplikationen aufgeklärt und mit dem Vorgehen einverstanden. Die Markierung mit Tc^{99} erfolgte am Vortag nach dem 24 h Protokoll, ein Lymphknoten stellt sich in der Szintigraphie dar.

Bericht Nach entsprechender Lagerung und Desinfektion wird die Haut über dem gut tastbaren Tumor links oben außen viereckig umschnitten und von hier wird der Tumor palpatorisch im Gesunden aus dem umgebenden Parenchym und von der Pectoralisfascie abgetrennt. Das Präparat wird mit Faden markiert: 2 Fäden lang cranial 12.00 Uhr, 1 Faden lang areolawärts und geht zur Präparateradiographie. Hier zeigt sich der Tumor mit knappen Schnittgrenzen nach caudal im Präparat enthalten, so dass hier eine Nachresektion erfolgt, die korrespondierenden Flächen werden grün mit Tusche markiert, der tumorferne Schnittrand wird schwarz mit Tusche markiert. Subtile Blutstillung, setzen eines Titanclips im Bereich des ehemaligen Tumorsitzes.

Es erfolgt nun das Aufsuchen des Sentinelnodes vom lateralen Wundrand aus. Präparation an die laterale Kante der Mm. pectoralis major et minor und Ausscannen der Axilla mit der Gammasonde, es zeigt sich ein markierender Lymphknoten, dieser wird gefasst, freipräpariert und exstirpiert. Der Lymphknoten hat eine Aktivität von 1234 cts, die Restaktivität der Axilla beträgt 22 cts. Subtile Blutstillung, es herrscht Bluttrockenheit. In einem letzten Schritt erfolgt die Rekonstruktion der Brust mittels Rotationslappen. Dazu wird die Haut der Brust vom peripheren Wundrand aus, zirkulär in Richtung der Medianlinie im Verlauf der Inframammaerfalte durchtrennt und bei 7.00 Uhr ein sogenannter Backcut angelegt. Von diesem Schnitt aus wird in die Tiefe eingegangen und das Drüsenparenchym von der Pectoralisfascie teilweise abgelöst und somit mobilisiert. Nach Einschwenken des Lappens nach cranial in den Defekt ergibt sich eine Torquierung des Areola-Mamillen- Komplexes. Dieser wird ausgeglichen indem eine typische periareoläre Mastopexie erfolgt. Nochmalige subtile Blutstillung, Einlage einer 10er Redondrainage und Adaptation des Parenchyms mittels mehrerer Marlin Einzelknopfnähte 2×0. Der definitive Wundverschluss erfolgt im Bereich des des Areola-Mamillenkomplexes mittels sich versenkender intracorealer Einzelknopfnähte Maricryl 4×0 und einer zirkulären intracutanen Maricrylnaht 4×0. Die radiäre Wunde bei 2.00 Uhr und die Wunde im Bereich der Inframammaerfalte werden mittels fortlaufender intracorialer Glycolonnaht 3×0 und einer intracutanen Maricylnaht 3×0 verschlossen.

Am Ende der Operation liegt eine kleinere, jedoch wohlgeformte Brust vor, der Areola-Mamillen-Komplex ist gut kapillarisiert. Eine Angleichungsoperation rechts wurde von der Patientin nicht gewünscht.

Dr. med. N.N.

9.7 Segmentresektion, Reduktionsplastik, zentrale Stielung

Pat.-Name:	Aufnahme-Nr.
Geschlecht/Alter: w, 79 Jahre	geboren:
Klinik:	Station:
Op-Datum:	
Op-Dauer: 10:15–11.05	
Operateur:	1. Assistent:
	2. Assistent:
OP-Schwester:	Springer:
Anästhesist:	
Anästhesieschwester:	

Diagnose:	C50.3	Mamma-Ca rechts unten innen
		Z.n. Stanzbiopsie
Therapie:	5-870.a4	Segmentektomie rechts, Sofortrekonstruktion mittels tumoradaptierter Reduktionsplastik mit zentraler Stielung
	5-401.11	Sentinelnodbiopsie Tc^{99} rechte Axilla

Indikation   Z.n. ambulanter Stanzbiopsie mit Nachweis eines NST- Mammakarzinoms. Es wurde mit der Patientin die BET mit Sentinelbiopsie rechts besprochen. Sie ist über die Risiken und Komplikationen informiert und mit dem Eingriff einverstanden. Die Markierung mit Tc^{99} erfolgte am Vortag, 2 Lymphknoten sind in der Szintigraphie nachweisbar.

Bericht   Nach entsprechender Lagerung und Desinfektion erfolgt zunächst das Aufsuchen des Wächterlymphknotens von einen ca. 5 cm langen Schnitt im Bereich der unteren Haargrenze der rechten Axilla aus. Spalten des Corium und Darstellen der lateralen Kante der Mm. pectoralis major et minor. Ausscannen der Axilla mit der Gammasonde, es werden 2 Lymphknoten detektiert, diese werden gefasst, freipräpariert und exstirpiert. Ihre Aktivität beträgt 345 counts und 456 counts. Nochmaliges Ausscannen der Axilla, die Restaktivität beträgt 9 counts. Subtile Blutstillung und zweischichtiger Wundverschluss mittels Maricyl 3 × 0.

Nun erfolgt die Operation der rechten Brust, dazu wird die Areola nach Markierung mit dem Mamillenschneider in einem Durchmesser von 4,2 cm und asymmetrisch von 6 cm umschnitten (siehe Fotodokumentation).

Anschließend wird der Bereich zwischen den Zirkumferenzen excoriiert. Im Bereich der äußeren Zirkumferenz wird das Corium incidiert, des Weiteren Incision der Haut bei 6.00 Uhr bis zur Inframammärfalte. Abpräparation eines ca. 1,5 cm starken Haut-/ Fettgewebsmantels nach lateral, medial und cranial.

Dadurch gelingt es den Tumor bei 5.00 Uhr darzustellen und palpatorisch im Gesunden aus dem umgebenden Parenchym und von der Fascie des M. pectoralis major abzulösen. Das Präparat wird mit Faden markiert: 1 Faden lang areolawärts, 2 Fäden lang caudal, 2 Fäden kurz basal und es erfolgt eine Präparateradiographie. Hier zeigt sich der Tumor mit gesunden Schnittgrenzen im Präparat enthalten, so dass auf eine Nachresektion verzichtet wird. Subtile Blutstillung und Setzen eines Titanclips im Bereich des ehemaligen Tumorsitzes.

Es erfolgt nun in einem zweiten Schritt die Rekonstruktion der Brust.

Anlage einer zirkulären Parenchymnaht am Wundgrund mit Marlin 2 × 0.

Dies geschieht spannungsfrei und zeigt eine gute Defektdeckung im Bereich des Resektionsbezirkes. Nochmalige subtile Blutstillung und Einlage eines 10er Redondrains. Danach wird die Haut zirkulär um die Areola gelegt, ein Überschuss im caudalen Bereich wird beidseits dreieckförmig entfernt. Nach vorläufiger Adaptation mittels Klammertechnik zeigt sich eine Wulstbildung im Bereich der Inframammerfalte. Diese wird durch keilförmige Hautexcisionen nach medial und lateral beseitigt. Blutstillung und definitiver Wundverschluss.

Dies geschieht im Bereich des Areola-Mamillen-Komplexes mittels sich versenkender intracorealer Einzelknopfnähte Maricryl 4 × 0 und einer zirkulären intracutanen Naht Maricyl 4 × 0. Die radiäre Wunde bei 6.00 Uhr und die Wunde im Bereich der Inframammaerfalte werden mittels fortlaufender intracorialer Glycolonnaht 3 × 0 und einer intracutanen Maricylnaht 3 × 0 verschlossen.

Am Ende der Operation liegt eine kleinere, jedoch wohlgeformte Brust vor, der Areola-Mamillen-Komplex ist gut kapillarisiert. Eine Angleichungsoperation rechts wurde von der Patientin nicht gewünscht.

Dr. med. N.N.

9.8　Segmentresektion, periareoläre Mastopexie mit Abnäher

Pat.-Name:

Geschlecht/Alter: w, 63 Jahre

Klinik:

Op-Datum:

Op-Dauer: 10:15–11:05

Operateur:

OP-Schwester:

Anästhesist:

Anästhesieschwester:

Aufnahme-Nr.

geboren:

Station:

1. Assistent:

2. Assistent:

Springer:

Diagnose:	D05.1	DCIS III° links unten außen
		Z.n. diagnostischer Exstirpation
Therapie:	5-870.a3	Segmentresektion links, Sofortrekonstruktion mittels
		periareolärer Mastopexie mit Abnäher

Indikation　Bei der Patientin besteht ein DCIS III° mit einer klinischen Größe von 2,5 cm mit einer R1 Resektion nach diagnostischer Exstirpation. Mit der Patientin wurde zur Herstellung der R0 Situation die BET links besprochen. Sie ist über Risiken und Komplikationen informiert und mit dem Eingriff einverstanden.

Bericht　Nach entsprechender Lagerung und Desinfektion, wird der Areola-Mamillen-Komplex nach Markierung mit dem Mamillenschneider (4,2 cm) umschnitten. Ziehen eines zweiten Kreises um die Areola in einem Durchmesser von ca. 7 cm. Die Haut zwischen beiden Kreisen wird deepithelialisiert. Anschließend Umschneiden einer bogenförmigen Figur mit der Basis zwischen 3.00 Uhr und 5.00 Uhr und der Konvexität nach caudal spitzwinklig zur Axilla auslaufend. Die Schenkellänge beträgt ca. 7 cm. Durchtrennen von Haut- und Subcutangewebe im Bereich dieser Umschneidungsfigur und Präparation des Parenchyms mit der darin enthaltenen Wundhöhle bis zur Pectoralisfascie. Ablösen des Gewebes von der Pectoralisfascie und Fadenmarkierung: 2 Fäden lang cranial 12.00 Uhr, 1 Faden lang areolawärts. Es erfolgt eine Präparateradiographie, hier zeigen sich freie Schnittgrenzen, so dass auf eine Nachresektion verzichtet wird.

Subtile Blutstillung und Setzen einen Titanclips im Bereich des ehemaligen Tumorsitzes. Adaptation des Parenchyms mittels einer zirkulären Marlinnaht am Wundgrund. Es wird dadurch eine gute Defektdeckung erreicht, jedoch zeigen sich Hauteinziehungen im cranialen und caudalen Anteil und eine Torquierung im Bereich des Areola- Mamillen-Komplexes. Dies wird behoben, indem das Corium im Bereich der äußeren Zirkumferenz bis 11.00 Uhr und bis 6.00 Uhr incidiert wird und ein ca. 1,5 cm starker Haut-/ Fettgewebsmantel vom darunterliegenden

Parenchym nach cranial, caudal und medial abgetrennt wird. Dadurch gelingt eine spannungsfreie Adaptation. Nochmalige subtile Blutstillung, Einlage einer 10er Redondrainage und zweischichtiger Wundverschluss. Dies geschieht im Bereich des Areola- Mamillen-Komplexes mittels sich versenkender intracorialer Einzelknopfnähte Maricryl 4×0 und einer zirkulären intracutanen Maricrylnaht 4×0. Die radiäre Wunde wird mittels fortlaufender intracorialer Glycolonnaht 3×0 und einer intracutanen Maricrylnaht der Stärke 3×0 verschlossen.

Am Ende der Operation liegt eine kleinere, jedoch wohlgeformte Brust vor, der Areola-Mamillen-Komplex ist gut kapillarisiert. Eine Angleichungsoperation rechts wurde von der Patientin nicht gewünscht.

Dr. med. N.N.

9.9 Segmentresektion, Ribeiro, kontralaterale Angleichung

Pat.-Name:	Aufnahme-Nr.
Geschlecht/Alter: w, 56 Jahre	geboren:
Klinik:	Station:
Op-Datum:	
Op-Dauer: 14:30–15:10	
Operateur:	1. Assistent:
	2. Assistent:
OP-Schwester:	Springer:
Anästhesist:	
Anästhesieschwester:	

Diagnose:	C50.4	Mamma-Ca links oben außen
		Z.n. Stanzbiopsie
		Z.n. Sentinelnodebiopsie Tc^{99} (0/3), Clipeinlage Tumorbett
Therapie:	5-870.a5	Segmentresektion links, Sofortrekonstruktion mittels tumoradaptierter Reduktionsplastik mit kranialer Stielung (Ribeiro)
	5-884.2	Angleichungsoperation rechts (Reduktionsplastik nach Ribeiro)

Indikation Bei der Patientin besteht ein histologisch gesichertes Mammakarzinom links, cT2, pN0(0/3)sn,cM0,GIII,ER 0,PR0,Her 2 neu neg.. Nach abgeschlossener neoadjuvanter Chemotherapie (4 × EC/4 × Docetaxel) wurde nun bei klinischer Komplettremission die weiterführende operative Therapie im Sinne einer BET besprochen. Die Patientin ist über die Risiken und Komplikationen informiert und mit dem Eingriff einverstanden.

Bericht Im Vorfeld erfolgte die mammographische Drahtmarkierung des Markierungsclips. Nach entsprechender Lagerung und Desinfektion, umschneiden des Areola-Mamillen-Komplexes nach Markierung mit dem Mamillenschneider (4,2 cm). Umschneidung der im Vorfeld angezeichneten typischen Resektionslinien (siehe Fotodokumentation). Deepithelialisierung des Gebietes zwischen den beiden neu zu formenden Schenkeln unter Belassung des Areola- Mamillen-Komplexes. Anschließend Incision des Coriums im Bereich des Steges beidseits sowie nach medial und lateral. Der excoriierte Steg wird nun 2 cm unterhalb des Areolarandes durchtrennt. Der die Areola tragende Anteil wird nach cranial, in einer Stärke von ca. 1 cm, vom darunterliegenden Parenchym abgetrennt, so dass ein gut nach oben hin faltbarer Lappen entsteht. Danach wird der laterale und mediale Schenkel, in einer Stärke von ca. 1,5 cm, vom darunterliegenden Parenchym abpräpariert.

Dadurch gelingt es den Markierungsdraht darzustellen, dieser wird verfolgt und das durch ihn markierte Gewebe bei 1.00 Uhr wird freipräpariert und vom umgebenden Parenchym und der Pectoralisfascie abgelöst. Fadenmarkierung: 1 Faden lang areolawärts, 2 Fäden lang kranial, 2 Fäden kurz basal und Durchführung einer Präparateradiographie. Dabei zeigt sich der Markierungsclip mit weiten Schnittgrenzen im Präparat enthalten. Subtile Blutstillung und Rekonstruktion der Brust nach Einlage eines Titanclips im Bereich des ehemaligen Tumorsitzes. Der caudale Anteil des excoriierten Stegs und das darunter liegende Parenchym werden belassen. Dieser caudale Stiel dient als Lager für den neuen Sitz des Areola-Mamillenkomplexes und wird mit mehreren Vicryl- Einzelknopfnähten an der Fascie des M. pectoralis fixiert. Nochmalige subtile Blutstillung und Einlage einer 10er Redondrainage. Probeweise Adaptation der Wundränder mittels Klammertechnik, dabei zeigt sich ein spannungsfreier Verschluss bei gutem kosmetischem Ergebnis. Definitiver Wundverschluss, dies geschieht im Bereich des Areola-Mamillen-Komplexes mittels sich versenkender intracorealer Einzelknopfnähte Maricryl 4×0 und einer zirkulären intracutanen Naht Maricyl 4×0. Die radiäre Wunde bei 6.00 Uhr und die Wunde im Bereich der Inframammaerfalte werden mittels fortlaufender intracorialer Glycolonnaht 3×0 und einer intracutanen Maricylnaht 3×0 verschlossen.

In einem letzten Schritt erfolgt nun die Angleichungsoperation rechts in typischer Weise nach Ribeiro, da mit der tumorlageadaptierten Reduktionsplastik links eine Anisomastie mit Korrektur der vorbestehenden Ptose erreicht wurde.

Am Ende der Operation liegen zwei deutlich kleinere, jedoch wohlgeformte Mammae vor, der Areola-Mamillen-Komplex erscheint beidseits rosig, gut kapillarisiert.

Resektatmenge links: 135 g.

Resektatmenge rechts: 257 g.

Dr. med. N.N.

9.10 **Segmentresektion, Rekonstruktion (Strömbeck)**

Pat.-Name:	Aufnahme-Nr.
Geschlecht/Alter: w, 51 Jahre	geboren:
Klinik:	Station:
Op-Datum:	
Op-Dauer: 11:35–15:23	
Operateur:	1. Assistent:
	2. Assistent:
OP-Schwester:	Springer:
Anästhesist:	
Anästhesieschwester:	

Diagnose:	C50.2	Mamma-Ca rechts oben außen
		Z.n. Stanzbiopsie
		Z.n. Sentinelbiopsie Tc^{99} (0/1), setzen eines Markierungsclips im Tumorbett
Therapie:	5-870.a5	Segmentresektion rechts, Sofortrekonstruktion mittels tumorlageadaptierter Reduktionsplastik mit kaudaler stielung (Strömbeck)
	5-884.2	Angleichungsoperation links (Reduktionsplastik nach Strömbeck)

Indikation Bei der Patientin wurde mittels Stanzbiopsie ein Mammakarzinom rechts diagnostiziert, aufgrund der prognoserelevanten Tumorparameter (cT-1c,pN0(0/1)sn,cM0,GIII, ER 2,PR 4, Her 2 neu 3+, Ki 67 45 % erfolgte zunächst eine neoadjuvante PCT (4 × EC/4 × Docetaxel, Herceptin). Nach Abschluss der Chemotehrapie zeigt sich eine deutliche Remission bei sonographisch noch nachweisbarem Tumorrest von ca. 5 mm. Mit der Patientin wurde eine BET als weiterführende operative Therapie im Sinne einer tumorlageadaptierten Reduktionsplastik besprochen. Sie ist über Risiken und Komplikationen informiert und wünscht den Eingriff.

Bericht Nach entsprechender Lagerung und Desinfektion, umschneiden des Areola-Mamillen-Komplexes nach Markierung mit dem Mamillenschneider (4,8 cm). Umschneidung der im Vorfeld angezeichneten typischen Resektionslinien (siehe Fotodokumentation) und komplette Deepithelialisierung der Haut innerhalb dieser Schnittfiguren unter Aussparung der Hautbereiche im cranialen Anteil und des Areola- Mamillen-Komplexes.

Anschließend Incision des Coriums im Bereich des Steges beidseits sowie nach medial und lateral. Der excoriierte Steg wird nun 1,5 cm oberhalb vom Areolarand durchtrennt und die Haut mit einem ca. 1 cm starken Haut-Fettgewebsmantel nach cranial, medial und lateral vom Parenchym abgetrennt. Belassen des nicht excoriierten Hautbereiches im cranialen Anteil. Dadurch gelingt es den bei 11.00 Uhr unmittelbar subcutan gelegenen Tumorsitz darzustellen und mitsamt der Haut aus dem umgebenden Parenchym herauszulösen. Fadenmarkierung: 1 Faden lang areolawärts, 2 Fäden lang cranial und Durchführung einer Präparateradiographie. Dabei zeigt sich eine narbige Struktur und der eingelegte Markierungsclip im Präparat enthalten.

Subtile Blutstillung und Rekonstruktion der Brust nach Einlage eines Titanclips im Bereich des ehemaligen Tumorsitzes. Dazu wird überschüssiges Drüsenparenchym oben innen entfernt, der die Areola tragende caudale Parenchymanteil nach cranial in den Resektionsbereich verlagert und mittels Marlinnähten an der Facie des M. pectoralis fixiert. Nochmalige subtile Blutstillung und Einlage einer 10er Redondrainage. Probeweise Adaptation der Wundränder mittels Klammertechnik, dabei zeigt sich ein spannungsfreier Verschluss mit gutem kosmetischem Ergebnis. Definitiver Wundverschluss, dies geschieht im Bereich des Areola-Mamillen-Komplexes mittels sich versenkender intracorealer Einzelknopfnähte Maricryl 4 × 0 und einer zirkulären intracutanen Naht Maricyl 4 × 0. Die radiäre Wunde bei 6.00 Uhr und die Wunde im Bereich der Inframammaerfalte werden mittels fortlaufender intracorialer Glycolonnaht 3 × 0 und einer intracutanen Maricylnaht 3 × 0 verschlossen.

In einem letzten Schritt erfolgt nun die Angleichungsoperation links in typischer Weise nach Strömbeck um die postoperative Anisomastie zu korrigieren.

Am Ende der Operation liegen zwei deutlich kleinere, jedoch wohlgeformte, gleichgroße Mammae vor, der Areola-Mamillen- Komplex erscheint beidseits rosig, gut kapillarisiert.

Resektatmenge rechts: 221 g.
Resektatmenge links: 513 g.

Dr. med. N.N.

9.11 Segmentresektion, Lattisimus dorsi-Flap

Pat.-Name:	**Aufnahme-Nr.**
Geschlecht/Alter: w, 53 Jahre	**geboren:**
Klinik:	**Station:**
Op-Datum:	
Op-Dauer: 09:25–13:03	
Operateur:	**1. Assistent:**
	2. Assistent:
OP-Schwester:	**Springer:**
Anästhesist:	
Anästhesieschwester:	

Diagnose:	**C50.1**	**Mamma-Ca rechts zentral**
		Z.n. Stanzbopsie
		Z.n. Sentinelnodeektomie Tc^{99} (0/3)
Therapie:	**5-870.a6**	**Segmentresektion rechts unter Mitnahme des AMK**
		Sofortrekonstruktion mittels Lattisimus dorsi-Flap

Indikation   Bei der Patientin wurde mittels Stanzbiopsie ein NST Karzinom, GIII der rechten Mamma diagnostiziert. Nach abgeschlossener neoadjuvanter PCT ($4 \times$ EC/$4 \times$ Docetaxel) wurde nun mit der Patientin die weiterführende operative Therapie im Sinne einer Resektion des AMK und Rekonstruktion mittels Lattisimus dorsi – Flap besprochen. Sie ist über die besonderen Risiken des Eingriffs und die spezifischen Komplikationsmöglichkeiten aufgeklärt und mit dem Vorgehen einverstanden.

Bericht   Nach entsprechender Lagerung und Desinfektion wird der Areola-Mamillen-Komplex in einem Durchmesser von 4,2 cm nach Markierung mit dem Mamillenschneider umschnitten. Durchtrennung des Coriums und Präparation des Parenchyms bis zur Fascie des M. pectoralis major. Ablösen des Parenchyms von der Pectoralisfascie und Fadenmarkierung (2 Fäden lang 12.00 Uhr). Die Präparateradiographie zeigt Mikrokalk mit freien Schnittgrenzen im Präparat enthalten. Setzen eines Titanclips im Bereich des ehemaligen Tumorsitzes und subtile Blutstillung.

Abtrennen eines ca. 1,5 cm starken Haut-/ Fettgewebsmantels bei 11.00 Uhr axillawärts und Entfernung des darunterliegenden Parenchyms. Dieser Tunnel ist für 2 Querfinger leicht passierbar.

Anlage eines ca. 6 cm langen längsverlaufenden Schnittes im Bereich der mittleren Axillarlinie. Durchtrennen von Haut und Subcutangewebe und Darstellung des ventralen Randes des M. latisimus dorsi. Danach erfolgt die Präparation nach ventral zur Herstellung einer Verbindung zwischen der Axilla und des präparierten Tunnels im Bereich der Brust. Diffizile Blutstillung und Präparation des thoracodorsalen Gefäßbündels. Der hier verlaufende N. thoracodorsales wird dargestellt und im cranialen Anteil durchtrennt. Nochmalige subtile Blutstillung sowohl in der Brust als auch in der Axilla und temporärer Wundverschluss mittels Klammertechnik.

Umlagerung der Patientin auf die linke Seite. Von hier aus wird nun das im Vorfeld angezeichnete Hautareal im Bereich der rechten dorsalen Thoraxwand spindelförmig umschnitten und das Subcutangewebe bis auf die Fascie des M. latisimus dorsi präpariert.

Dieser Muskel wird großflächig von der Haut abpräpariert, von seinem Ursprung am Beckenkamm, am M. longissimus dorsi und dem M. trapezius abgetrennt und anschließend von der Thoraxwand und den darunter liegenden Muskeln abpräpariert und bis in die Nähe des Ansatzes am Humerus dargestellt. Dieser Lappen wird nun vorübergehend in der Achselhöhle positioniert. Subtile Blutstillung im Präparationsgebiet, Einlage einer 10er Redondrainage und zweischichtiger Wundverschluss mittels einer intracorialen Marlinnaht 2×0 und einer intracutanen Maricrylnaht der Stärke 3×0.

Umlagerung in Rückenlage. Wiedereröffnung der Inzisionen im Bereich der Axillarlinie und der Mamille. Blutungskontrolle und Blutstillung. Positionierung des Haut-/ Muskellappens in den zentralen Defekt, dabei dient die im Vorfeld umschnittene runde Hautinsel als Areola. Es zeigt sich ein ausreichender Volumenersatz im Vergleich zur linken Mamma. Lockere Fixierung des Lappens an der lateralen Thoraxwand mit mehreren Marlin-Einzelknopfnähten. Nochmalige Blutstillung und Einlage einer 10er Redondrainage. Definitiver Hautverschluss, dies erfolgt im Bereich des neuformierten Areolakomplexes mittels sich versenkender intracorialer Einzelknopfnähte Maricryl 4×0 und einer zirkulären intracutanen Naht Maricryl 4×0. Die Wunde im Bereich der Axillarlinie wird mit einer fortlaufenden intracorialen Maricylnaht der Stäke 3×0 und einer intracutanen Maricrylnaht der Stärke 3×0 verschlossen.

Am Ende der Operation liegt eine im Vergleich zu links etwas größere Mamma rechts vor, die eingesetzte Hautinsel zeigt eine gute Kapillarisation.

Resektatmenge rechte Mamma: 105 g.

Dr. med. N.N.

9.12 Modifiziert radikale Mastektomie mit Axilladissektion Level I-III

Pat.-Name:	Aufnahme-Nr.
Geschlecht/Alter: w, 74 Jahre	geboren:
Klinik:	Station:
Op-Datum:	
Op-Dauer: 09.15–10:10	
Operateur:	1. Assistent:
	2. Assistent:
OP-Schwester:	Springer:
Anästhesist:	
Anästhesieschwester:	

Diagnose:	C50.5	Mamma-Ca rechts unten außen
Therapie:	5-872.0	modifiziert radikale Mastektomie rechts
	5-407.01	Axilladissektion Level I-III rechts

Indikation Bei der Patientin wurde mittels Stanzbiopsie ein invasiv – lobuläres Mammakarzinom rechts (cT3, cN1, cM0, GII, ER 10, PR 8, Her 2 neu neg., Ki 67 15 %) diagnostiziert. Aufgrund der ungünstigen Brust – Tumor- Relation wurde mit ihr die modifizierte Mastektomie besprochen. Sie ist über Risiken und Komplikationen informiert und mit dem Eingriff einverstanden.

Bericht Nach entsprechender Lagerung und Desinfektion erfolgt die flügelförmige Umschneidung der rechten Mamma, wobei zunächst das Subcutangewebe tangential durchtrennt wird.

Es schließt sich die Abpräparation der Haut von der Brustdrüse nach cranial bis zur 2. Rippe, nach caudal bis ca. 2 cm unterhalb der Umschlagfalte reichend an.

Ablösen der Brustdrüse von medial unter Belassung der Pectoralisfascie. Subtile Blutstillung. Das Präparat wird mit Faden markiert, 2 Fäden lang cranial 12.00 Uhr und es erfolgt eine Präparateradiographie.

Es schließt sich nun die Dissektion der rechten Axilla vom lateralen Wundrand des Schnittes aus an. Darstellen der lateralen Kante der Mm. pectoralis major et minor von caudal nach cranial bis zum Sichtbarwerden der V. axillaris. Diese wird von medial nach lateral dargestellt, ohne die umhüllende zarte Fascie zu eröffnen. Es erfolgt die Ausräumung des axillären Fettgewebes mit den enthaltenen Lymphknoten des Level I. Dies erfolgt teils stumpf mit der Fensterzange, überwiegend jedoch scharf mit der Präparierschere. Der N. thoracicus longus und A. thoracalis lateralis sowie das thorakodorsale Gefäßnervenbündel werden dargestellt und bleiben unverletzt. Die Nn. intercostobrachialis können allesamt erhalten werden. Danach wird das unter dem M. pectoralis minor gelegene Fettgewebe mit den Lymphknoten des Level II teils stumpf, teils scharf entfernt. Hierbei wird auf das Erhalten der den M. pectoralis versorgenden Arterie und der Venen Wert gelegt. Im Anschluss daran wird der M. pectoralis minor von dorsal her mit dem Finger umfahren und der mediale Rand dieses Muskels dargestellt. Unter Zug dieses Muskels nach lateral werden die Lymphknoten des Level III sichtbar. Sie werden mit der Fensterklemme einzeln entfernt und die V. axillaris somit skelettiert. Subtile Blutstillung. Einlage je einer Redondrainage in die Axilla und die Ablatiowunde.

Zweischichtiger Wundverschluss durch eine fortlaufende subcutane Marlinnaht 2×0 und eine fortlaufende intracutane Maricrylnaht 3×0.

Dr. med. N.N.

9.13 Subkutane Mastektomie mit Entfernung des Areola-Mamillen-Komplexes, Sofortrekonstruktion

Pat.-Name: Aufnahme-Nr.

Geschlecht/Alter: w, 67 Jahre   geboren:

Klinik: Station:

Op-Datum:

Op-Dauer: 08:05–10:24

Operateur: 1. Assistent:

                                                    2. Assistent:

OP-Schwester: Springer:

Anästhesist:

Anästhesieschwester:

Diagnose:	C50.1	Mamma-Ca rechts zentral
		Z.n. ambulanter Stanzbiopsie
Therapie:	5-877.12	subkutane Mastektomie mit Entfernung des Areola-Mamillen-Komplexes, Sofortrekonstruktion mittels Reduktionsplastik
	5-882.8	Mamillenrekonstruktion mittels Skate-Flap
	5-401.11	Sentinelnodebiopsie (Tc99)

Indikation Bei der Patientin wurde mittels Stanzbiopsie ein NST Karzinom im Bereich des Areola- Mamillen- Komplexes rechts diagnostiziert (cT1c(m), cN0, cM0, GII, ER 12, PR 6, Her-2 neu: neg., Ki 67 18 %). Bei bestehender Anisomastie rechts > links mit deutlicher Ptosis rechts wurde mit der Patientin die subkutane Mastektomie mit Sentinelbiopsie Tc^{99} und Rekonstruktion mittels Reduktionsplastik besprochen, ebenso die Entfernung der Areola- Mammillen- Komplexes und dessen Rekonstruktion. Sie ist mit diesem Vorgehen einverstanden und über die Risiken und Komplikationen aufgeklärt.

Bericht Im Vorfeld erfolgte die Markierung des Wächterlymphknotens mit Tc^{99} nach dem 24 h Protokoll.

Nach entsprechender Lagerung und Desinfektion, Anlage eines bogenförmigen ca. 4 cm langen Schnittes im Bereich der unteren Haargrenze der rechten Axilla. Spalten des Coriums und Präparation an die laterale Kante der Mm. pectoralis major et minor. Ausscannen der Axilla mit der Gammasonde, es zeigt sich ein markierender Lymphknoten, dieser wird gefasst, freipräpariert und exstirpiert. Der Lymphknoten hat eine Aktivität von 453 cts, die Restaktivität der Axilla beträgt 5 cts. Subtile Blutstillung, es herrscht Bluttrockenheit. Zweischichtiger Wundverschluss mittels Maricryl 3 × 0.

Danach Umschneidung der im Vorfeld angezeichneten typischen Resektionslinien (siehe Fotodokumentation) Deepithelialisierung des gesamten Gebietes innerhalb der Resektionslinien unter Belassung des Areola- Mamillenkomplexes. Anschließend Incision des Coriums im Bereich des Steges beidseits sowie nach medial und lateral. Von hier aus wird nun das Parenchym vom subcutanen Fettgewebe, vom deepithelialisierten Corium im caudalen Bereich und von der Fascie des M.pectoralis major abgelöst und der Drüsenkörper mit dem Areola-Mamillen-Komplex in toto entfernt. Fadenmarkierung: 2 Fäden lang cranial und Durchführung einer Präparateradiographie.

Subtile Blutstillung und Rekonstruktion der Brust. Dazu wird der Coriumlappen im caudalen Anteil so geformt, dass eine gute Augmentation im zentralen Anteil der Brust erreicht wird. Dieser Lappen wird mit mehreren Einzelknopfnähten an der Fascie des M. pectoralis fixiert. Nochmalige subtile Blutstillung und Einlage einer 10er Redondrainage. Probeweise Adaptation der Wundränder mittels Klammertechnik, dabei zeigt sich ein spannungsfreier Verschluss mit einem guten kosmetischen Ergebnis.

In einem letzten Schritt erfolgt nun die Rekonstruktion der Mamille, dazu werden die im Vorfeld angezeichneten schlittschuhförmigen Resektionslinien (siehe Fotodokumentation) umschnitten und die Haut im Bereich der Schenkel abpräpariert. Incision des Coriums im zentralen Anteil unter Mitnahme des sucutanen Fettgewebes. Dieser zentrale Anteil wird aufgerichtet, die präparierten Hautlappen werden darumgelegt und mit mehreren Einzelknopfnähten Maricryl 4 × 0 fixiert.

Der definitive Wundverschluss der radiären Wunde bei 6.00 Uhr und der Wunde im Bereich der Inframammaerfalte erfolgt mittels fortlaufender intracorialer Glycolonnaht 3 × 0 und einer intracutanen Maricylnaht 3 × 0.

Am Ende der Operation liegt eine deutlich kleinere, jedoch wohlgeformte Mamma rechts vor, die neu geformte Mamille ist gut kapillarisiert. Eine Angleichungsoperation links wurde nicht gewünscht.

Resektatmenge rechts: 367 g.

Dr. med. N.N.

9.14 Skin-sparing Mastektomie mit Implantat-Einlage

Pat.-Name:	Aufnahme-Nr.
Geschlecht/Alter: w, 58 Jahre	geboren:
Klinik:	Station:
Op-Datum:	
Op-Dauer: 10:25–11:43	
Operateur:	1. Assistent:
	2. Assistent:
OP-Schwester:	Springer:
Anästhesist:	
Anästhesieschwester:	

Diagnose:	C50.4	Mamma-Ca links oben außen
		Z.n. Stanzbiopsie
Therapie:	5-877.10	skin-sparing Mastektomie links
	5-886.30	primäre Rekonstruktion mittels subkutaner Implantat-Einlage (Polytech TMS 215 ml, anatomisch, rund)
	5-404.12	Sentinellymphonodektomie links (Patentblau)

Indikation   Bei der Patientin wurde ein NST Karzinom (cT2, cN0, cM0, GI, ER 12, PR4, Her-2 neu: neg., Ki 67 12 %) mittels Stanzbiopsie gesichert. Bei dringender Indikation (ungünstige Brust- Tumor- Relation) für ein ablatives Verfahren und Wunsch der Patientin auf Brusterhalt wurde die skin-sparing Mastektomie mit primärer Implantatrekonstruktion und Sentinelbiopsie Tc^{99} besprochen. Eine Markierung mit radioaktivem Tc^{99} wurde jedoch von der Patientin abgelehnt, so dass alternativ die Darstellung des Sentinels mit Patentblau besprochen wurde. Sie ist über Risiken und Komplikationen informiert und wünscht dieses Vorgehen.

Bericht   Es erfolgt zunächst die Injektion von $4 \times 0,5$ ml Patentblaulösung periareolär bei 2.00, 4.00, 8.00 und 10.00 Uhr.

Nach entsprechender Lagerung und Desinfektion, Anlage eines ca. 5 cm langen bogenförmigen Schnittes an der unteren Haargrenze der Axilla. Spalten von Haut und Corium und Eröffnung der Axilla. Hier findet sich in 2 cm Tiefe eine zart blau gefärbte Lymphbahn, welche nach kranial verfolgt wird und an deren Ende sich ein ebenfalls blau gefärbter Lymphknoten befindet. Dieser wird gefasst, freipräpariert und exstirpiert. Blutstillung. Weitere markierte Lymphknoten lassen sich nicht darstellen, deshalb zweischichtiger Wundverschluss mittels Maricryl 3×0.

Danach erfolgt die Incision der Haut der linken Brust im Bereich der Inframammärfalte (ca. 8 cm). Präparation an die Fascie des M. pectoralis major. Von hier aus wird anschließend das Drüsenparenchym in toto sowohl von der

Haut als auch von der Pectoralisfascie abgetrennt und entfernt. Es erfolgt eine Fadenmarkierung: 1 Faden lang retroareolär, 2 Fäden lang 12.00 Uhr, 2 Fäden kurz basal und eine Präparateradiographie. Austasten der Wundhöhle, hier finden sich im Bereich des Axillarfortsatzes noch Parenchymanteile, welche diffizil entfernt werden. Blutstillung.

Es findet sich ein ausreichend starker Haut-/ Fettgewebsmantel, weshalb die Deckung des Defektes mittels subkutaner Implantateinlage erfolgt. Bei einem Volumen von 215 cm^3 zeigt sich eine gute Augmentation, so dass nach nochmaliger Blutstillung, Spülung der Wundhöhle und Einlage einer Redondrainage ein Permanentimplantat dieser Größe eingelegt wird (Polytech TMS, anatomisches Profil, rund).

Die Wunde im Bereich der Inframammärfalte wird anschließend mittels Maricryl 3 × 0 in 3 Schichten verschlossen.

Dr. med. N.N.

9.15 Skin-sparing Mastektomie, Implantateinlage, TiLoop-Netzeinlage

Pat.-Name: Aufnahme-Nr.

Geschlecht/Alter: w, 64 Jahre   geboren:

Klinik: Station:

Op-Datum:

Op-Dauer: 13:36–14:43

Operateur: 1. Assistent:

                                                    2. Assistent:

OP-Schwester: Springer:

Anästhesist:

Anästhesieschwester:

Diagnose:	C50.4	Mamma-Ca rechts oben außen,
		Z.n. BET und SNB Tc^{99} (0/2) mit R1-Resektion medial
Therapie:	5-877.10	skin-sparing Mastektomie rechts
	5-886.30	primäre Rekonstruktion mittels submuskulärer Implantat-Einlage (Polytech TMS 265 ml, anatomisch, rund)
	5-932.61!	Einlage eines TiLoop-Netzes medium

Indikation Bei der Patientin erfolgte aufgrund eines gesicherten NST-Karzinoms der rechten Brust (cT1c, cN0, cM0, GII, ER 8, PR 7, Her-2 neu:1 +, Ki 67 23 %) eine BET im Sinne einer periareolären Mastopexie mit Sentinelbiopsie. Postoperativ zeigte sich eine R1 Resektion des invasiven Tumors und des DCIS -Anteils im medialen Anteil, so dass mit der Patientin sowohl die Möglichkeit einer Nachresektion als auch die skin-sparing Mastektomie besprochen wurde. Sie wünscht nach entsprechender Aufklärung über Risiken und Komplikationen das ablative Vorgehen und eine Sofortrekonstruktion mittels Implantateinlage.

Bericht Nach entsprechender Lagerung und Desinfektion wird der Areolarandschnitt zwischen 3.00 Uhr und 9.00 Uhr eröffnet und bei 9.00 Uhr mittels eines ca. 5 cm langen Radiärschnittes erweitert. Von hier aus wird das Drüsenparenchym vom subcutanen Fettgewebe und von der Fascie des M. pectoralis major abpräpariert und in toto entfernt.

Fadenmarkierung: 1 Faden lang retroareolär, 2 Fäden lang cranial und Präparateradiographie. Nachresektion des verbliebenen Gewebes retroareolär und somit Skelettierung des Areola-Mamillen-Komplexes. Subtile Blutstillung.

Aufsuchen der lateralen Kante des M. pectoralis major und Ablösen desselben vom M. pectoralis minor. Diese Tasche wird erweitert und der M. pectoralis major teilweise von seinem Ansatz am Sternum abpräpariert (in einer Länge von ca. 2 cm). Blutstillung und Einlage eines Probeimplantates. Hier ist bei einem Volumen von 265 cm^3 eine ausreichende Augmentation im Vergleich zu Gegenseite erreicht. Nochmalige Blutstillung und Spülung der Wunde mit physiologischer Kochsalzlösung. Einlage einer Redondrainage und Annaht eines TiLoop- Netzes (medium) an die laterale Kante des M. pectoralis major.

Im Anschluss erfolgt nach nochmaliger Desinfektion der Haut die Einlage des Permanentimplantates (Polytech TMS, anatomisches Profil, rund 265 ml) unter den M. pectoralis major. Der caudale Rand des Implantates wird durch das TiLoop-Netz abgedeckt und somit ein Abgleiten des Muskels nach cranial verhindert. Nochmalige Blutstillung und zweischichtiger Wundverschluss. Dies geschieht im Bereich des Areolarandes mittels sich versenkender intracorialer Einzelknopfnähte Maricryl 4 × 0 und einer fortlaufenden intracutanen Naht Maricryl 4 × 0, die radiäre Wunde bei 9.00 wird mittels fortlaufender intracorialer Glycolonaht 3 × 0 und fortlaufender intracutaner Maricrylnaht 3 × 0 verschlossen.

Dr. med. N.N.

9.16 Skin-sparing Mastektomie, TRAM-Flap

Pat.-Name: Aufnahme-Nr.

Geschlecht/Alter: w, 54 Jahre   geboren:

Klinik: Station:

Op-Datum:

Op-Dauer: 11:25–15:15

Operateur: 1. Assistent:

                                                    2. Assistent:

OP-Schwester: Springer:

Anästhesist:

Anästhesieschwester:

Diagnose: C50.5   Mamma-Ca links unten außen mit multifokalem DCIS III°

                        Z.n. ambulanter Stanzbiopsie

                        Z.n. neoadjuvanter Chemotherapie (4 x EC / 4 x Docetaxel)

                        Z.n. Sentinelbiopsie Tc^{99}

                        Z.n. extendet delay

Therapie: 5-877.0   skin-sparing Mastektomie links

              5-885.6   Sofortrekonstruktion mittels ipsilateral gestieltem TRAM-Flap

Indikation   Bei der Patientin besteht ein Z.n. neoadjuvanter PCT ($4 \times$ EC/$4 \times$ Docetaxel) sowie Sentinelnodebiopsie links 0/2 (Tc^{99}), bei einem NST Karzinom der linken Mamma. Die präoperative Bildgebung zeigte eine Komplettremission des Tumors mit multifokalen Mikrokalkanteilen (DCIS). Bei bestehender Indikation für eine Mastektomie und Wunsch der Patientin auf Brusterhalt wurden alle rekonstruktiven Möglichkeiten und die entsprechenden Komplikationen und Risiken besprochen. Sie wünscht die Rekonstruktion mit Eigengewebe mittels TRAM – Flap. In Vorbereitung des Eingriffes erfolgte die extendet delay OP.

Bericht   Nach entsprechender Lagerung und Desinfektion erfolgt die zunächst die spindelförmige Umschneidung eines ca. 8 cm langen und 4 cm breiten Hautareals im unteren äußeren Quadranten der linken Mamma. Dieses Gebiet enthält den ehemaligen unmittelbar subcutan gelegen Tumor.

Durchtrennen des Coriums und Abpräparation der Haut und des subcutanen Fettgewebes vom darunterliegenden Parenchym. Ablösen des Drüsenkörpers von der Fascie des M. pectoralis major. Das Präparat wird mit Faden makiert: 2 Fäden lang cranial 12.00 Uhr, 1 Faden lang retroareolär, 2 Fäden kurz basal und es erfolgt eine Präparateradiographie. Hier zeigen sich die Mikrokalkareale und der ehemalige Tumorsitz mit gesunden Schnittgrenzen im Präparat enthalten.

Nachresektion einer retroareolären Scheibe – es wird lediglich die Haut des Areola- Mamillen-Komplexes belassen.

Subtile Blutstillung und Herstellung einer Verbindung zum Oberbauch indem im medialen Bereich der Inframammärfalte die Haut und das subcutane Fettgewebe von der Thoraxwand abpräpariert wird. Nochmalige Blutstillung.

Es erfolgt nun die ovale Umschneidung des Hebebereiches in einem Ausmaß von 26 × 13 cm. Präparation bis zur Abdominalfascie und Ablösung des Lappen rechts bis zur Mittellinie. Gleiches Vorgehen auf der linken Seite, jedoch lediglich bis ca. 1 cm seitlich der lateralen Perforansgefäße. Hier wird das vordere Blatt der Rektusscheide von caudal nach cranial incidiert und der darunter liegende M. rectus abdominis an der Grenze vom medialen zum lateralen Drittel bis auf das hintere Blatt der Rektusscheide durchtrennt. Anschließend wird der M. rectus abdominis im caudalen Anteil gut 5 cm oberhalb des Ansatzes an der Symphyse mittels Elektromesser durchtrennt und nach medial bis zur Linea alba vom hinteren Blatt der Rektusscheide abgelöst. Ein ca. 1 cm breiter Anteil des vorderen Blattes der Rektusscheide wird am Muskel belassen. Der Nabel wird ebenfalls in breiter Basis belassen. Nun wird die zunächst im unteren Anteil durchgeführte Ablösung bis zum Rippenbogen fortgeführt. Dabei wird darauf geachtet, dass die Intersectiones tentinae unverletzt bleiben und die segmental einmündenden Gefäße unterbunden werden. Vor dem Rippenbogen erfolgt zur besseren Mobilität eine Incision der Fascie vor dem Sternum und im lateralen Bereich. Der 8. Intercostalnerv wird mit der zuführenden Arterie durchtrennt, die A. epigastrica cranialis ist unverletzt. Nunmehr wird der bereits gebildete Durchgang zur Brust soweit erweitert, dass eine Faust bequem hindurchpasst. Anschließend wird der gewonnene myocutane Lappen entgegen dem Uhrzeigersinn um 180° gedreht und probeweise in den Defekt eingelegt.

Es erfolgt nun der Verschluss des Abdomens. Dazu wird die rechtsseitig verbliebene Fascie samt Muskulatur teilweise vom Peritoneum abpräpariert und somit mobilisiert. Dadurch ist es möglich diese spannungsfrei an die Rest-Fascie links zu adaptieren. Der verbliebene Nabel wird neu positioniert und mit mehreren Einzelknopfnähten an der Haut fixiert. Da die Adaptation spannungsfrei ist, ist eine zusätzliche Netzabdeckung nicht notwendig. Subtile Blutstillung und Einlage von zwei 10er Redondrainagen. Zweischichtiger Wundverschluß mittels fortlaufender intracorialer Naht mit Marlin 2 × 0 und intracutaner fortlaufender Naht mit Prolene 3 × 0.

In einem letzten Schritt erfolgt nun das Einpassen des Flaps in die Brust. Dazu wird zunächst der gesamte Bereich 4 und ca. ein Drittel des Bereiches 3 entfernt, anschließend wird das Corium bis auf einen Anteil, der der umschnittenen Hautspindel entspricht, entfernt. Es zeigt sich ein guter Volumenausgleich, so dass nach nochmaliger Blutstillung und Einlage einer Redondrainage der zweischichtige Wundverschluss mittels intracorialer fortlaufender Maricylnaht 3 × 0 und intracutenar Maricrylnaht der Stärke 3 × 0 erfolgt.

Dr. med. N.N.

9.17 Extended delayed Operation

Pat.-Name: Aufnahme-Nr.

Geschlecht/Alter: w, 64 Jahre   geboren:

Klinik: Station:

Op-Datum:

Op-Dauer: 10:05–10:55

Operateur: 1. Assistent:

                                                    2. Assistent:

OP-Schwester: Springer:

Anästhesist:

Anästhesieschwester:

Diagnose: Z.85.3   Z.n. Mamma-Ca links (ED 1997) mit modifizierter Mastektomie
                         links

Therapie: 5-399.f   extended delayed Operation bei geplantem TRAM - Flap mit
                         ipsilateraler Stielung

Indikation Bei der Patientin besteht Z.n. mod. Mastektomie aufgrund eines Mammakarzinoms (ED 1997). Sie stellte sich mit dem Wunsch auf Rekonstruktion der Brust in unserer Klinik vor, dabei wurden ihr die bestehenden Möglichkeiten (Implantattechnik versus Eigengewebe) mit Vor- und Nachteilen und den Risiken und Komplikationen erläutert. Sie hat sich für eine Rekonstruktion mittels gestielten TRAM- Flap entschieden, in Vorbereitung dieser Operation erfolgte der heutige Eingriff.

Bericht Nach entsprechender Lagerung und Desinfektion, spindelförmige Umschneidung der Haut im Unterbauch in einer Ausdehnung von 14 × 28 cm. Durchtrennen des subcutanen Fettgewebes bis zur Fascie des M. abdominis. Es wird nun links zunächst die Haut bis zu den lateralen Perforatoren von der Fascie abgelöst und dann nach Incision der Rektusfascie die epigastrischen Gefäße dargestellt. Diese werden mit dem Overhold unterfahren, doppelt ligiert und dann durchtrennt. Rechts erfolgt das Abpräparieren der Haut von der Fascie bis zur Mittellinie. Subtile Blutstillung und temporäre Adaptation des umschnittenen Hautareals mittels adaptierender Einzelknopfnähte Marlin 3 × 0 und fortlaufender intracutaner Prolenenähte 3 × 0.

Dr. med. N.N.

9.18 Mammaaugmentation aus ästhetischen Gründen mit subpektoraler Einlage von Silikonimplantaten

Pat.-Name: **Aufnahme-Nr.**

Geschlecht/Alter: w, 28 Jahre   **geboren:**

Klinik: **Station:**

Op-Datum:

Op-Dauer: 08:35–09:45

Operateur: **1. Assistent:**

                                                 2. Assistent:

OP-Schwester: **Springer:**

Anästhesist:

Anästhesieschwester:

Diagnose: Z41.1   plastische Chirurgie aus kosmetischen Gründen/kosmetische

Brustauffüllung

Therapie: 5-883.20   plastische Operation zur Vergrößerung der Mamma mit

subpektoraler Implantation einer Alloprothese ohne

gewebeverstärkendes Material

Indikation Im Zuge der zwei stattgehabten Schwangerschaften und jeweils anschließender Stillzeit sei es zu Veränderungen der Brüste in Form und Größe gekommen. Aus diesem Grund wünscht die Patientin eine Brustvergrößerung durch Silikonimplantate. Ein ausführliches Beratungsgespräch über die operativen Möglichkeiten und das zu erwartende Ergebnis wurde durchgeführt. Die Aufklärung über die Operation sowie mögliche Risiken und Komplikationen erfolgte am 21.01.2019. Das schriftliche Einverständnis zur Durchführung der Operation liegt vor.

Bericht Noch im Patientenzimmer erfolgt das Anzeichnen der Patientin im Stehen sowie die Fotodokumentation.

Lagerung der Patientin in Rückenlage, die Arme auf Schienen seitlich ausgelagert. Steriles Abwaschen und Abdecken in üblicher Weise. Begonnen wird mit dem Infiltrieren beider Brüste mit Tumeszenzlösung. Insgesamt beidseits je 60 ml.

Begonnen wird mit der rechten Brust. Hautschnitt in der zu erwartenden Unterbrustfalte mit dem Skalpell auf einer Länge von etwa 5 cm. Die Präparation durch das Unterhautgewebe erfolgt mit dem monopolaren Messer bis auf den Pektoralis major. Im Sinne einer dual plane Augmentation Typ II Ablösen der Haut von der Pektoralisfaszie. Danach Zugang nach retropektoral durch einen horizontalen Schnitt durch den Muskel, etwa 1,5 cm kranial des Hautzuganges. Stumpfes Ablösen des Pektoralis major von der Unterlage mit dem Griff eines Langenbeckhakens. Schaffung einer Tasche in den Ausmaßen des einzubringenden Implantates.

Kontrolle auf Bluttrockenheit. Veröden einzelner Gefäße mit der bipolaren Pinzette. Einlage einer Blake- Drainage mit Ausleitung nach axillär. Annaht der Drainage mit 3/0 Mersilene. Austamponieren der Wundhöhle mit einem betaisodonnagetränkten Bauchtuch.

Zuwenden zur linken Brust. Hier identisches Vorgehen.

Entsprechend der präoperativen Austestung nun definitives Festlegen der Implantatgröße für beide Brüste (Sebbin LSA TF-380).

Säubern des OP-Gebietes und nochmaliges steriles Abwaschen. Wechsel der Handschuhe bei allen Beteiligten. Abkleben des OP-Gebietes mit einer Incisionsfolie. Öffnen der Folie über dem Zugang der rechten Brust. Entfernen des eingebrachten Bauchtuchs. Nochmals Kontrolle auf Bluttrockenheit. Aufladen des Pektoralis auf einen Langenbeckhaken und nach distal Einbringen eines Roux-Hakens. Das Implantat wird in Betaisodonnalösung getaucht und dann in die subpektorale Tasche eingebracht. Gleiches Vorgehen links. Digitale Kontrolle der Implantatlage. Aufrichten der Patientin im Oberkörper zur optischen Positionskontrolle. Bei korrekter Position Zurücklagern der Patientin. Fixieren der neuen Unterbrustfalte mit 2/0 Vicryl in fortlaufender Nahttechnik. Danach schichtweiser Wundverschluss mit 2/0 bzw. 3/0 Vicryl. Abschließende Hautnaht mit einer fortlaufenden Intrakutannaht mit 3/0 Monocryl.

Säuberung des OP-Gebietes. Abschließender Verband mit Steri Strip, sterilem Pflaster und Anlage eines ANITA – Kompressions-BH's und Stuttgarter Gürtels.

Postoperatives Procedere Erster postoperativer Verbandswechsel morgen durch Operateur. Analgesie und Thromboseprophylaxe lt. Stationsstandard, Redons für 1–2 Tage postoperativ belassen, Stuttgarter Gürtel für 3 Wochen und Kompressions-BH für insgesamt 6 Wochen tragen.

Dr. med. N.N.

9.19 Mammarekonstruktion mit freiem Unterbauchhaut-/ Fettlappen (DIEP)

Pat.-Name:		Aufnahme-Nr.
Geschlecht/Alter: w, 68 Jahre		geboren:
Klinik:		Station:
Op-Datum:		
Op-Dauer: 08:45–14:08		
Operateur:		1. Assistent:
		2. Assistent:
OP-Schwester:		Springer:
Anästhesist:		
Anästhesieschwester:		

Diagnose:	C50.8	Mamma-Ca rechts, mehrere Teilbereiche einbeziehend
	Z90.1	Z.n. Mastektomie
	Z42.1	Nachbehandlung unter Anwendung plastischer Chirurgie
Therapie:	5-885.9	Plastische Rekonstruktion der Mamma mit Deep inferior epigastric perforator flap (DIEP-Flap) mit mikrovaskulärer Anastomosierung

Indikation OP-Indikation besteht bei Zustand nach Ablatio mammae rechts nach Karzinom. Geplant ist die sekundäre Rekonstruktion mit einem DIEP-Flap. Die Aufklärung über die Operation sowie mögliche Risiken und Komplikationen erfolgte am 24.01.2019. Das schriftliche Einverständnis zur Durchführung der Operation liegt vor.

Bericht Anzeichnen der Patientin im Stehen. Präoperativer Doppler der Perforatoren am Unterbauch und Markierung auf der Station.

Lagerung der Patientin in Rückenlage mit angelagerten Armen. Legen eines Blasenkatheters. ITN. Desinfektion mit Cutasept F. Sterile Tuchabdeckung in üblicher Weise. Single-Shot-Antibiose mit Cefuroxim 1,5 g i.v.

Begonnen wird mit der ovalären Excision der Ablationarbe. Fortwährende bipolare Blutstillung. Präparation bis auf die Thoraxwand. Fadenmarkierung der neu geplanten Submammärfalte mit Einzelknopfnähten. Ablösen der Thoraxwand rechts auf der Faszie nach kaudal und kranial als späteres Lappenlager. Kaudale Orientierung an der neu anzulegenden Unterbrustfalte, nach medial bis zum Sternumrand.

Längsinzision über der 3. Rippe neben dem Sternum ca. 5 cm lang. Ablösen des M. pectoralis major von der Rippe. Präparation des Periosts der Rippe in die Tiefe mit dem Messer und dem Raspatorium. Umfahren der Rippe in der Periosthülle mit dem Raspatorium. Exstirpation von ca. 3 cm knorpeliger Rippe. Nach medial Auslösen der Rippe mit dem Luer aus dem sternocostalen Gelenk. Vorsichtiges

Abpräparieren des Periosts unter Schonung der A. und V. mammaria interna. Freipräparieren der Gefäße, so dass diese am Ende auf 2 cm Länge zugänglich sind. Einlegen einer feuchten Kompresse.

Dann Umschneiden des Bauchhaut-/Fettlappens am Unterbauch entsprechend der Anzeichnung. Aussparen des Nabels. Präparation von lateral nach medial auf der Bauchhautfaszie unter Schonung mehrerer Perforatoren auf beiden Seiten. Bipolare Blutstillung. Überprüfen des besten Perforators mit Biemerklemmchen unter Kontrolle der Rekapillarisation. Verfolgung eines rechts der Mittellinie, in der medialen Reihe verlaufenden Perforators längs in die Tiefe durch den M. rectus abdominis bis zur A. epigastrica inferior. Stielpräparation bis auf eine Länge von 11 cm. Absetzen des Bauchhautfettlapens durch Ligaturen mit Clips.

Positionieren des DIEP-Lappens rechtsthorakal mit Hautklammern. Mikrochirurgischer Anschluss der Lappengefäße unter Verwendung einer 5-fachen Lupenvergrößerung an die A./V. mammaria interna mit 8/0 Ethilon Einzelknopfnähten End zu End. Entfernung des Approximators von der A. mammaria interna. Direkt stellt sich eine gute Durchblutung des Lappens in allen Anteilen mit einer Rekapillarisationszeit von 2 s ein.

Einpassen der Neomamma mit Pexienähten an der Pectoralisfaszie mit 2/0 Vicryl. Einlage einer 10- er Blake-Drainage mit Ausleitung nach axillär. Einformen des Lappens durch Teilresektion des 4. Quadranten und zusätzliche Vicrylnähte. Großflächige Deepithelisierung. Einnaht mehrschichtig mit 3/0 Vicryl und 4/0 Monocryl intrakutan.

Naht des M. rectus abdominis und der Bauchfaszie mit 2/0-er Vicryl fortlaufenden Naht. Bipolare Blutstillung. Präparation der Bauchhaut auf der Rektusfaszie im Sinne einer Abdominoplastik nach kranial bis zum Xiphoid und den Rippenbögen unter fortwährender Blutstillung. Shift der Bauchdecke nach kaudal. Einknicken der Patientin in der Hüfte. Anbringen einer Mittelnaht mit 0 Vicryl in der Scarpafaszie. 3/0 Vicryl subkutan in der Medianlinie.

Einlage von 2 × 10-er Blake- Drainagen mit Ausleitung am Mons pubis. Positionierung des Nabels in der Mittellinie. Inzision eines gleichschenkeligen, nach kaudal geöffneten Winkel in der Medianlinie. Spaltung des Nabels kaudal und Pexie an der Bauchfaszie mit 2/0 Vicryl. Flügelförmiges Ausbreiten des Nabels. Einnaht des Nabels mit 4/0 Vicryl und 5/0 Prolene. Naht der Abdominoplastik mehrschichtig mit 0, 2/0, 3/0 Vicryl in der Scarpafaszie und subkutan. Intrakutannaht mit Monocryl 3/0 Steristripes. Fettgaze im Bauchnabel. Pflasterverband an Bauch und Brust. Kompressionsmieder.

Postoperatives Procedere   Beach-Chair-Lagerung. Lappenkontrolle stündlich durch Operateur. Analgesie und Thromboseprophylaxe lt. Stationsstandard. Redons für 1–2 Tage postoperativ belassen.

Dr. med. N.N.

9.20 Mammarekonstruktion mit freiem fasziokutanem Perforatorlappen vom Gesäß (SGAP)

Pat.-Name: **Aufnahme-Nr.**

Geschlecht/Alter: w, 59 Jahre   **geboren:**

Klinik: **Station:**

Op-Datum:

Op-Dauer: 08:25–13:45

Operateur: **1. Assistent:**

                                                  2. Assistent:

OP-Schwester: **Springer:**

Anästhesist:

Anästhesieschwester:

Diagnose:	C50.8	Mamma-Ca rechts, mehrere Teilbereiche einbeziehend
	Z90.1	Z.n. Mastektomie
	Z42.1	Nachbehandlung unter Anwendung plastischer Chirurgie
Therapie:	5-885.9	Plastische Rekonstruktion der Mamma mit superior gluteal artery perforator flap (SGAP-Flap) mit mikrovaskulärer Anastomosierung
	5-984	mikrochirurgische Technik

Indikation Geplant ist in der heutigen Operation die Resektion der verbliebenen und deformierten Hautinsel an der rechten Thoraxwand und die Rekonstruktion der rechten Brust mit einem freien Perforatorlappen vom rechten Gesäß. Die Patientin hat sich vorab, wegen der resultierenden Narbenlage außerhalb der Sitzfläche, für einen SGAP-Lappen entschieden. Die Aufklärung über die Operation sowie mögliche Risiken und Komplikationen erfolgte am 08.01.2019. Das schriftliche Einverständnis zur Durchführung der Operation liegt vor.

Bericht Anzeichnen der Patientin im Stehen und in Linksseitenlage. Präoperativer Doppler zur Lokalisierung der Perforatoren der superioren Glutealarterie am Gesäß und Markierung. Im Op-Saal erhält die Patientin einen Blasenkatheter. ITN. Lagerung in Linksseitenlage mit frei beweglichem rechten Arm. Desinfektion mit Cutasept F und sterile Tuchabdeckung. Single-Shot-Antibiose mit Cefuroxim 1,5 g i.v.

Begonnen wird mit der Entfernung der Hautinsel und des Narbenareals an der rechten Thoraxwand. Fortwährende bipolare Blutstillung. Teils stumpfes und teils scharfes Präparieren der Hauttasche. Besonders kranial-lateral zeigt sich eine ausgeprägte Vernarbung auf der thorakalen Unterlage. Die Präparation erfolgt teils mit Skalpell, teils mit dem monopolaren Messer. Subtile Blutstillung. Kaudale

Orientierung an der neu anzulegenden Unterbrustfalte, nach medial bis zum Sternumrand. Dann Umschneiden des spindelförmig eingezeichneten Hautfettgewebelappens am rechten Gesäß. Präparation von lateral nach medial unter Mitnahme der Gluteusfaszie unter Schonung des Perforators der Art. glutea superior. Der Perforator tritt in der Mitte des lateralen Drittels in den Lappen ein. Verfolgung des Perforators längs in die Tiefe durch den M. gluteus max. Es gelingt die Präparation eines ca. 6,5 cm langen Stiels. Wieder Zuwenden zum Thorax. Längsinzision über der rechten 3. Rippe neben dem Sternum ca. 5 cm lang. Ablösen des M. pektoralis major von der Rippe. Präparation des Periosts der Rippe in die Tiefe mit dem Messer und dem Raspatorium. Umfahren der Rippe in der Periosthülle mit dem Raspatorium. Exstirpation von ca. 3 cm knorpeliger Rippe. Nach medial Auslösen der knorpligen Rippe mit dem Luer aus dem sternocostalen Gelenk. Vorsichtiges Abpräparieren des Periosts unter Schonung der A. und V. mammaria interna. Freipräparieren der Gefäße, so dass diese am Ende auf 2 cm Länge freipräpariert liegen. Nun vollständiges Absetzen des Lappen und Einschlagen desselben in ein feucht-kaltes Bauchtuch. Naht der Hebestelle mehrschichtig mit 0-er, 2/0, 3/0 Vicryl und einer Intrakutannaht mit Monocryl 3/0 unter Einlage einer 10-er Blake-Drainage. Proxystripes und sterile Pflaster. Umlagern der Patientin in Rückenlage. Erneutes Steriles Abwaschen und Abdecken. Positionieren des SGAP-Lappens rechtsthorakal mit Hautklammern. Mikrochirurgischer Anschluss der Lappengefäße unter Verwendung der Lupenbrille (5-fache Vergrößerung) an die A./V. mammaria interna mit 8/0 Ethilon Einzelknopfnähten. Die Vene und die Arterie werden End zu End anastomosiert. Entfernung der Klemmen von der A. mammaria interna. Direkt stellt sich eine Durchblutung des Lappens in allen Anteilen mit einer Rekapillarisationszeit von 2 s ein. Einpassen des Lappens mit Pexienähten an der Pektoralisfaszie mit 2/0 Vicryl. Einlage einer 10- er Blake-Drainage mit Ausleitung nach axillär. Einformen des Lappens durch Teilresektion und zusätzliche Deepithelisierung. Einnaht des Lappens mehrschichtig mit 3/0 Vicryl und 4/0 Monocryl intrakutan. Abschließendes Säubern des Op-Gebietes und Verband mit Steri Strip und locker drapierten Bauchtüchern. Anlage einer Miederhose.

Postoperatives Procedere Lappenkontrolle stündlich durch Operateur. Analgesie und Thromboseprophylaxe lt. Stationsstandard. Redons für 1–2 Tage postoperativ belassen.

Dr. med. N.N.

9.21 Angleichende Mammareduktion in der narbensparenden Technik nach Lejour

Pat.-Name:	Aufnahme-Nr.
Geschlecht/Alter: w, 56 Jahre	geboren:
Klinik:	Station:
Op-Datum:	
Op-Dauer: 08:25–9:55	
Operateur:	1. Assistent:
	2. Assistent:
OP-Schwester:	Springer:
Anästhesist:	
Anästhesieschwester:	

Diagnose:	C50.8	Mamma-Ca rechts, mehrere Teilbereiche einbeziehend
	Z42.1	Nachbehandlung unter Anwendung plastischer Chirurgie
Therapie:	5-884.2	Mammareduktionsplastik mit gestieltem Brustwarzentransplantat

Indikation OP-Indikation besteht bei einem Zustand nach Brustrekonstruktion links mit einem freiem DIEP-Flap bei Mammakarzinom. Aktuell findet sich eine deutliche Asymmetrie beider Brüste. Geplant ist die angleichende Mammareduktionsplastik rechts nach Lejour.

Die Aufklärung über die Operation sowie mögliche Risiken und Komplikationen erfolgte am 08.01.2019. Das schriftliche Einverständnis zur Durchführung der Operation liegt vor.

Bericht Bereits präoperativ wurde die Patientin im Stehen angezeichnet und der Befund fotodokumentiert. Lagerung in Rückenlage mit auf Armschienen ausgelagerten Armen. Desinfektion mit Cutasept F und sterile Tuchabdeckung. Single-Shot-Antibiose mit Cefuroxim 1,5 g i.v.

Infiltrieren der rechten Brust mit 60 ml Tumeszenzlösung. Anlegen eines Tourniquets für die rechte Brust. Mit dem 42 mm Mamillotom Festlegen der neuen Areolagröße. Umschneiden der Areola mit dem Skalpell. Weiterhin Umschneiden der angezeichneten Schnittfigur in typischer Weise. Deepithelisieren des kranialen Stiels zur Versorgung des Mamillen-Areola- Komplexes (MAK). Danach subkutane Resektion des kaudalen Drüsenüberschusses und Festlegen des medialen und lateralen Pfeilers der neuzubildenden Brustdrüse. Die Resektion erfolgt bis auf die Faszie des Muskulus pektoralis major. Subtile Blutstillung mit der bipolaren Pinzette. Der zentrale und die Areola tragende Anteil der Brustdrüse wird nun auf der Faszie nach kranial bis unterhalb des Sternums unterminiert. Pexieren des kranialen Drüsenstieles auf der Pektoralisfaszie mit zwei 0-er Vicryl-Einzelknopf-nähten. Setzen der distalen Scheitelnaht zur Umfassung des MAK und Fixieren mit 3/0 Vicryl-Nähten bei 3,9 und 12 Uhr. Einlegen einer Blake-Drainage, die axillär ausgeleitet wird.

Mit 0-er Vicryl Legen der distalen Drüsenpfeilernaht. Mit 2/0 Vicryl Einzelknopfnähten Komplettieren der Pfeilernähte zur Formung der neuen Brustdrüse. Dann Einnähen der Areola mit 4/0 Vicryl Einzelknopfnähten und einer fortlaufenden Intrakutannaht mit 5/0 Monocryl. Schichtweiser Hautverschluss des vertikalen Schnittes mit 3/0 Vicryl und einer Raffnaht mit 2/0 Prolene. Der Abstand von der Unterbrustfalte zum Areolaunterrand mittels der Raffnaht auf 6 cm einstellt. Feinadaptationsnähte der Haut mit 5/0 Monocryl. Säuberung des OP-Gebietes. Abschließender Verband mit Steri Strip, ausgeschnittenem sterilem Mull zur Druckentlastung der Mamille und Anlage eines ANITA – Kompressions-BH's.

Das Drüsengewebe wird gewogen und fadenmarkiert und gelangt zur histologischen Untersuchung. Es resultiert ein Resektionsgewicht von 315 g. Markierung: 2 Fäden lang kranial und 1 Faden lang lateral.

Postoperatives Procedere 1. postoperative Verbandskontrolle morgen. Steri Strip belassen. Kompressions-BH für insgesamt 6 Wochen tragen. Analgesie und Thromboseprophylaxe lt. Stationsstandard. Redons für 1–2 Tage postoperativ belassen.

Dr. med. N.N.

Geburtshilfliche Operationsberichte

A. Heihoff-Klose, S. Schrey-Petersen und H. Stepan

Inhaltsverzeichnis

10.1 Dammriss II. Grades, Scheidenriss – 209

10.2 Dammriss III. Grades, Vakuumextraktion – 210

10.3 Dammriss IV. Grades – 212

10.4 Zervixriss. hoher Scheidenriss – 214

10.5 Nachtastung bei Plazentalösungsstörung – 215

10.6 Nachtastung bei Plazentalösungsstörung, Atonie, Einsatz eines intrauterinen Ballon-Systems – 216

10.7 Cerclage nach Shirodkar – 218

10.8 Totaler Muttermundsverschluss – 219

10.9 Ergänzung zum Geburtsbericht bei Forceps – 221

10.10 Ergänzung zum Geburtsbericht bei Vakuumextraktion – 222

10.11 Ergänzung zum Geburtsbericht bei Schulterdystokie – 223

10.12 Ergänzung zum Geburtsbericht bei Beckenendlage – 225

10.13 Primäre Sectio nach Misgav Ladach – 226

© Der/die Herausgeber bzw. der/die Autor(en), exklusiv lizenziert durch Springer-Verlag GmbH, DE, ein Teil von Springer Nature 2020
G. Teichmann (Hrsg.), *Operationsberichte Gynäkologie und Geburtshilfe*, Operationsberichte, https://doi.org/10.1007/978-3-662-61427-3_10

10.14   Primäre Re-Sectio – 228

10.15   Sekundäre Sectio nach Misgav Ladach – 230

10.16   Sekundäre Sectio, B-Lynch-Naht – 232

10.17   Primäre Sectio bei abnorm invasiver Plazenta – 234

10.18   Sekundäre Sectio mit Hysterektomie – 236

10.19   Re-Laparotomie mit Rekonstruktion des Uterus – 239

10.20   Protokoll Amniozentese – 241

10.21   Protokoll Cordozentese und fetale Bluttransfusion – 242

10.22   Protokoll Chorionzottenbiopsie – 243

10.1 Dammriss II. Grades, Scheidenriss

Pat.-Name:	**Aufnahme-Nr.**
Geschlecht/Alter: w, 26 Jahre	**geboren:**
Klinik:	**Station:**
Op-Datum:	
Op-Dauer: 10:35–10:45	
Operateur:	**1. Assistent:**
	2. Assistent:
OP-Schwester:	**Springer:**
Anästhesist:	
Anästhesieschwester:	

Diagnose:	**O70.1**	**Dammriss II. Grades**
	O71.4	**Scheidenriss**
	O09.6	**38+2 SSW**
	Z37.0	**Lebendgeborener Einling**
Therapie:	**9-260**	**Überwachung und Leitung einer normalen Geburt**
	5-758.0	**Rekonstruktion von Muskulatur und Haut des Perineums**
	5-758.2	**Rekonstruktion der Vagina**

Indikation 26jährige II Gravida/I Para in der 38+2 SSW. Nach Partus eines lebensfrischen Neugeborenen (Geschlecht, Apgar: x/x/x, NA-pH x,xx) und vollständig erscheinender Plazenta zeigt sich bei Inspektion der Scheide und des Dammes ein hoher Scheidenriss und ein Dammriss II°

Bericht Steinschnittlagerung, Desinfektion der OP -Gebietes, Verwendung einer sterilen Unterlage. Infiltration von 10 ml Xylonest (1 %) fächerförmig im Bereich der zu versorgenden Verletzungen. Nach Legen eines Scheidentampons wird der obere Wundpol der Scheidenverletzung aufgesucht und oberhalb des Wundwinkels mit einem Vicryl rapid 1er Faden fortlaufend bis zum Hymenalsaum versorgt. Mehrschichtige fortlaufende Naht des Perineums mit einem Vicryl rapid 1er Faden. Intracutane Hautnaht mit einem Vicryl rapid 3-0er Faden. Rektale Untersuchung unauffällig. Uterus gut kontrahiert, Blutung steht. Desinfektion der OP-Gebietes und Beendigung der Operation.

Dr. med. N.N.

10.2 Dammriss III. Grades, Vakuumextraktion

Pat.-Name: Aufnahme-Nr.

Geschlecht/Alter: w, 18Jahre   geboren:

Klinik: Station:

Op-Datum:

Op-Dauer: 10:15–10:45

Operateur: 1. Assistent:

                                              2. Assistent:

OP-Schwester: Springer:

Anästhesist:

Anästhesieschwester:

Diagnose:	O63.1	protrahierte Austreibung
	O70.2	**Dammriss III. Grades**
	O09.6	**40+4 SSW**
	Z37.0	**Lebendgeborener Einling**
Therapie:	5-728.1	**Vakuumextraktion von BA/BM**
	5-758.5	**Rekonstruktion von Muskulatur und Haut des Perineums**
		Sowie des M. sphincter ani (EAS)
	9-261	**Überwachung und Leitung einer Risikogeburt**

Indikation Bei der 18-jährigen I Gravida/0 Para wird nach VE aus BM/BA bei protrahierter AP (s. VE- Bericht) nach mediolateraler Episiotomie rechts ein DR IIIb diagnostiziert, sodass die Indikation zur Sphinkterrekonstruktion und Naht der Episiotomie gestellt wird.

Bericht Aufspritzen des PDKs. Nach Desinfektion des OP Gebietes, sterile Abdeckung und Einführen eines armierten Tupfers, dessen bandförmiges Ende mit Kocherklemme versehen wird. Darstellung der Stümpfe des M. sphincter ani externus (EAS), Defekt >50 % ergo DR IIIb. Die Spinkterenden werden mit 2 Ellisklemmen gefasst und mittels Overlaptechnik zweireihig mit einem Vicryl 2-0 plus Faden versorgt, sodass die Kontinuität des EAS wiederhergestellt ist.

Beginn der Scheidennaht oberhalb des kranialen Wundwinkels mit Vircryl 1 rapid Faden fortlaufend bis zum Hymenalsaum. Anschließend am Hymenalsaum subcutan beginnende tiefe Dammnaht (Vicryl 0 rapid) mit Fassen der Dammmuskulatur nach kaudal, die oberflächlich nach kranial zurückgeführt und mit dem Fadenende am Hymenalsaum verknotet wird. Versenken eines Vicryl 3-0 rapid Faden am kaudalen Wundpol und fortlaufende intracutane Naht bis zum Hymenalsaum, rectale Untersuchung unauffällig. Blutung steht. Desinfektion des OP-Gebietes und Beendigung der Operation. Perioperative Antibiose mit Cefuroxim. Mucofalkgabe zur Stuhlregulierung.

Dr. med. N.N.

10.3 Dammriss IV. Grades

Pat.-Name: Aufnahme-Nr.

Geschlecht/Alter: w, 19 Jahre   geboren:

Klinik: Station:

Op-Datum:

Op-Dauer: 10:00–11:00

Operateur: 1. Assistent:

                                              2. Assistent:

OP-Schwester: Springer:

Anästhesist:

Anästhesieschwester:

Diagnose:	O63.1	protrahierte Austreibung
	O70.3	**Dammmriss IV. Grades**
	O09.6	**40+4 SSW**
	Z37.0	**Lebendgeborener Einling**
Therapie:	5-728.1	**Vakuumextraktion von BM/BA**
	5-758.6	**Rekonstruktion von Muskulatur und Haut des Perineums sowie des M. sphincter ani (EAS) und des Rektums**
	9-261	**Überwachung und Leitung einer Risikogeburt**

Indikation Bei der 19-jährigen II Gravida/0 Para wird nach VE aus BM/BA bei protrahierter AP (s. VE- Bericht) nach mediolateraler Episiotomie rechts ein DR IV ° diagnostiziert, sodass die Indikation zur Sphinkter- und Rektumrekonstruktion und Naht der Episiotomie gestellt wird.

Bericht Aufspritzen des PDKs. Nach Desinfektion des OP Gebietes, sterile Abdeckung und Einführen eines armierten Tupfers, dessen bandförmiges Ende mit Kocherklemme versehen wird.

Darstellung der Wundränder der Rektumschleimhaut mittels Einzelknopfnähten, Stoß auf Stoß mit monofilem, resorbierbarem Faden (PDS) der Stärke 3-0 nach innen geknüpft.

Darstellung des M. sphincter internus (IAS) und U-förmige Einzelknopfnaht mittels Vicryl 3-0 plus Faden.

Darstellung der Stümpfe des M. sphincter ani externus (EAS). Die Spinkterenden werden mit 2 Ellisklemmen gefasst, mittels Overlaptechnik, Muskelstümpfe werden ca. 1 cm übereinandergelegt und zweireihig mit einem Vicryl 2-0 plus Faden versorgt, sodass die Kontinuität des EAS wiederhergestellt ist.

Beginn der Scheidennaht oberhalb des kranialen Wundwinkels mit Vircryl 1 rapid Faden fortlaufend bis zum Hymenalsaum.

Anschließend am Hymenalsaum subcutan beginnende tiefe Dammnaht (Vicryl 0 rapid) mit Fassen der Dammmuskulatur nach kaudal, die oberflächlich nach kranial zurückgeführt und mit dem Fadenende am Hymenalsaum verknotet wird.

Versenken eines Vicryl 3-0 rapid Faden am kaudalen Wundpol und fortlaufende intrakutan Naht bis zum Hymenalsaum, rektale Untersuchung unauffällig. Blutung steht. Desinfektion der OP-Gebietes und Beendigung der Operation. Perioperative Antibiose mit Cefuroxim. Mucofalkgabe zur Stuhlregulierung empfohlen.

Dr. med. N.N.

10.4 Zervixriss. hoher Scheidenriss

Pat.-Name:	**Aufnahme-Nr.**
Geschlecht/Alter: w, 31 Jahre	**geboren:**
Klinik:	**Station:**
Op-Datum:	
Op-Dauer: 10:35–10:45	
Operateur:	**1. Assistent:**
	2. Assistent:
OP-Schwester:	**Springer:**
Anästhesist:	
Anästhesieschwester:	

Diagnose:	**O71.3**	**Zervixriss**
	O71.4	**hoher Scheidenriss**
	O09.6	**37+2 SSW**
	Z37.0	**Lebendgeborener Einling**
Therapie:	**5-758.0**	**Rekonstruktion der Zervix**
	5-758.2	**Rekonstruktion der Vagina**
	9-260	**Leitung und Überwachung einer normalen Geburt**

Indikation 31- jährige I Gravida/0 Para in der 37+2 SSW. Nach Partus eines lebensfrischen Neugeborenen (Geschlecht, Apgar: 8/9/9, NA-pH 7,23) und vollständig erscheinender Plazenta zeigt sich bei Spekulumeinstellung im Kreißsaal wegen verstärkter Blutung ein Zervixriss und ein hoher Scheidenriss, die wegen besserer Sichtverhältnisse im OP – Saal in Spinalanästhesie versorgt werden.

Bericht Spinalanästhesie, Lagerung in steiler Steinschnittlagerung, Desinfektion und Abdeckung mit sterilen Tüchern und Einstellung des Muttermundes mit breiten Spekula nach Doyen. Fassen der vorderen Muttermundslippe mit zwei atraumatischen Muttermundsklemmen und anschließend Inspektion durch Versetzen im Uhrzeigersinn. Darstellen des Zervixrisses durch Fassen mit atraumatischen Klemmen und Versorgung mit Einzelknopfnähten (Vicryl rapid 1). Nach Legen eines Scheidentampons wird der obere Wundpol der Scheidenverletzung aufgesucht und oberhalb des Wundwinkels mit einem Vicryl rapid 1er Faden fortlaufend bis zum Hymenalsaum versorgt. Damm intakt. Rektale Untersuchung unauffällig. Uterus gut kontrahiert, Blutung steht. Desinfektion des OP-Gebietes und Beendigung der Operation.

Dr. med. N.N.

10.5 Nachtastung bei Plazentalösungsstörung

Pat.-Name: Aufnahme-Nr.

Geschlecht/Alter: w, 38 Jahre   geboren:

Klinik: Station:

Op-Datum:

Op-Dauer: 10:35–11:00

Operateur: 1. Assistent:

                                             2. Assistent:

OP-Schwester: Springer:

Anästhesist:

Anästhesieschwester:

Diagnose:	O72.0	**Retention der Plazenta mit Blutung**
	O43.20	**Plazenta accreta**
	D62	**akute Blutungsanämie**
	O99.0	**Anämie, die Geburt und Wochenbett verkompliziert**
	O09.6	**39+6 SSW**
	O37.0	**lebendgeborener Einling**
Therapie:	5-756.1	**Instrumentelle Nachtastung**
	9-261	**Überwachung und Leitung einer Risikogeburt**

Indikation Bei der 38-jährigen IIIGravida/II Para kommt es nach Spontangeburt zur Plazentaretention, sodass die Indikation zur manuellen Nachtastung und Kürettage gestellt wird.

Bericht In Maskennarkose zunächst manuelle Lösung der Plazenta, die aufgebrochen und unvollständig ist. Anklemmen der Portio mit zwei Muttermundsklemmen. Instrumentelle Nachkürettage mit einer großen, mittleren und kleinen Bumm'schen Kürette unter sonographischer Sicht, reichlich Material (ad Histo). Cavum klinisch und sonographisch glatt und leer (s. Fotodokumentation). Keine verstärkte Blutung. Uterus gut kontrahiert. Abschlussdesinfektion.

Dr. med. N.N.

10.6 Nachtastung bei Plazentalösungsstörung, Atonie, Einsatz eines intrauterinen Ballon-Systems

Pat.-Name:	Aufnahme-Nr.
Geschlecht/Alter: w, 27 Jahre	geboren:
Klinik:	Station:
Op-Datum:	
Op-Dauer: 10:00–11:00	
Operateur:	1. Assistent:
	2. Assistent:
OP-Schwester:	Springer:
Anästhesist:	
Anästhesieschwester:	

Diagnose:	**O72.0**	**Retention der Plazenta**
	O72.1	**atone Blutung**
	O09.6	**39+6 SSW**
	Z37.0	**Lebendgeborener Einling**
Therapie:	**5-756.1**	**Instrumentelle Nachtastung**
	5-759.01	**Tamponade des Uterus mittels Ballon**
	9-261	**Überwachung und Leitung einer Risikogeburt**

Indikation   Bei der 27-jährigen I Gravida/0 Para ist die Plazenta nach Spontangeburt unvollständig, sodass die Indikation zur Kürettage gestellt wird. Bei verstärkter Blutung wurden bereits 2 Erythrozytenkonzentrate gekreuzt. Der Blutverlust beträgt bisher 500 ml.

Bericht   Zügige Lagerung in steiler Steinschnittlagerung auf dem OP-Tisch. In ITN Desinfektion des OP Gebietes. Einmalkatheterisierung und sterile Abdeckung. Anklemmen der Portio mit zwei Muttermundsklemmen. Instrumentelle Nachkürettage mit einer großen/mittleren und kleinen Bummschen Kürette unter sonographischer Sicht, wenig Material. Cavum klinisch und sonographisch glatt und leer (s. Fotodokumentation). Der Uterus ist weiterhin aton, eine Infusion mit 18 IE Oxytocin läuft bereits. Bimanuelle Kompression mit Hamilton Handgriff. Darunter sistiert die Blutung etwas. Beim Lösen des Handgriffs Uterus wieder aton, sodass das Uterustonikum auf Sulproston (Nalador) umgestellt wird mit 500 µg auf 500 ml NaCl Lösung auf 500 ml/h laufend. Darunter bessere Kontraktion aber weiterhin verstärkte Blutung, sodass der Entschluss gefasst wird einen Bakri-Ballon-Katheter zu legen. Einlage des Katheters in utero, Füllung mit 500 ml NaCl-Lösung, Legen einer Scheidentamponade, Anlage eines Dauerkatheters. Bei sistierender Blutung wird die Naladorinfusion auf 100 ml/h reduziert. Der Blutverlust wird auf insgesamt 2500 ml geschätzt. Perioperative Antibiose erfolgt mit Cefuroxim. 2 g Tranexamsäure, 2 g Fibrinogen und 2 Erythrozytenkonzentrate intraoperativ gut verträglich erhalten. Abschlussdesinfektion.

Dr. med. N.N.

10.7 Cerclage nach Shirodkar

Pat.-Name:	**Aufnahme-Nr.**
Geschlecht/Alter: w, 26 Jahre	**geboren:**
Klinik:	**Station:**
Op-Datum:	
Op-Dauer: 10:35–10:50	
Operateur:	**1. Assistent:**
	2. Assistent:
OP-Schwester:	**Springer:**
Anästhesist:	
Anästhesieschwester:	

Diagnose:	O34.38	**Zervixinsuffizienz**
	O09.3	**21+2 SSW**
	Z35.2	**belastete geburtshilfliche Anamnese**
Therapie:	5-674.0	**therapeutische Cerclge nach Shirodkar**

Indikation Bei der 26-jährigen II Gravida, I Para, Status nach Spätabort 2014 in der 17. SSW wird in der 21+2 SSW aufgrund einer Zervixlängenverkürzung auf 15 mm nach ausführlicher Besprechung der Situation mit der Patientin bezüglich einer möglichen Abortinduktion durch den Eingriff und den Möglichkeiten des konservativen Vorgehens, sowie der Cerclagepessar-Therapie der Entschluss zur therapeutischen Cerclage in Spinalanästhesie gefasst.

Bericht In Spinalanästhesie Desinfektion und sterile Einstellung, die im hinteren Scheidengewölbe mit selbsthaltendem Spekulum nach Scherback, vorne und seitlich mit Spekula nach Breisky erfolgt. Die Cervix ist deutlich verkürzt, die Ektozervix ca. 1 cm lang. Der äußere Muttermund ist geschlossen. Desinfektion. Fassen der Portio mit zwei atraumatischen Muttermundsklemmen. Kolpotomie bei 12 und 6 Uhr. Vorne so hoch als möglich durch stumpfes Abschieben der Harnblase mit einem schmalen Spekulum. Danach Einbringen eines Mersilenebandes (zwei atraumatische Nadeln, weiß, flach gewebt, 5 mm/40 cm) bei 6 Uhr unterhalb der Zervikalschleimhaut linksseitig und Ausführen durch die vordere Kolpotomie. Gleiches Vorgehen auf der rechten Seite. Entfernung der Nadeln und Verknotung des Bandes bei 12 Uhr mit 5 Knoten. Blutstillung mit bipolarer Pinzette. Verschluss der vorderen Kolpotomie mit Einzelknopfnähten. Schlussdesinfektion. Der Katheterurin ist klar.

Dr. med. N.N.

10.8 Totaler Muttermundsverschluss

Pat.-Name:	Aufnahme-Nr.
Geschlecht/Alter: w, 29 Jahre	geboren:
Klinik:	Station:
Op-Datum:	
Op-Dauer: 10:00–11:00	
Operateur:	1. Assistent:
	2. Assistent:
OP-Schwester:	Springer:
Anästhesist:	
Anästhesieschwester:	

Diagnose:	O34.38	Zervixinsuffizienz
	O09.2	13+3 SSW
	Z35.2	Z.n. Frühgeburt
Therapie:	5-674.1	Früher totaler Muttermundsverschluss

Indikation Bei der 29-jährigen IV Gravida/I Para mit Z. n. Cerclage 22.SSW (Spontanpartus 2005), Z. n. 2 × Spätabort nach vorzeitigem BS (17.SSW 2004 und 19. SSW 2007) war in der 13+3 SSW der Entschluss zum frühen TMMV mit Cerclage gefasst worden.

Bericht In Spinalanästhesie Desinfektion und sterile Einstellung in steiler Steinschnittlagerung hinten mit einem selbsthaltenden Spekulum nach Scherbeck, seitlich und vorne mit Spekula nach Breisky. Die Cervix ist mäßig formiert, sehr weich und ca. 3 cm lang. Der äußere Muttermund ist leicht eröffnet und erscheint vulnerabel. Desinfektion. Fassen der Portio mit zwei atraumatischen Muttermundsklemmen. Kolpotomie bei 12 und 6 Uhr in typischer Weise. Vorne so hoch als möglich durch stumpfes Abschieben der Harnblase mit einem schmalen Spekulum. Danach Einbringen eines Mersilenebandes (zwei atraumatische Nadeln, weiß, flach gewebt, 5 mm/40 cm) bei 6 Uhr unterhalb der Zervikalschleimhaut linksseitig und Ausführen durch die vordere Kolpotomie. Gleiches Vorgehen auf der rechten Seite. Entfernung der Nadeln und Verknotung des Bandes bei 12 Uhr mit 5 Knoten. Keine signifikante Blutung. Danach Deepithelialisierung der Ektocervix mit einem rotierenden Hautabrasionsschleifkopf, einem Kegelfräser. Fassen und Aufspreizen der Cervix mit 4 Klemmen und Deepithelialisierung der Cervix so weit als möglich mit dem groben Schleifkopf und anschließend zur Glättung der Wundoberfläche mit einem Diamantschleifkopf. Blutstillung mit bipolarer Pinzette. Vorlegen dreier intrazervikaler Tabaksbeutelnähte im Abstand von ca. 1 cm mit 4-0 PDS und dann Verknoten. Verschluss des äußeren Muttermundes mit Einzelknopfnähten (2-0 PDS). Verschluss der vorderen Kolpotomie mit Einzelknopfnähten (Vicryl plus 3-0). Schlussdesinfektion. Der Katheterurin ist klar.

Dr. med. N.N.

10

10.9 Ergänzung zum Geburtsbericht bei Forceps

Patientin: N.N., 28 Jahre

Operateur:

Assistenten:

Hebamme:

Op.-Dauer: siehe Partogramm

Diagnosen:	O68.0	Path. CTG
	O69.2	Nabelschnurumschlingung des Halses
	O68.1	Mekonium im Fruchtwasser
	O09.6	38+4 SSW
	Z37.0	lebendgeborener Einling
Proceduren:	5-720.0	Forcepsentbindung aus Beckenausgang

Indikation 28- jährigen II Gravida/I Para in der 38+4 SSW. Wegen eines pathologischen CTGs in der Austreibungsperiode wird bei Kopf auf Beckenboden die Indikation zur Forcepsentbindung gestellt.

Bericht Die Pfeilnaht ist ausrotiert, die kleine Fontanelle befindet sich in Führungslinie. Damminfiltration mit 10 ml 1 % Xylonest. Der linke Forcepslöffel wird unter Schutz der rechten Hand links vom Haupt des Kindes in die Vagina eingeführt und dann bogenförmig abgesenkt. Einführen des rechten Forcepslöffels in gleicher Weise rechtsseitig. Überprüfung des Sitzes und Einrasten des rechten Löffels in das Schloss des linken Löffels (Naegele Zange). Es erfolgt ein Probezug. Kopf folgt gut. Nach einer Traktion und mediolateraler Episiotomie wird der Kopf geboren. Entfernung der Forcepslöffel, die Schulterentwicklung erfolgt anschließend problemlos. Das Neugeborene wird mit 2 Nabelschnurumschlingungen des Halses geboren und scheint deprimiert. Abnabelung und Übergabe an den anwesenden Kinderarzt. Junge, Gewicht xxx g, Apgar: x/x/x, NA-pH x,xx. Das Kind wird post partum auf die Neonatologie verlegt.

Nach 3 IE Oxytocin wird die Plazenta nach cord traction geboren und erscheint vollständig. Die mediolaterale Episiotomie wird in Lokalanästhesie mehrschichtig fortlaufend mit Vicryl 0er rapid Faden versorgt. Die Hautnaht erfolgt intracutan fortlaufend mit Vicryl 3-0er rapid Faden. Der Uterus ist gut kontrahiert, die Blutung steht. Die rektale Untersuchung ist unauffällig.

Dr. med. N.N.

10.10 Ergänzung zum Geburtsbericht bei Vakuumextraktion

Patientin: N.N., 35 Jahre

Operateur:

Assistenten:

Hebamme:

Op.-Dauer: siehe Partogramm

Diagnosen:	**O68.0**	Path. CTG
	O69.2	Nabelschnurumschlingung des Halses
	O68.1	Mekonium im Fruchtwasser
	O09.6	39+6 SSW
	Z37.0	lebendgeborener Einling
Proceduren:	**5-728.0**	Vakuumextraktion aus Beckenausgang

Indikation 35- jährige 1 Gravida 1 Para mit 40+5 SSW. Wegen eines pathologischen CTGs in der Austreibungsperiode wird bei Kopf auf Beckenboden die Indikation zur VE gestellt.

Bericht Die Pfeilnaht ist ausrotiert, die kleine Fontanelle befindet sich in Führungslinie. Anlegen der 50 mm Silikonpelotte nah am Hinterhaupt, wobei kein Weichteilgewebe der Mutter eingeklemmt wurde. Das Vakuum wird langsam bis auf −0,8 bar aufgebaut. Bei korrektem Sitz erfolgt ein Probezug. Kopf folgt gut. Damminfiltration mit 10 ml 1 % Xylonest. Nach einer wehensynchronen Traktion und mediolateraler Episiotomie wird der Kopf geboren, langsamer Abbau des Vakuums und Entfernung der Pelotte, die Schulterentwicklung erfolgt anschließend problemlos. Das Neugeborene wird mit 2 Nabelschnurumschlingungen des Halses geboren und scheint deprimiert. Abnabelung und Übergabe an den anwesenden Kinderarzt. Junge, xxxx g schwer, Apgar: x/x/x, NA-pH x,xx, BE x,x. Das Kind wurde post partum auf die Neonatologie verlegt.

Nach 3 IE Oxytocin wird die Plazenta nach cord traction geboren und erscheint vollständig. Die mediolaterale Episiotomie wird in LA mehrschichtig mit fortlaufender Vicryl 0er rapid Faden versorgt. Die Hautnaht erfolgt intracutan mit einerm Vicryl 3-0er rapid Faden. Der Uterus ist gut kontrahiert, die Blutung steht. Die rektale Untersuchung ist unauffällig.

Dr. med. N.N.

10.11 Ergänzung zum Geburtsbericht bei Schulterdystokie

Patientin: N.N., 39 Jahre

Operateur:

Assistenten:

Hebamme:

Op.-Dauer: siehe Partogramm

Diagnosen:	O68.0	Pathologisches CTG
	O69.2	Nabelschnurumschlingung des Halses
	O68.1	Mekonium im Fruchtwasser
	O66.0	Schulterdystokie
	O09.6	39+6 SSW
	O33.5	fetale Makrosomie
	Z37.0	Lebendgeborener Einling
Proceduren:	5-728.1	Vakuumextraktion aus Beckenmitte
	8-515	Partus mit Manualhilfe

Indikation 39-jährige in der 38+1 SSW mit V. a. fetale Makrosomie.

(Mütterliche Adipositas BMI >30, Diabetes mellitus, Übertragung, exzessive Gewichtszunahme – Zunahme in kg:, hohes Kindsgewicht – Schätzgewicht: Z. n. Schulterdystokie, Vaginal – operative Entbindung, Protrahierte Geburt AP (>2h), Aufklärung über mögliche Schulterdystokie bei SG >4500 g, Aufklärung bei SG >4000 g + Risikofaktor.

Wegen eines pathologischen CTGs in der Austreibungsperiode wird bei vorderer Hinterhauptslage auf Beckenmitte die Indikation zur VE gestellt. Anschließend kommt es zur Schulterdystokie, sodass Manualmanöver notwendig werden.

Bericht Die Pfeilnaht ist ausrotiert, die kleine Fontanelle befindet sich in Führungslinie. Damminfiltration mit 10 ml 1 % Xylonest. Anlegen der 50 mm Silikonpelotte nah am Hinterhaupt, wobei kein Weichteilgewebe der Mutter eingeklemmt wurde. Das Vakuum wird langsam bis auf −0,8 bar aufgebaut. Bei korrektem Sitz erfolgt ein Probezug. Kopf folgt gut.. Nach einer wehensynchronen Traktion und mediolateraler Episiotomie wird der Kopf geboren, langsamer Abbau des Vakuums und Entfernung der Pelotte, Turtle-Neck-Zeichen, bei Schulterdystokie werden folgende Maßnahmen durchgeführt:

- laufende Oxytocininfusion wird beendet (Zeitpunkt)
- Beckenhochlagerung (Zeitpunkt)
- Facharzt und Kinderarzt anwesend (Zeitpunkt)
- zweite Hebamme und Oberarzt werden in den Saal gerufen (Zeitpunkt)
- Mc Roberts Manöver oder Manöver nach Gaskin 3mal (Zeitpunkt)
- Akuttokolyse wird aufgezogen (Zeitpunkt)
- Zugang liegt (Zeitpunkt)

- Akuttokolyse wird durchgeführt (Zeitpunkt)
- Suprasymphysärer Druck (Zeitpunkt)
- Anästhesie wird informiert (Zeitpunkt)
- Episiotomie wird erweitert (Zeitpunkt)
- Rubin Mänöver (vordere Schulter) (Zeitpunkt)
- Woods Manöver (hintere Schulter) (Zeitpunkt)
- Hintere Armlösung/Hinterer Achselzug (Zeitpunkt)
- Digitale Klavikulafraktur, ITN im Kreißbett, Symphysiotomie (Zeitpunkt)
- Der Rumpf des Kindes wird geboren (Zeitpunkt)
- Abnabelung des schwer deprimierten Neugeborenen und Übergabe an den anwesenden Kinderarzt (Zeitpunkt)

Geschlecht, (Wert)g schwer, Apgar: x/x/x, NA-pH x,xx BE -x,x. Das Kind wurde post partum auf die Neonatologie verlegt.

Nach 3 IE Oxytocin wird die Plazenta nach cord traction geboren und erscheint vollständig.

Naht der mediolateralen Episiotomie. Beginn der Scheidennaht oberhalb des kranialen Wundwinkels mit Vircryl 0 rapid Faden fortlaufend bis zum Hymenalsaum.

Anschließend am Hymenalsaum subcutan beginnende tiefe Dammnaht (Vicryl 0 rapid) mit Fassen der Dammmuskulatur nach kaudal, die oberflächlich nach kranial zurückgeführt und mit dem Fadenende am Hymenalsaum verknotet wird.

Versenken eines Vicryl 3-0 rapid Faden am kaudalen Wundpol und fortlaufende intracutane Naht bis zum Hymenalsaum, der Uterus ist gut kontrahiert, die Blutung steht. Die rektale Untersuchung ist unauffällig.

Dr. med. N.N.

10.12 Ergänzung zum Geburtsbericht bei Beckenendlage

Patientin: N.N., 26 Jahre

Operateur:

Assistenten:

Hebamme:

Op.-Dauer: siehe Partogramm

Diagnosen:	O64.1	Geburtshindernis durch Beckenendlage
	O09.5	39+6 SSW
	Z37.0	lebendgeborener Einling
Proceduren:	5-727.1	Assistierte Entbindung bei Beckenendlage mit Spezialhandgriffen

Indikation Bei der 26-jährigen I Gravida/0 Para in der 39+6 SSW wird bei jetzt reiner Steißlage als möglicher Entbindungsmodus, nach entsprechender Aufklärung der Patientin über Vorteile und Risiken und Geburtsplanung in der 37+0 SSW, die vaginale Entbidung angestrebt. MRT-Befund: Conjugata vera obstetrica 12,5 cm, Sono: I BEL, reine Steißlage, Schätzgewicht <3500 g, Plazenta Hinterwand, Fruchtwasser unauffällig.

Bericht Aufnahme im Kreißsaal mit spontanem Wehenbeginn in der 39+0 SSW und vollständig eröffneten Muttermund. Steiß steigt gut. Lagerung in den Vierfüßlerstand nach Durchschneiden des Steißes, die Arme lösen sich spontan, die Kopfentwicklung erfolgt nach Veit Smellie, dabei liegt eine Nabelschnurumschlingung (2x) um den Hals vor.

Übergabe des leicht deprimierten weiblichen Neugeborenen an den anwesenden Neonatologen (Apgar x/x/x, Geburtsgewicht xxxx g, NSA-pH x,xx), der das Kind nach kurzer Inspektion zum Bonding mit trockenen Tüchern bedeckt und auf den Bauch der Mutter legt. Nach i.v. Gabe von 3 IE Oxytocin in 20 ml NaCl Lösung wird die Plazenta nach cord traction geboren und erscheint vollständig. Damm und Scheide sind intakt. Der Uterus ist gut kontrahiert, die Blutung ist mäßig.

Dr. med. N.N.

10.13 Primäre Sectio nach Misgav Ladach

Pat.-Name:	Aufnahme-Nr.
Geschlecht/Alter: w, 27 Jahre	geboren:
Klinik:	Station:
Op-Datum:	
Op-Dauer: 10:45–11:15	
Operateur:	1. Assistent:
	2. Assistent:
OP-Schwester:	Springer:
Anästhesist:	
Anästhesieschwester:	

Diagnose:	O64.1	Beckenendlage
	O32.1	Betreuung bei Beckenendlage
	O09.6	40+4 SSW
	Z37.0	lebendgeborener Einling
Therapie:	5-749.10	primäre Sectio nach Misgav Ladach
	8-911	in Spinalanästhesie

Indikation Bei der 27-jährigen I Gravida/0 Para wird in der 40+0. Schwangerschaftswoche bei persistierender BEL und maternalen Wunsch nach Schnittentbindung die primäre Sectio indiziert. Aufklärung und Einverständnis liegen vor.

Bericht Spinalanästhesie. Lagerung der Patientin auf dem OP-Tisch. Desinfektion des OP-Feldes und sterile Abdeckung. Eröffnung der Bauchdecke mittels Pfannenstiel-Querschnitt, scharfe Trennung des subcutanen Fettgewebes in der Medianlinie bis zur Faszie, die mittig durchtrennt wird und beidseits nach lateral aufgedehnt wird. Die Muskelbäuche des Mm. recti werden stumpf in Längsrichtung getrennt und das Peritoneum parietale ebenfalls stumpf eröffnet und nach lateral erweitert (Methode nach Misgav-Ladach). Abschieben der Harnblase vom unteren Uterinsegment, vorsichtige quere Incision des unteren Uterinsegments und stumpfe digitale Erweiterung der Uterotomie nach lateral. Es entleert sich wenig klares Fruchtwasser. Manuelle Entwicklung eines reifen und lebensfrischen weiblichen Kindes aus Beckenendlage mit klassischer Armlösung und Kopfentwicklung nach Veit Smellie. 3 IE Oxytocin werden in 100 ml Kurzinfusion durch die Anästhesie verabreicht.

Vollständiges Entfernen der Plazenta. Das Cavum uteri erscheint leer. Verschluss der Uterotomie durch fortlaufende Naht.

Toilette des Bauchraumes. Appendix vermiformis und Adnexe erscheinen auf beiden Seiten unauffällig.

Endgültige Blutungsstillung durch zweimalige Umstechung bzw. bipolare Koagulation. Die Tücher und Instrumente werden als vollzählig gemeldet. Verschluss der Bauchdecke durch Aneinanderlegen des Peritoneums sowie der Muskelbäuche und fortlaufende Fasciennaht. Verschluss der Haut durch intracutane Naht mittels fortlaufender Monocrylnaht. Abschlussdesinfektion. Steriler Wundverband. Der Urin im liegenden Dauerkatheter ist hell und klar. Die perioperative Antibiose erfolgte mit Clindamycin (bei Penicillinallergie).

Kindliche Parameter: weiblich, (xxxx) g, APGAR x/x/x, (pH x,xx).

Dr. med. N.N.

10.14 Primäre Re-Sectio

Pat.-Name: Aufnahme-Nr.

Geschlecht/Alter: w, 30 Jahre   geboren:

Klinik: Station:

Op-Datum:

Op-Dauer: 12:45–13.15

Operateur: 1. Assistent:

                                                    2. Assistent:

OP-Schwester: Springer:

Anästhesist:

Anästhesieschwester:

Diagnose:	O34.2	Status nach Sectio
	O34.2	Betreuung bei Uterusnarbe
	O09.6	38+2 SSW
	Z37.0	Lebendgeborener Einling
Therapie:	5-749.10	primäre Re-Sectio nach Misgav Ladach
	8-911	in Spinalanästhesie
	5-663.50	mit Tubensterilisation

Indikation Bei der 30-jährigen IIGravida/I Para wird in der 38+2 Schwangerschaftswoche bei Z. n. sekundärer Sectio die primäre Re-Sectio indiziert. Bei sicher abgeschlossener Familienplanung wird auf Wunsch der Mutter die Tubensterilisation geplant. Aufklärung und Einverständnis liegen vor.

Bericht Spinalanästhesie. Lagerung der Patientin auf dem OP-Tisch. Desinfektion des OP-Feldes und sterile Abdeckung. Eröffnung der Bauchdecke mittels Pfannenstiel-Querschnitt nach Exzision der alten Sectionarbe und weiter teils stumpfe und teils scharfe Eröffnung des subcutanen Fettgewebes über die gesamte Schnittlänge, Inzision der Fascie und Unterminierung und Erweiterung der Fascie beidseits nach lateral mit Präparierschere bis zum rechten und linken Wundwinkel. Erweiterung der Faszie nach kranial und kaudal, wobei Adhäsionen zwischen Muskulatur und Faszie teils scharf und teils stumpf gelöst werden müssen. Nun werden die Mm. recti von kranial nach kaudal vorsichtig scharf voneinander getrennt. Das Peritoneum parietale wird kranial inzidiert und unter Sicht nach kaudal eröffnet. Abschieben der Harnblase vom unteren Uterinsegment, vorsichtige quere Inzision des unteren Uterinsegments und stumpfe digitale Erweiterung der Uterotomie nach lateral. Es entleert sich normal klares Fruchtwasser. Manuelle Entwicklung eines reifen und lebensfrischen weiblichen Kindes aus Schädellage. 3 IE Oxytocin in 100 ml Kurzinfusion durch die Anästhesie verabreicht. Vollständiges Entfernen der Plazenta. Das Cavum uteri erscheint leer. Beim Herausluxieren des Uterus fallen ausgeprägte Adhäsionen zwischen Darm und Uterushinterwand auf. Diese werden auf Grund der zu erwartenden großen Wundfläche belassen. Verschluss der Uterotomie durch fortlaufende Naht. Toilette des Bauchraumes. Die Tubensterilisation wird beidseits nach Pomeroy, durch Ligatur der Tube und Salpingektomie des ligierten Tubensegmentes, vorgenommen. Die Tubenquerschnitte sind dabei beidseits gut einsehbar. Resezierte Tubenanteile ad Histologie. Appendix vermiformis und Adnexe erscheinen auf beiden Seiten unauffällig. Endgültige Blutungsstillung durch Umstechung bzw. bipolare Koagulation. Die Tücher und Instrumente werden als vollzählig gemeldet. Verschluss der Bauchdecke durch Aneinanderlegen des Peritoneums sowie der Muskelbäuche und fortlaufende Fasciennaht. Verschluss der Haut durch intrakutane Naht mittels fortlaufender Monocrylnaht. Abschlussdesinfektion. Steriler Wundverband. Der Urin im liegenden Dauerkatheter ist hell und klar. Präoperative Antibiose ist erfolgt.

Kindliche Parameter: weiblich, xxxx g, APGAR x/x/x, NSA pH x,xx.

Dr. med. N.N.

10.15 Sekundäre Sectio nach Misgav Ladach

Pat.-Name:	**Aufnahme-Nr.**
Geschlecht/Alter: w, 32 Jahre	**geboren:**
Klinik:	**Station:**
Op-Datum:	
Op-Dauer: 08:35–09:15	
Operateur:	**1. Assistent:**
	2. Assistent:
OP-Schwester:	**Springer:**
Anästhesist:	
Anästhesieschwester:	

Diagnose:	O63.1	**Geburtsstillstand in der Austreibungsperiode**
	O09.6	**41+2 SSW**
	Z37.0	**Lebendgeborener Einling**
Therapie:	5-749.11	**sekundäre Sectio nach Migav Ladach**
	8-911	**in Spinalanästhesie**

Indikation Bei der 32jährigen III Gravida/0 Para wurde aufgrund eines Geburtsstillstandes in der Austreibungsperiode und V. a. Einstellungsanomalie die Indikation zur sekundären Sectio gestellt. Mit der Patientin wurden, soweit in der aktuellen Situation möglich, die Risiken und Komplikationsmöglichkeiten einer Schnittentbindung besprochen.

Bericht Lagerung auf dem OP-Tisch in Spinalanästhesie. Desinfektion des OP-Feldes und sterile Abdeckung. Eröffnung der Bauchdecke mittels Pfannenstielschnitt, scharfe Trennung des subcutanen Fettgewebes in der Medianlinie bis zur Fascie, die mittig durchtrennt wird und beidseits nach lateral aufgedehnt wird. Die Muskelbäuche des Mm. recti werden stumpf in Längsrichtung getrennt und das Peritoneum parietale ebenfalls stumpf eröffnet und durch Zug nach lateral erweitert (Methode nach Misgav-Ladach). Incision der Serosa und Abschieben der Harnblase. Kleine Schnittincision im hoch ausgezogenem unteren Uterinsegment und stumpfe digitale Erweiterung nach lateral. Die Kopfentwicklung bei Vorderhauptslage gestaltet sich schwierig, gelingt letztlich nach Hochschieben der vorderen Schulter umkompliziert. Entwicklung eines leicht deprimierten Mädchens, welches jedoch schnell rosig wird und schreit. Nach 3 IE Oxytocin in 100 ml Kurzinfusion i.v vollständige Plazentalösung. Bei im Verlauf nur mäßig guter Kontraktion 18 I.E. Oxytocin i.v. Verschluss der Uterotomie und setzen einer Z-Naht im Bereich der Uterotomie zur Blutstillung, sonst herrscht Blutungsfreiheit. Toilette des Bauchraumes. Beide Adnexen und Appendix vermiformis sind unauffällig. Der Urin im liegenden Dauerkatheter ist blutig, sodass eine retrograde Auffüllung der Harnblase mit Indigocarmin gefärbter Elektrolytlösung vorgenommen wird, eine Leckage wird nicht sichtbar. Tücher und Instrumente vollständig. Aneinanderlegen des Peritoneums und fortlaufende Fasciennaht. Verschluss der Haut durch Intracutannaht. Abschlussdesinfektion. Steriler Wundverband. Periopertive Antibiose mittels Cefuroxim. Blutverlust: ca. 800 ml.

Kindliche Parameter: weiblich, xxxx g, Apgar: x/x/x, NSA-pH x,xx.

Dr. med. N.N.

10.16 Sekundäre Sectio, B-Lynch-Naht

Pat.-Name: Aufnahme-Nr.

Geschlecht/Alter: w, 24 Jahre   geboren:

Klinik: Station:

Op-Datum:

Op-Dauer: 10:35–11:45

Operateur: 1. Assistent:

                                                    2. Assistent:

OP-Schwester: Springer:

Anästhesist:

Anästhesieschwester:

Diagnose:	O63.1	Geburtstillstand in der Austreibungsphase
	O72.1	atone Blutung
	O09.6	40+6 SSW
	Z37.0	Lebendgeborener Einling
Therapie:	5-749.11	sekundäre Sectio nach Misgav Ladach
	5-759.x	B-Lynch-Naht
	8-911	in Spinalanästhesie

Indikation Bei der 24jährigen I Gravida/0 Para wurde aufgrund eines Geburtsstillstandes in der Austreibungsperiode und V. a. Einstellungsanomalie, die Indikation zur sekundären Sectio gestellt. Mit der Patientin wurden, soweit in der aktuellen Situation möglich, die Risiken und Komplikationsmöglichkeiten einer Schnittentbindung besprochen.

Bericht Lagerung auf dem OP-Tisch in Spinalanästhesie. Desinfektion des OP-Feldes und sterile Abdeckung. Eröffnung der Bauchdecke mittels Pfannenstielschnitt, scharfe Trennung des subcutanen Fettgewebes in der Medianlinie bis zur Fascie, die mittig durchtrennt wird und beidseits nach lateral aufgedehnt wird. Die Muskelbäuche des Mm. recti werden stumpf in Längsrichtung getrennt und das Peritoneum parietale ebenfalls stumpf eröffnet und durch Zug nach lateral erweitert (Methode nach Misgav-Ladach). Inzision der Serosa und Abschieben der Harnblase. Kleine Schnittincision im hoch ausgezogenem unteren Uterinsegment und stumpfe digitale Erweiterung nach lateral. Die Kopfentwicklung bei Vorderhauptslage gestaltet sich schwierig, gelingt letztlich nach Hochschieben der vorderen Schulter unkompliziert. Entwicklung eines leicht deprimierten Mädchens, welches jedoch schnell rosig wird und schreit.

3 IE Oxytocin in 100 ml Kurzinfusion i.v, Plazentalösung vollständig. Bei nur mäßig guter Kontraktion erfolgt eine Infusion mit 18 I.E. Verschluss der Uterotomie und setzen einer Z-Naht im Bereich der Uterotomie zur Blutstillung. Der Uterus ist weiterhin aton, sodass nach 3 min manueller Kompression und weiterhin verstärkter Blutung, das Uterustonikum auf Sulproston (Nalador) umgestellt wird mit 500 µg auf 500 ml NaCl Lösung auf 500 ml/h laufend. Toilette des Bauchraumes. Beide Adnexen und Appendix vermiformis sind unauffällig.

Die Kontraktion des Uterus ist weiterhin mäßig, sodass der Entschluss gefasst wird, eine Kompressionsnaht nach B- Lynch zu legen. Mit einem CTX Plus PDS II, 90 cm langen, monofilen 1er Faden wird 3 cm kaudal der Uterotomie rechtsseitig eingestochen und 3 cm oberhalb der Uterotomie ausgestochen. Über den Fundus wird der Faden zur entsprechenden Stelle an der Uterushinterwand geführt nach ventral bis in das Cavum uteri eingestochen und in horizontaler Lage der Naht nach dorsal ausgestochen. Linksseitig wird der Faden in äquivalenter Weise ober- und unterhalb der Uterotomie ein- und ausgestochen. Unter bimanueller Kompression des Uterus wird ventral geknüpft.

Die Blutung steht nun, sodass die Naladorinfusion auf 100 ml/h reduziert werden kann. Tücher und Instrumente werden von der OP – Schwester als vollzählig gemeldet.

Der Urin im Dauerkatheter ist klar.

Aneinanderlegen des Peritoneums und fortlaufende Fasciennaht. Verschluss der Haut durch Intracutannaht. Abschlussdesinfektion. Steriler Wundverband. Periopertive Antibiose mittels Cefuroxim.

Hb aktuell bei x,xx mmol/l, 2 g Tranexamsäure, 2 g Fibrinogen und 2 Erythrozytenkonzentrate bisher gut verträglich erhalten. Blutverlust: ca. 2300 ml

Kindliche Parameter: männlich, xxxx g, Apgar: x/x/x, NSA-pH x,xx.

Dr. med. N.N.

10.17 Primäre Sectio bei abnorm invasiver Plazenta

Pat.-Name: Aufnahme-Nr.

Geschlecht/Alter: w, 36 Jahre   geboren:

Klinik: Station:

Op-Datum:

Op-Dauer: 09:45–10:25

Operateur: 1. Assistent:

                                              2. Assistent:

OP-Schwester: Springer:

Anästhesist:

Anästhesieschwester:

Diagnose:	O43.21	Verdacht auf abnorm invasive Plazenta
	O44.01	Plazenta praevia ohne Blutung
	O34.2	Status nach Sectio
	O09.6	34+2 SSW
	Z37.0	Lebendgeborener Einling
	O60.3	Vorzeitige Entbindung ohne spontane Wehen
Therapie:	5-741.4	primäre Sectio per Medianlaparotomie
	5-749.0	Re-Sectio

Indikation   Bei der 36-jährigen Sechstgebärenden mit Z. n. Sectio war pränatal eine Plazenta praevia totalis diagnostiziert worden. Zusätzlich bestand der dringende Verdacht auf eine abnormal invasive Plazenta im Bereich der Uterusvorderwand, zusätzlich mit einer Ausdehnung parametran sowie dorsal. Intermittierend Blutungen und Schmerzepisoden. Aufgrund der instabilen klinischen Situation und des ausgeprägten Befundes Entschluss zur Re-Sectio in der 34+2 SSW. Mit der Patientin wurde mit Dolmetscher ein zweizeitiges Vorgehen besprochen und es wurde geplant, im ersten Schritt eine Re-Sectio unter Belassung der Plazenta durchzuführen.

Bericht   Lagerung der Patientin. Desinfektion. In ITN Eröffnen des Abdomens mit hypogastrischer Mittellinienlaparotomie mit linksseitiger Umschneidung des Nabels. Nach Einsetzen der Fritschen Haken stellt sich folgender Situs dar. Der Uterus ist entsprechend dem Gestationsalter vergrößert. Die Adnexe sind unauffällig. Der Uterus wird jetzt etwas hervorluxiert. Im Bereich des unteren Uterinsegmentes bzw. der Sectionarbe zeigt sich soweit einsehbar eine breitflächige, sich vorwölbende Plazenta, von der auch Gefäße zur vorderen Bauchwand ziehen. Eröffnen des Uterus am Fundus mit einer Inzision, dann Amniotomie, bei der sich hellgrünes

Fruchtwasser entleert. Das in Schädellage liegende Kind kann leicht über die Fundusuterotomie entwickelt werden und wird nach Ausstreichen der Nabelschnur und Abnabelung dem anwesenden Pädiater übergeben. Unterbindung der Nabelschnur und Zurückverlagerung der Nabelschnur in das Cavum uteri. Verschluss der Uterotomie mit Einzelknopfnähten. Es werden keine Uterotonika gegeben. Die Patientin weist keinerlei vaginale Blutung auf, sodass beschlossen wird, die Plazenta in situ zu belassen und die Operation hier zu beenden. Austupfen des Bauchraumes. Verschluss des Abdomens mit Maxonschlinge nach Smead-Jones-Technik. Hautverschluss durch Tackern. Steriler Wundverband. Der Katheterurin ist klar. Die Patientin wird zur weiteren Observation und unter laufender Antibiotikagabe kreislaufstabil verlegt. Insgesamter Blutverlust ca. xxx ml. Instrumente und Tücher stimmen nach Aussage der Op-Schwestern.

Kindliche Parameter: weiblich, xxxx g, APGAR x/x/x, NSA pH x,xx.

Dr. med. N.N.

10.18 Sekundäre Sectio mit Hysterektomie

Pat.-Name: Aufnahme-Nr.

Geschlecht/Alter: w, 31 Jahre   geboren:

Klinik: Station:

Op-Datum:

Op-Dauer: 10:00–11:00

Operateur: 1. Assistent:

                                                       2. Assistent:

OP-Schwester: Springer:

Anästhesist:

Anästhesieschwester:

Diagnose:	O30.0	DC/DA Geminigravidität
	O43.21	abnorm invasive Plazenta
	O44.02	Plazenta praevia mit Blutung
	O34.2	Status nach Sectio
	O09.4	32+1 SSW
	Z37.0	Lebendgeborener Einling
	O60.3	vorzeitige Entbindung
Therapie:	5-741.5	sekundäre Re-Re-Sectio per Medianlaparotomie
	8-900	in Intubationsnarkose
	5-683.00	postpartale Hysterektomie
	5-661.60	Salpingektomie beidseits

Indikation 31-jährige Patientin mit Z. n. 2 × Sectio-Entbindung und aktuell in der 32+1 SSW bei DC/DA Geminigravidität und bestehender Placenta increta des führenden Feten. Bei derzeitigem V. a. Amnioninfektionssyndrom mit verstärkter Blutung nach vorzeitigem Blasensprung wird die Indikation zur Sectio in Hysterektomiebereitschaft gestellt.

Bericht Re-Sectio in der 32+1. SSW über Längslaparotomie und uterinen Längsschnitt dorsal und anschließender abdominaler Hysterektomie mit Salpingektomie beidseits bei unstillbarer Blutung und Übernähung der Blasenhinterwand, Massentransfusion.

Längslaparotomie mit links umbilikaler Umschneidung und Darstellung des Uterus in ganzer Größe. Im Bereich der Blasenumschlagsfalte zeigen sich atypische

Gefäßkonvolute bedingt durch die Plazentationsstörung. Hervorluxieren des Uterus und Längsuterotomie dorsal, da ventral beide Plazenten zum Liegen kommen. Entwicklung des zweiten Geminus mit intakter Fruchtblase und Plazenta sowie Abgabe an die anwesenden Hebamme und den bereitstehenden Pädiatern. Anschließend erfolgt die Entwicklung des führenden Geminus aus BEL, Auspulsieren der Nabelschnur über 45 s und Abgabe an die Hebamme und dem bereitstehenden Pädiaterteam. Verschluss der Uterotomie mit Einzelknopfnähten und anschließend Kompression des Uterus. Zunächst erfolgt die Abwägung, den Uterus zu belassen, um ein zweizeitiges Vorgehen anzustreben. Bei vorliegendem ausgeprägten Befund einer Placenta increta stellt sich allerdings eine verstärkte Blutung dar, die nicht zum Sistieren kommt, sodass nach Gabe von 3 Einheiten Oxytocin und Anhängen des Oxytropfs die Indikation zur Hysterektomie bei unstillbarer Blutung gestellt wird. Es erfolgt zunächst die retroperetoneale Eröffnung und Darstellung des Ligamentum adumbilikale und Identifizierung des Abgangs der Arteria uterina auf der rechten Seite und gezielte Unterbindung mit dem Ligasure. Analoges Vorgehen auf der linken Seite und gezielte Unterbindung des Abgangs. Anschließend erfolgt nun die Präparation der Tube auf der rechten Seite, die mitgenommen wird, und Darstellung und Unterbindung des Ligamentum ovarium proprium und Eröffnung des dorsalen Blattes des Ligamentum latum. Koagulation und Durchtrennung des Ligamentum rotundum auf der rechten Seite und Eröffnung und Inzision des vorderen Blattes des Ligamentum latums. Analoges Vorgehen auf der linken Seite, wobei der Ureter beidseits maximal geschont wird. Anschließend erfolgt eine mäßige Blasenfüllung zur besseren Identifikation des vesico-uterinen Übergangs. Hier zeigen sich extrem fragile Gewebsschichten mit diffusem Venenkonvolut. Auf der rechten Seite lässt sich die Blase teils stumpf, teils scharf abschieben, auf der linken Seite gestaltet sich die Präparation deutlich komplizierter, da hier die Plazenta durch die Uteruswand durchgewachsen erscheint und die Schichten sich sehr schwer lösen lassen. Schrittweise Präparation und Durchtrennung der Schichten mit der bipolaren Pinzette. Anschließend Visualisierung der uterinen Gefäße beidseits und Absetzen dieser über Wertheim-Klemmen. Anschließend Inzision ventral zur besseren Orientierung. Es zeigt sich keine formierte Zervix, sodass über die Inzisionsstelle die vordere und hintere Muttermundslippe identifiziert werden kann und die Präparation der Blase weiter nach kaudal erforderlich wird. Nach Erreichen des zerviko-vaginalen Überganges erfolgt dann die Inzision und das zirkuläre Absetzen des Uterus in toto. Abgabe zur Pathologie und Fotodokumentation. Scheidenecknähte und Verschluss der Scheide in fortlaufender Form. Die Blasenhinterwand zeigt sich teilweise ausgedünnt, sodass hier eine Auffüllung mit Indocarmin gefärbter Lösung erfolgt. Es zeigt sich kein Blauaustritt. Zur Verstärkung der Blasenhinterwand erfolgt eine Adaptation der intakten Serosaschichten über Einzelknopfnähte mit Vicryl. Sorgfältige Kontrolle auf Bluttrockenheit, die hier gegeben ist. Einlage einer Robinson-Drainage in den Douglas. Erneute Kontrolle auf Intaktheit aller Strukturen, die gegeben sind. Schichtweiser Verschluss der Bauchdecke in Etagen. Klammernaht. Eine intraoperative Antibiotikaprophylaxe wurde durchgeführt, die fortgesetzt wird. Postoperativ sind Instrumentarium, Tupfer und Kompressen vollständig. Bauchtücher vollständig. Patientin wird auf niedrigem Niveau stabil auf die Intensivstation verlegt. Der Blutverlust wird auf 2700 ml geschätzt, intraoperativ hat die Patientin bereits 2 g Tranexamsäure, 2 g Fibrinongen, 4 Erythrozytenkonzentrate und 1 Thrombozytenkonzentrat gut verträglich erhalten.

Kindliche Parameter: 1.männlich, xxxx g, APGAR x/x/x NSA pH x,xx 2.weiblich, xxxx g, APGAR x/x/x, NSA pH x,xx.

Dr. med. N.N.

10

10.19 Re-Laparotomie mit Rekonstruktion des Uterus

Pat.-Name: Aufnahme-Nr.

Geschlecht/Alter: w, 30 Jahre   geboren:

Klinik: Station:

Op-Datum:

Op-Dauer: 10:00–11:30

Operateur: 1. Assistent:

                                              2. Assistent:

OP-Schwester: Springer:

Anästhesist:

Anästhesieschwester:

Diagnose:	O43.21	abnorm invasive Plazenta
	T81.0	uterine Rissblutung
	O73.0	Plazentaretention ohne Blutung
	Z98.8	Z.n. Operation am Uterus
	S37.20	Läsion der Harnblase
Therapie:	5-541.2	Re-Laparotomie
	5-756.0	manuelle Entfernung residueller Plazenta
	5-758.1	Rekonstruktion des Uterus
	5-657.60	Adhäsiolyse an Uterus und Peritoneum
	5-578.00	Harnblasennaht nach intraoperativer Läsion

Indikation Bei der 30-jährigen Patientin war bei Z. n. Sectio und dem dringenden Verdacht auf eine breitflächige abnormal invasive Plazenta in der damals 37+1 SSW eine Sectio per Längsschnittlaparotomie und Fundusinzision gemacht worden, bei der das Kind entbunden wurde und die Plazenta belassen wurde. Damals war am 1. postoperativen Tag eine Embolisation erfolgt. Seitdem war die Patientin klinisch beschwerdefrei. Im weiteren Verlauf war die Re-Laparotomie besprochen worden, wobei die Patientin den Wunsch auf Uteruserhalt geäußert hatte.

Bericht In Intubationsnarkose Eröffnen des Abdomens unter Nutzung der vorbestehendem Mittellinienlaparotomie. Nach Eröffnen des Peritoneums Einsetzen von Fritschen Haken und Inspektion: Das Omentum majus und eine Dünndarmschlinge sind adhärent auf dem Uterusfundus im Bereich der Uterotomie. Netz und Dünndarmschlinge werden stumpf gelöst. Der Uterus wird dann mit stumpfen Klemmen gefasst. Die Adnexe sind unauffällig. Das Corpus uteri ist gut kontrahiert und sieht unauffällig aus. Im Bereich des unteren Uterinsegmentes etwas mehr links hat sich die Plazenta auf einem im Durchmesser 5 cm messenden Areal demarkiert und ist nur von sehr dünner Serosa bedeckt. Unterhalb dieses Befundes wird jetzt die Harnblase vorsichtig nach kaudal distanziert. Durch Einführen eines Tupfers in die Scheide wird die Zervix lokalisiert. Das plazentare Areal wird weiter frei präpariert und dann wird kranial dieses Befundes der Uterus eröffnet. Es gelingt dann mittels Ligasure das komplette plazentare Areal auszuschneiden. Fotodokumentation. Im Corpus uteri weiteres regressiv verändertes Plazentagewebe, welches entfernt wird. Letzte Plazenta- und Eihautreste werden vorsichtig entfernt. Danach gelingt es, den Uterus wieder zu rekonstruieren, indem die Uterusvorderwand zweischichtig mit Einzelknopfnähten genäht wird. Der Zervikalkanal wird zuvor vorsichtig von kranial dargestellt und sondiert. Deckung eines Serosadefektes der Blasenhinterwand mit einer fortlaufenden Naht. Auffüllen der Harnblase, die intakt ist. Es herrscht Bluttrockenheit. Die Adnexen sind unauffällig. Ausgiebige Spülung des kleinen Beckens. Einlegen einer 20er Robinsondrainage. Verschluss des Abdomens mit einer Maxonschlinge in Smead-Jones-Technik. Gesamtblutverlust ca. xxxx ml. Hautverschluss durch Tackern. Steriler Wundverband. Instrumente und Tücher stimmen nach Aussage der Op-Schwestern.

Dr. med. N.N.

10

10.20 **Protokoll Amniozentese**

Patientin: Name, Vorname   Aufnahme-Nr.

Geschlecht/ Alter: w, 36   geboren: xx.xx.xxx
Klinik/ Station:

OP-Datum:

OP-Dauer: 10:35-10:45
Operateur:
1. Assistent:
Assistierende Schwester:

Diagnosen: O35.1 Schwere Fetale Fehlbildung (AV-Kanal, verkürzter Femur, verkürztes Nasenbein),
                       V.a. Chromosomenanomalie

Prozedur: 1-852   Amniozentese

Anamnese der Patientin: Gravida 2 Para 1
                             Letzte Periode: xx.xx.xxx   Geburtstermin rechnerisch: xx.xx.xxx
                             Geburtstermin korrigiert: xx.xx.xxx
                             Gestationsalter: 20 Wochen + 3 Tage (rechnerisches Gestationsalter xx+x SSW)

Indikation: Bei der 36-jährigen Grav 2 Para 1 wurden im Rahmen der Feindiagnostik in der 20+2 SSW oben genannte Fehlbildungen beim Feten festgestellt. Bei V.a. Chromosomenanomalie entschloß sich die Patientin nach umfassender ergebnisoffener Beratung und Bedenkzeit von 24 Stunden zur genetischen Abklärung mittels Amniozentese.

OP-Verlauf (Amniozentese) Uterus anteflektiert.
Plazenta: Hinterwand.
Instrument: TA 20G Nadel, transamnialer Einstich, Amnion und Chorion verschmolzen.
Anzahl der Einstiche: 1
Entnommene Fruchtwassermenge: 20,0 ml.
Aussehen der Probe: klar, gelblich.
Komplikationen: keine.
Mütterliche Blutgruppe: 0 Rh pos.
Angeforderte Analysen: Fetale Karyotypisierung

Weiteres Procedere: Die Patientin wird nach Eingang des Befundes telefonisch informiert. Ein Termin zur Besprechung des weiteren Vorgehens wird dann vereinbart. Die Möglichkeit einer Beratung durch die Humangenetiker wurde ihr angeboten.

Dr. med. N.N.

10.21 Protokoll Cordozentese und fetale Bluttransfusion

Patientin: Name, Vorname   Aufnahme-Nr.

Geschlecht/ Alter: w, 30   geboren: xx.xx.xxx
Klinik/ Station:

OP-Datum: xx.xx.xxxx

OP-Dauer: 10:35-11:10
Operateur:
1. Assistent:
Assistierende Schwester:
Anästhesist:
Anästhesieschwester:

Diagnosen: O36.2 Hydrops fetalis
                 B34.3 V.a. Fetale Anämie, Parvovirus B19 Infektion

Prozeduren: 5-754-0 Cordozentese, fetale Bluttransfusion

Letzte Periode:
Geburtstermin:
Gestationsalter 26 Wochen +2 Tage.

Anamnese der Patientin: Gravida 2   Para 1
                 Letzte Periode: xx.xx.xxx Geburtstermin rechnerisch: xx.xx.xxx
                 Geburtstermin korrigiert: xx.xx.xxx
                 Gestationsalter: 20 Wochen + 3 Tage (rechnerisches GA xx+x SSW)

Indikation: Bei der 30-jährigen Gravida 2 Para 1 wurde in der 26+0 SSW sonographisch ein Hydrops fetalis festgestellt. Bei erhöhter Geschwindigkeit in der fetalen A. cerebri media und serologisch bestätigter mütterlicher Parvovirus B19-Infektion bestand der Verdacht auf eine fetale Anämie, weshalb die Indikation zur Cordozentese in Transfusionsbereitschaft gestellt wurde.

OP-Verlauf :
Punktionsstelle: Nabelvene, plazentare Nabelschnurinsertion.
Instrument: TA 20G Nadel.
Einstich: transamnial.
Einstiche Uterus: 1
Einstiche Zielorgan: 1
Indikation zur Transfusion: V.a. Anämie – Infektion

Vmax (A. cerebri media) vor Transfusion: xx,x cm/s
Vmax (A. cerebri media) nach Transfusion: xx,x cm/s

Hämoglobin vorher: 9,0 g/dl.
Hämoglobin Konserve: 15,0 g/dl.
Konservennummer: n.n., Blutbank: Blutspende n.n.
IVT: Transfundiertes Volumen: 120 ml in 15 min.
Hämoglobin nachher – berechnet: xx,x g/dl.
Hämoglobin nachher – gemessen: xx,x g/dl.
Komplikationen: keine.
Mütterliche Blutgruppe: 0 Rh pos

Weiteres Procedere: Sonographische Kontrolle der ACM und des Hydrops fetalis morgen früh, danach in Abhängigkeit des Befundes Entlassung möglich. Erneute Kontrolle am xx.xx.xxxx.

Dr. med. N.N.

10.22 Protokoll Chorionzottenbiopsie

Patientin: Name, Vorname   Aufnahme-Nr.

Geschlecht/ Alter: w, 32   geboren: xx.xx.xxx
Klinik/ Station:

OP-Datum:

OP-Dauer: 9:55–10:15
Operateur:
1. Assistent:
Assistierende Schwester:

Diagnosen: O35.1 V.a. genetische Erkrankung
                    Genetisch gesicherter Duchenne-Muskeldystrophie (X) beim 1. Kind der Patientin

Prozedur: 1-473.0 Chorionzottenbiopsie

Anamnese der Patientin: Gravida 3   Para 1
                         Letzte Periode: xx.xx.xxx Geburtstermin rechnerisch: xx.xx.xxx
                         Geburtstermin korrigiert: xx.xx.xxx
                         Gestationsalter: 13 Wochen + 1 Tage (rechnerisches GA xx+x SSW)

Indikation: Beim ersten Kind der 32-jährigen Gravida 3 Para 1 wurde eine Muskeldystrophie vom Typ Duchenne (X) festgestellt und genetisch gesichert. Bei der Patientin selbst ist eine Anlageträgerschaft bekannt. Nach ausführlicher Beratung durch die Humangenetik wünschten die Patientin und ihr Partner die genetische Abklärung durch eine Chorionzottenbiopsie.

OP-Verlauf (Chorionzottenbiopsie)
Uterus anteflektiert.
Plazenta: Vorderwand links.
Instrument: TA 17-19G Nadel.
Methode: transabdominal.
Einstiche Uterus: 1
Einstiche Plazenta: 1
Komplikationen: keine.
Mütterliche Blutgruppe: A Rh pos.
Angeforderte Analysen: Fetale Karyotypisierung, genetische Abklärung Duchenne

Weiteres Procedere: Nach Eingang des genetischen Befundes wird die Patientin darüber von uns informiert und das weitere Procedere besprochen.

Dr. med. N.N.

Serviceteil

Stichwortverzeichnis – 247

Stichwortverzeichnis

A

Ablauf 16
Abort 54
Abortkürettage 54
Abrasio, fraktionierte 81
Abszess 56
– Bartholini 56
– Vagina 136
Adenomyosis uteri 62, 79
Adnexexstirpation, laparoskopische 153, 159
Aktivitätswert 146
Amniozentese 241
Anamnese 7, 51
Angaben 4
– allgemeine 4
– operationsbezogene 4
Anisomastie 174
Anus praeter 144
Armlösung, hintere 224
Atonie 11, 216
Austreibungsperiode 223
Axilladissektion Level I–III 188

B

B-Lynch-Naht 232
Bakri-Ballon 216
Basisdaten 4
Beckenendlage 36, 38, 61, 225, 226
Befund 9
Behandlungsvertrag 22
Belastungsinkontinenz 105
Bevacizumab 163
Beweislastumkehr 22
BIRADS 170
Brachytherapie 139
Brust-Tumor-Relation 188

C

Calistar-Netzeinlage 125
Carcinoma in situ, duktales (DCIS) 180
Cerclage 37, 218, 219
Chorionzottenbiopsie 37, 243
Chromopertubation 73
Clipmarkierung 185
Colon descendens 164

D

Condylom 53
Conjugata vera obstetrica 225
Cordozentese 242
Cord Traction 221

Dammriss
– dritten Grades 36, 210
– vierten Grades 36, 212
– zweiten Grades 209
Datum der Operation 19
DCIS s. Carcinoma in situ, duktales
Dermoid 63
Dermoidzyste 63
Diagnose 12
DIEP-Flap 201, 205
Distensionszystozele 107
Dokumentationsmangel 22
Dokumentationspflicht 22
Drahtmarkierung 170, 173, 182
Dünndarmkonvolut 164

E

Einleitung 5
Endometriose 71, 74, 79
– Douglas 71
Endometrium 50
Endometriumsablation 62
Enterozele 115
Episiotomie 210, 212, 221–223
Erosion 135
Exenteration, hintere 159, 161
Exstirpation 63, 80
– diagnostische der Mamma 169, 170, 173
Extended-delayed-Operation 196, 198
Extrauteringravidität 32, 42, 67, 68

F

Fadenmarkierung 180
Faszienzügelplastik 102
Fertigstellung 19
Follikelzyste 63
Forceps 38, 221

G

Geminigravidität 236
Gliederung des Operationsberichts 4
Gravidität, intramurale 69

H

Hämatomausräumung 40
Hämatometra 58
Hämaturie 94
Hamilton-Handgriff 216
Harnblase, überaktive 104
Harninkontinenz 93
Harnstauung 85
Hauptdiagnose 12
HIV-Infektion 150
Humanes Papillomvirus (HPV) 51
Hydrodissektion 95
Hymenalsaum 213
Hypermenorrhoe 83
Hysterektomie 159, 236
– abdominale 11, 87, 153
– laparoskopisch assisitierte vaginale 81
– laparoskopische 11, 79, 131
– mit Salpingoovarektomie 145
– suprazervikale 62, 83
– vaginale 11, 85, 89, 117, 123
Hysterosakropexie, abdominale 121
Hysteroskopie
– diagnostische 43, 49, 73
– Myomabtragung 43
– Septumresektion 61

I

Früher Totaler Muttermundsverschluss (FTTMV) 37, 219
Führungshülse 139
Führungslinie 223

ICD-Kodierung 12
Ileum 157
Implantateinlage 194
– subkutane 193
Indigocarmin 231

Indikationsstellung 6
Infiltration, parametrane 153
Initiative Qualitätsmedizin 18
Injektion, intraurethrale 105
Interruptio 55
Introitusplastik 144
Intussuszeption 127

K

Kegelfräser 219
Ki 67 184
Kinderwunsch 73
Klavikulafraktur 224
Kolpektomie 147
– totale 145
Kolpokleisis 129
Kolporrhaphia
– anteriore 107, 119
– posteriore 113
Kolposakropexie, laparoskopische 135
Kolposuspension 102, 105
– modifizierte nach Burch 98, 100
Kompartimentstheorie 154
Komplikationen 17, 27
Kontrazpetion 66

L

Labienkorrektur 57
Labienrekonstruktion 57, 144
Labienresektion 57
Lagerung 16
Laparoskopie 69
– bei Tuboovarialabszess 75
– diagnostische 11, 71, 73
– transperitoneale 100
Lasertherapie 53
Lateraldefekt 98
Latissimus-dorsi-Flap 186
Leberkapsel 160
Limberg-Flap 143
LION-Studie 160
Lymphknotenkonglomerat 164
Lymphonodektomie
– inguinale 141, 145
– paraaortale 153, 154, 164
– pelvine 17, 150, 154
– präsakrale 152

M

Mamille 191
Mamillenrekonstruktion 190
Mamillenschneider 180
Mammaaugmentation 199
Mammakarzinom 182
Manualmanöver 223
Marsupialisation 56
Mastektomie
– hautsparende (skin-sparing) 192, 194
–   Sofortrekonstruktion mittels ipsilateral gestieltem TRAM-Flap 196
– modifizierte 188, 198
– subkutane 190
Mastopexie 176
– periareoläre 180
Medikamente 10
– gerinnungsaktive 11
Melanom 145
Mersilene 218
Mesometrium
– ligamentäres 151
– vaskuläres 151
Messerkonisation 53
Mikrokalk 170
Minischlinge, suburethrale 97
Morcellator 84
Morison-Pouch 160
Müllersches Kompartiment 151
Musculus
– sphincter ani externus 212
– sphincter internus 212
Muttermundsverschluss, früher zotaler (FTTMV) 37, 219
Myomabtragung, hysteroskopische 43
Myomenukleation
– hysteroskopische 62
– laparoskopische 24, 77

N

Nachtastung, instrumentelle 215, 216
Nebendiagnose 12
Nebenerkrankungen 10
Negativbeispiel 40
Neoplasie, vaginale intraepitheliale (VAIN) III 149
Nervus thoracicus longus 188

Netzeinlage, vaginale 125
Netzerosion, vaginale 135
Neugebauer Le-Fort 129
Notfalleingriffe 8

O

Operateur 5
Operationsbericht
– geburtshilflicher 36, 209
– Gliederung 4
– gynäkologischer 32, 49
– juristischer 22
– senologischer 169
Operationsdauer 5
Operationsprotokoll 5
Operationsschritte 17
OPS-Katalog 14
Ovarialkarzinom 156, 159
Ovarialzyste 85
Ovarrekonstruktion 63

P

PAP (Papanicolaou) IIID 51
Paravaginaldefekt-Repair 111
Pelveoperitonitis 75
Peritonealkarzinose 156
Permanentimplantat 193
Pfeilnaht 222
Placenta increta 237
Plazenta
– abnorm invasive 234, 239
– praevia 234
Plazentalösung 215, 216
– manuelle 215, 239
– vollständige 230, 233
Plazentaretention 215
Plexus hypogastricus
– inferior 151
– superior 154
Polypropylene 124
Pomeroy 229
Primäreingriff 36
Prozeduren 14
Ptosis 190
Pyometra 58

Q

Qualitätssicherung 18

R

Radix mesenterii 164
Re-Sectio 234
– primäre 228
– sekundäre 236
Reduktionsplastik 190, 205
– mit kranialer und kaudaler Stie-
 lung 174
– nach Ribeiro 182
– nach Strömberg 184
– tumoradaptierte 178, 182
– tumorlageadaptierte 174, 183,
 184
Rekonstruktion des Uterus 77,
 150, 239
Rektozele 113
Resektion, mesometriale
– peritoneale 153
– totale 150
Resektionslinien 174
Residualtumorstatus 32
Restaktivität 146
Retroperitonealraum 160
Rezidiverkrankung 164
Rezidivzystozele 125
Ribeiro 182
Rotationslappen 176
Rubin-Manöver 224

S

Salpingektomie 62, 81, 83, 89,
 145, 236
– bei Extrauteringravidität 67
– laparoskopische 67, 79
– partielle 66
Salpingotomie 68
– bei Extrauteringravidität 68
Scheidenriss 209, 214
Scheidenstumpffixation 117
Scheidenzyste 60
Schlingenkonisation 11, 51
Schnitt-Naht-Zeit 5
Schulterdystokie 38, 223
Schwangerschaft 10
– intramurale 69
Schwangerschaftskonflikt 55

Schwangerschaftsunterbre-
 chung 41, 55
Sectio
– mit Atonie 11
– mit Hysterektomie 236
– primäre 36, 61, 226, 234
– sekundäre 38, 230, 232
Segmentresektion 174, 176, 180,
 182, 184, 186
Sekundäreingriff 38
Sellheim'sche Sonde 81
Sentinel-Lymphonodektomie 141
– mit Radionuklidmarkie-
 rung 145
– Patentblau 173
– Tc99 172
Silikonimplantat 199
Skate-Flap 190
Smead-Jones-Technik 235
Sofortrekonstruktion 194
Stanzbiopsie 169
Strömbeck 184
Sturmdorf-Naht 53
Sulproston 233
Symphysiotomie 224
Symptome 8

T

TiLoop-Netzeinlage 194
Traktionszystozele 109
TRAM-Flap 196, 198
Tubargravidität 42, 67–69
Tubenkarzinom 163
Tubenruptur 67
Tubensterilisation 228
– laparoskopische 66
Tuboovarialabszess 75
Tumordebulking 156, 157, 159,
 161, 162, 164, 165
Tumorfreiheit 7
Tumormarker
– CA-125 156
– CA 15-3 156
– CA 19-9 156
– CEA 156
TVT (tension free vaginal tape)
– Bandeinlage 133

– Entfernung 94
– retropubisches 93
– transobturatorisches 95

U

Ultrasicion 79
Unterschrift 19
Ureterverletzung 25
Urethra, hypotone 102
Urethrakinking 133
Uterinsegment 228
Uterotomie 233
Uterus
– myomatosus 81
– Rekonstruktion 77, 150, 239
– subseptus 61
Uterusprolaps 119

V

V-Lock-Naht 80
V-Y-Flap 141
Vaginaefixatio sacrospinalis 117,
 125
Vaginalzyste 60
Vakuumextraktion 210, 212, 222,
 223
Veit Smellie 225
Vulvafeldresektion 141, 143
Vulvakarzinom 141

W

Woods-Manöver 224
Würfelpessar 111

Z

Zervixkarzinom 139
Zervixlänge 218
Zervixriss 214
Zwerchfellkuppel 160
Zyste
– Ovar 63, 85
– Vagina 60